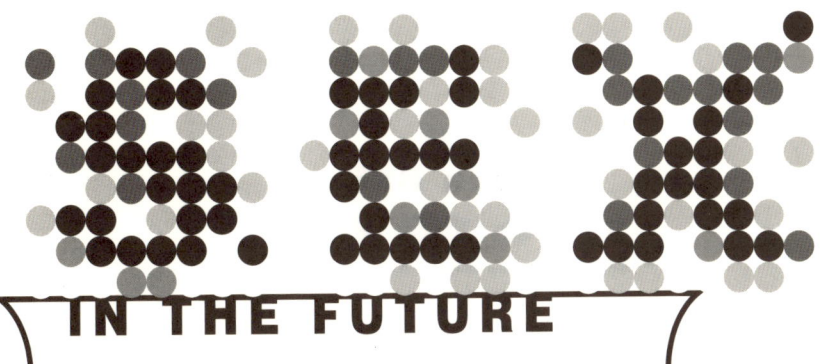

SEX IN THE FUTURE

セックス・イン・ザ・フューチャー

生殖技術と家族の行方　ロビン・ベイカー 著　村上彩 訳

紀伊國屋書店

謝辞 7

序　太古の衝動と未来のテクノロジーが出会うとき 9

第1部　核家族の衰退 13

第1章　父子鑑定と扶養義務 15

第1話（バージョン1）　本当に俺の息子？／問題の決着／父子関係の真偽と鑑定／義務を果たさない父親と扶養義務の強制／扶養義務と父子鑑定の「結婚」／第1話（バージョン2）　勝者と敗者

第2章　弱まるきずな 51

第2話　浮気の青信号／斜陽の核家族／配偶者を守る――核家族の進化／浮気の共犯――性の暗号化と妊娠可能性判定／核家族に代わるもの――単親家庭／新時代の男女関係

第2部　不妊の終焉 75

第3章　女性の場合――体外受精と代理出産 77

第3話　ウルスラの選択／誰もが母親になれる時代／妊娠できる・できない／無排卵、排卵誘発剤、多胎妊娠／体外受精――卵子への救いの手／代理出産と人工乳保育／体外受精と代理出産――もう一つの「結婚」

第4章　男性の場合——人工授精と体外受精　114
第4話　賛否両論／誰もが父親になれる時代／性交不能（インポテンツ）と人工授精／体外受精——精子への救いの手／体外受精は避妊の手段？
第5章　代理精巣と代理卵巣　145
第5話　男とネズミ／精巣のない人生／減る精子、増えるガン／代理精巣／代理卵巣／悪夢の生殖
第6章　クローン　164
第6話　復活／クローン——恐怖とファンタジーの未来図／クローン技術／自然界のクローン／クローンの問題点／クローンの未来

第3部　生殖パートナー選び　179

第7章　避妊カフェテリア　181
第7話　貧者の選択肢／家族計画の今昔／子ども二人の家族／三〇代からの子づくり／人工乳保育と連続出産／避妊技術の改良／ブロックバンク（BB）システム／避妊カフェテリア
第8章　生殖レストラン　211
第8話　富者の選択肢／未来の悪夢？　過去の因習？／セックスと生殖の分離／優生学、あるいは相手の選り好み／優生学、ヒトゲノム・プロジェクト、遺伝子治療／男女比と産み分け／精子卵子取引所

第4部　未来の男女関係――悪夢かバラ色か　231

第9章　家族、浮気、世界人口　233
第9話　単親どうしのカップル／四〇年後の家族と血縁／同居のかたち／注文すれば親になれる時代／世界人口のバランス／「浮気」は死語？

第10章　近親相姦、人間関係、法　244
第10話　母のように、娘のように／太古以来の嫌悪感／近親相姦というタブー／クローンと人間関係／泥沼の裁判

第11章　同性愛の子づくり　261
第11話　総当たり戦／多彩な遺伝子プール／両性愛と同性愛／精子や卵子の製造／未来の同性愛

第12章　未来の大家族　274
第12話　きずな／進化の終焉？――大家族と遺伝子プール／大家族――過去、現在、未来／遺伝子プールの危機／進化――時代を創造し続ける力／勝者と敗者

第13章　最古の職業の行方　285
第13話　稼ぐ／売春婦の退場

第5部　タイム・ワープ――293
第14章　更年期を越えて、死を越えて――295
第14話　三銃士／太古のプログラムエラー／更年期／死後の生殖／生殖レストラン――赤ちゃんを求めて
第15章　自然の尊厳――314
第15話　バック・トゥー・ネイチャー／自然とは？／舵を取るより波まかせ／「人間の尊厳と神の意志」のナンセンス／喜びはどこに？
訳者あとがき――329
参考文献――334

装幀——大路浩実

謝辞

大学という聖域を離れて、何が起きるか分からないサイエンス・ライターの世界に飛び込んで以来、私の創作活動に大きく貢献してくれたのが妻である。夫婦の会話を通じて、妻は私の構想の問題点を鋭く指摘し、ときに私はその批判に屈服せざるを得なかった。また、批判を退けた場合でも、議論を尽くしたおかげで、自分が何を書きたいかをより明確に認識することができた。私は迷うことなく、本書を妻に捧げる。

本書には、脚注や参照事項は掲載されていない。しかし、多くの基礎研究なしには、本書の執筆はあり得なかった。あえて名前は挙げないが、これらの科学者たちに心から謝意を表したい。彼らの研究、洞察、非凡な技術力は、さまざまなかたちで本書に寄与している。なお、科学や技術に関するより詳しい知識を求める読者のために、巻末に参考文献一覧を添付した。

また、COTS（Childlessness Overcome Through Surrogacy）のキム・コットン、セント・メアリーズ・ホスピタル（マンチェスター）のピーズ博士に感謝したい。彼らの助言がなければ、物語の一部を書き損じていただろう。最後に感謝——というより陳謝したいのが、かつて私がマンチェスター大学生物学部で指導していた二人の学生、クリス・ベインブリッジとチャーリー・ニコルズである。本書の執筆のためには学究生活に見切りを付けなければならないと決心したのは、一九九七年八月のことだった。その決心を実行に移すのを手助けしてくれた、すべての人々に感謝したい。私はクリスとチャーリーを優れた後任者の手に委ねることができた。本書が出版されるころ、二人は博士号を取得しているに違いない。

序　太古の衝動と未来のテクノロジーが出会うとき

「太古以来の衝動」——こんな刺激的な文句を目にすると、乱交とか大っぴらなセックスを連想してしまう。女の髪をつかんで引きずり回す好色な原始人、あるいは自由の名の下で男に色香をまき散らす快楽主義の女、といった具合だ。大多数の人間は、そんなやり方で生殖を行うわけではない。しかし、我々の中にケダモノが潜んでいるのも確かである。

人間の性的な特徴は、自然淘汰（自然選択）を経て備わったものであり、必ずしも太古の昔と全く同じではないだろう。人間の解剖学上の性は、父親の精子が母親の卵子に入った瞬間に決定され、その後はまるでジェットコースターに乗ったように、遺伝的に決められた成長過程をたどる。男性の場合は、陰茎と精巣が発達し、精子が生成され、勃起が起こり、受精の対象となる女性を渇望するようになる。女性は膣《ちつ》、子宮、卵巣を発達させ、卵子を生成し、体内成分を調整して、月経周期に従って行動する。そして受精のための男性をじっくりと選別する。

人間の性の機能は、大昔からこんなふうに仕組まれていた。理屈の上からも、人間が性を通じて繁殖を行う機能と生態を備えていなければ、人間は存在し得なかっただろう。また、我々は観察を通じて、人間に最も近い親戚である霊長類の生殖も、人間と大差ないことを知っている。

人間の性は、百万年以上にわたって引き継がれてきた遺産である。しかし、二一世紀を迎える今、性という太古以来の、我々の内なる動物は脅威にさらされている。体外受精、クローン、代理出産、細胞核移植、配偶子バンク、凍結胚などの発達は、人間の性に運命的な影響を及ぼし、否応なく対応を迫っている。親子関係の真偽が問われたり、養育義務を強制されることもあるだろう。人々は未来に対して不安を抱いている。科学の進歩があまりにも速いので、政府も法制度も、宗教界も倫理学者も、人々の理解さえも、息切れ状態で取り残されている。人々は恐怖する。新しいテクノロジーはモンスターを生み出すのではないか。伝統的価値観が崩壊するのではないか。今までにない、おぞましい人間関係が出現するのではないか。

非難を浴びせる人々も多い。「反自然的」、「人間の品位を傷つける」、「人間の尊厳を脅かす」、「神の意志に反する」。人々が人間の生殖についてよく知らないことも、変化への反感に油を注いでいる。「生殖テクノロジーは反自然的である」という反対論は非論理的であり、生物学的に言っても正しくない。そのことを論証することも、本書のテーマの一つである。

現代のテクノロジーには、不妊治療以上のことをやり遂げる可能性がある。生殖能力のある人ない人という不公平を是正し、今までにない公正で多様な性の選択肢を創造するだろう。そのとき人々は――特に女性は――より多くの時間を自由に使えるようになって、生殖以外のことに取り組むことができるだろう。

本書の展望は楽天的である。人類はテクノロジーのおかげで発展を続けるだろう。人間の個性や尊厳は、より豊かなものになるだろう。太古の衝動が未来のテクノロジーに出会うとき、勝者も敗者もない。誰もが力を合わせて、自然淘汰の不滅のパワーを少し借りて、人間の生殖活動は次の百年間も、実り豊かに進化していくだろう。

本書がもう一つ予言すること、それは生殖とセックスの別離である。その結果、性は解放され、生殖の選択肢は広がるだろう——まるで高級レストランのメニューのように。「生殖レストラン」の登場である。

当初、どのメニューでも自由に選べるのは、不妊に苦しむ人々に限定されるだろう。しかし、生殖能力のある人々が平等を求めると、すべての人々が自由にメニューを選べるようになる。性交による妊娠は、最も安上がりなメニューである。お金持ちのグルメは、もっと高価なメニューを吟味して選ぶだろう。精子と卵子を用いて生殖を行うのか。精子卵子はあらかじめ凍結保存しておくのか。思春期に凍結保存しておいた体細胞を利用して、精子や卵子を生成するのか。知人と一緒に、ジョイントベンチャー方式で子づくりをするのか。有名人の精子や卵子を買って、自分一人で子づくりするのか。その有名人は生きている人にするか、故人の中から選ぶか。自分の体細胞を利用してクローンをつくるのか。子づくりの相手は同性か異性か。女性の場合は自分で産むか、代理母に依頼するか。最初の子どもをいつ産むかは、一〇代から六〇代まで思いのままだ。選択の幅は無限に近く、きわめて複雑だが、充実したカウンセリングを受けられるだろう。

すでに米国では、比較的簡単に卵子や精子の提供を受けられる。宅配便とウェブサイトを組み合わせたサービスも実施されており、希望者は提供者の身長や体重、目の色などの特徴をチェックできる。まさに需要と供給の市場原理に基づいた、成長産業である。将来的には、精子や卵子の選択はインターネット上で行われるだろう。二〇世紀のインターネットカフェのように、二一世紀は生殖レストランが設立されるだろう。人々はぜいたくな食事や高級ワインを楽しむように、さまざまな選択肢を検討して、子どもを注文するのだ。

本書は、私の二つの前作同様、ショートストーリーと科学的な検証を交互に登場させるスタイルをとっている。それぞれの物語の目的は、近未来の性生活の雰囲気を伝えることである。無味乾燥な専門用語を通じて想像するのではなく、登場人物の目を通して眺めれば、未来社会は決して不気味なものではないはずだ。

私が本書を書き始めた頃、クローンその他の生殖テクノロジーに関する書籍が、ようやくぽつりぽつりと出版されるようになった。本書が世に出る頃には、ぽつりぽつりどころか、この分野の書籍は山ほど出版されていることだろう。しかし、本書が他の書籍と違うのは、二一世紀を生きる人々の行動に焦点を合わせている点だ。テクノロジーの詳細や、批判意見の内容、政治家の方針などには、あまり関心を払わない。本書が生殖技術そのものではなく、父子鑑定テストや子どもに対する扶養義務の話から始まるのは、そうした理由からだ。父子鑑定テストや扶養義務は、体外受精やクローンに劣らず、二一世紀の生殖活動に重大な影響を与えるだろう。

本書は時系列的に構成されている。物語のあとには、そのおおよその年代も示唆してある。物語の舞台は、先進工業国を想定している。しかし、いずれは第三世界の人々も同じ道を歩むことになるだろう。すでに避妊に関しては歩みだしているが、生殖レストランに至る道のりは長く険しいに違いない。しかし、いずれは必ず目的地に到着する。

本書の後半では、生殖レストランの活動の実態を詳述する。しかし、まず最初は、ほとんど現代と言ってもいい時代、二一世紀初頭を舞台に話を始めよう。

第１部　核家族の衰退

第1章　父子鑑定と扶養義務

▼第1話（バージョン1）　本当に俺の息子？

　電話が鳴った。

　ジムはいつもの晩のように飲んでいたので、耳障りな音は無視することにした。テレビのスポーツ中継はあと数分で試合終了だ。大詰めを見逃したくない。もっとも、試合の大勢は決していたが、電話をかけてきた相手にはもっと興味がない。

　電話はしつこく鳴り続けた。とうとうジムは立ち上がった。飲みかけの缶ビールを片手に、千鳥足で廊下に出た。もとは白かった電話の受話器をつかみ、「もしもし」と答えようとしたが、痰《たん》が詰まって言葉にならない。最後にしゃべってから数時間たっている。のどの通りをよくしようと息を吸い込んだら、受話器にたまったタバコの灰にむせてしまった。

　コレクトコールだが受けるか、と交換手が尋ねた。ジムはちょっとためらってから、承諾した。

「よお、父さん。機嫌悪そうだね」。思いがけない声が耳に飛び込んできた。

　息子のロブからの電話に、ジムはすっかり嬉しくなった。最後に息子と話してから、二カ月はたつ。しかも、喧嘩別れしたままだった。そんなことがあるたびに、ジムは後悔して、次はもっと寛容になろうと誓うのだが、実際には難しい。間があいてしまうとなおさらだ。二人は二百マイルも離れて暮らしている。ジムとしてはもっと連絡をとりたいが、電話がかかってくるのを待つしかない。息子のねぐら(息子は「ムショ」と呼んでいる)には電話がないのだ。

ロブは三人兄弟の末っ子だ。長男のダンはもうすぐ三〇歳、二人の子持ちで事業もうまくいっている。娘のサラは二〇代半ばで子どもは一人、間もなく博士号を取得する。そして二〇歳になったばかりのロブはといえば、ジムを生きながら貧困と心労の墓場に埋葬してしまった。

確かに、ロブには才能がある。成績が良く、大学にもすんなりと入り、詩人になろうと野心を燃やしている。しかし、大学に通ったのは二カ月だけだ。二日酔いになっては授業をさぼり、舎監の忠告にも耳を貸さなかった。ロブ自身は、自分みたいな優秀な学生が放り出されるわけがないとたかをくくっていたが、そうは問屋がおろさなかった。しかもロブは退学処分のことを、年度が終わって隠しきれなくなるまで、ジムには話さなかった。その間、ロブはジムの金を使い続けたばかりでなく、預金残高以上の金を引き出し、ローンを重ねた。ロブに言わせれば、インスピレーションを待っているのだそうだ。

約一年前、ジムがロブに自立しろ、せっかくのチャンスを生かせないなら勝手にしろと言い渡したときは一悶着あった。ロブは今でも大学街に住んでいる。夜は(まあ昼間もだが)大学に通っている友人たちのお情けにすがって、彼らの部屋に転がり込み、日銭仕事を転々としながら糊口をしのいでいる。チョコレートの箱詰め作業からバー勤めまで、何でもありだ。最近はロースト用チキンの腹に香辛料を詰めていた。少しは詩も書いたが、どれも編集者の関心を引くことなく送り返されてきた。

その日の電話も、まずは穏当に始まった。楽しくやっている、ニキビ以外は健康そのものだ、とロブは言った。ジムが問いつめると、チキンの仕事はクビになったと白状した。以前に話題にのぼったガールフレンドたちとの仲も終わっていた。やがて、ロブは電話をしてきた本当の目的——ジムにとっては耳だこものだ——を切り出した。

「実はね、父さん……銀行から手紙が来たんだ。まあ、銀行というより、借金取りからだけど。僕の口座は閉じられちゃって、借金取りだが何だかの手に渡ったんだ。引き出し過剰分を払わなければ、僕をブラックリストに載せて、裁判にかけるって言うんだよ。できっこないよね、そんなこと」

ジムの心は沈んだ。「金の無心は二度とご免だと言ったはずだ。お前のせいで、すっからかんなんだぞ。頼むなら、母さんか兄さんにしろ。ただでさえ苦しいんだ。お前のおかげでな」

それでもロブは諦めなかった。くどくどと、最後は涙声で、借金の肩代わりを頼んだ。もう二度としません。約束します。今度こそ本当です。とうとう、ジムは怒りながらも、考えておくと言って電話を叩き切った。またしても寛容の誓いを破ってしまった。問題は、ロブは古き良き時代しか覚えていないということだ。当時、ジムはある事業の共同経営者として羽振りがよく、息子が失敗しても大目に見ていた。

ジムは激情に駆られて、ビールの残りを一気に飲み干し、テレビの前の椅子《いす》に戻った。ロブは父親の声を聞きたくて電話してきたのではない。親心に訴えようとする見え透いた魂胆と、それにまんまと乗ってしまったおのれに失望した。そして襲ってきたパニック——ロブのためどころか、自分自身のために何ができるだろう——あり金全部をかき集めたところで？　そして罪の意識を感じた。息子との会話は、昔からある疑惑を呼び起こしたのだ。ロブは本当に俺の息子なのか？

ジムは当初から疑っていた。子どもは二人で十分、が妻テルマの口癖だった。男の子と女の子が一人ずつ、立派な家族よ。この子たちに専念しましょう。二人のために、できるかぎりのことをしてあげたい。ところが、夫婦の溝が深まり始めたある晩、テルマは風呂上がりの裸のまま、ジムの前に立った——もう一人赤ちゃんが欲しいの。一カ月後にはつわりが始まった。ジムにしてみれば、何もかもが疑わしかった。やがて産まれた幼いロブのために、夫婦関係をさらに七年間続けたが、ついに離婚した。自分が父親だとは一度も信じられなかった。

時計は九時五〇分、酔いをさます時刻だ。ジムは立ち上がって、窓の外の闇に沈む街路に目をやった。あの吹きさらしの中に出ていくなんてゾッとするが、どうしようもない。俺の人生の終着点はどこなのか。答えはとうに分かっていた。

離婚したとき、家はテルマに渡した。ジム自身は、金と家をもう一度手に入れるまでの、ほんのつなぎのつもりで、豪華で広いアパートを借りた。以来、すべてが誤算続きだ。

テルマは離婚後、誰とも同棲せず、仕事を持とうとしなかった。ジムからの慰謝料に頼って暮らすことに満足していた。ダンは大学に進学して、ジムの金を湯水のように使い、卒業後には友人の事業に参加するための資金を要求してきた。ダンに続いてサラも進学し、兄以上の金食い虫になったあげく、妊娠した。父親かもしれない男は三人いたが、どいつも責任を取ろうとしなかったから、結局はジムが生活費や養育費の面倒を見ることになった。

ダンとサラにかかる金を捻出するために、ジムは共同経営者のデイブに、自分の経営権を譲渡した。ジムとデイブは大学卒業以来の仲間で、広告代理店の経営に成功していた。地位と権限の保証を前提に渋々売り渡したのだが、入った金の使い道は二つしかなかった。上の二人の子どもたちの養育費と、新しい恋人、スーザンの気を引くための新居の購入費である。

当初、スーザンはジムのアパートを嬉々として訪れたものだ。ところが、ジムの心をがっちりつかんだと見極めた途端、自分の虚栄心に適う家を購入しろと言いだした。ジムにはそんな金はなかったのに。二〇歳以上年下のスーザンと、ジムはどうしても再婚したかった。しかし心の奥底では、スーザンの目的は金であることを知っていた。新居の購入費はすべてジムが出したが、名義は共同にした。

たちまち、ジムの収入ではぜいたくなライフスタイルを支えきれなくなり、二人はしょっちゅう衝突するようになった。ジムの凋落《ちょうらく》ぶりとは対照的に、息子のダンはますます羽振りがよくなっていった。スーザンは遠慮なく、そのことを指摘した。新居に引っ越してから一年後、出張を切り上げて予定より早く帰宅したジムが見たものは、スーザンとベッドをともにしているダンだった。

その後の修羅場は、妻や息子との縁を絶ちきった。スーザンはダンのもとに走り、離婚調停の結果、家の所有権の半分を獲得した。

さらに、ジムが驚愕し、激しく反対したにもかかわらず、ダンはデイブのビジネスパートナーに納まった。「デイブおじさん」は以前からダンがお気に入りで、なんやかやと手助けをしていたのだ。ジムにとって、これはとどめの一撃だった。元ビジネスパートナーと息子の下で働くことに耐えられず、ジムは会社を去った。しかし、五〇過ぎの男にとって、職探しは楽ではなかった。それまでの成功など何の役にも立たなかった。とうとう、ジムは小さなアパートに引っ越した。それが現在の家だ。なんとかやりくりしているが、怠け者の詩人の負債を払う金などなかった。

ジムは洗面台にかがみ込んで、冷たい水で顔を洗った。素面《しらふ》じゃなくてもできる仕事だが、いささか酔っぱらいすぎた。鏡で顔を点検して、髭は剃らなくてもいいと判断した。誰が見るっていうんだ、俺の顔なんて！

小さな台所でサンドイッチをつくり、コーヒーを魔法瓶に入れた。寝室でガードマンの制服に着替えながら、心の中で何千回目かの自問自答を繰り返した。ロブは俺の息子なのか？　子どもたちは全員、あまり自分には似ていない。完全に母親似だ。それでもダンとサラには、気性や目的意識の面で、自分と共通するものを感じる。しかし、ロブは？　容姿、性格、素行、どれをとっても自分の息子とは思えない。テルマは本当に三人目の子どもが欲しかったのか？　浮気を隠すつもりだったのではないか？　そして二〇年後、ジムはわずかな蓄えさえ、せびられている。何のために？　他の男の子どもかもしれない、怠け者の役立たずな若造を、道端や監獄でのたれ死にさせないためにか？

さらに腹立たしいことに、ジムよりもテルマやダンの方が、もっとロブを助けられる立場にあるのに、それぞれのけちな配偶者の言いなりになって何もしないのだ。玄関のドアを閉めて、夜道を歩き始めながら、ジムは決心した。今回は絶対に、「息子」の負債の肩代わりはしないぞ。ジムの決心の固さを強調するように、電車が轟音を響かせて近くの高架橋を通過した。

＊

その高架橋の向こう側にある、地理的にも社会的ステータスの点でも正反対の地区で、ジムの二人の前妻たちは豪勢な食事を終えようとしていた。酔っぱらったテルマは、義理の娘とすっかり打ち解けた気分になっていた。

テルマとスーザンの関係は、二つの局面で成り立っていた。最初、テルマは自分の娘と言っていいほど若い女がジムの妻に納まったことを不快に思っていた。しかし、スーザンが前夫の後妻から息子の嫁へと変身し、二人のかわいい孫をプレゼントしてくれると、テルマとスーザンの関係は一挙に改善した。最後に残った嫉妬の火種――テルマよりスーザンの方が金持ちだということ――も、テルマが金持ちの再婚相手を見つけたことで消滅した。

「前から聞きたいと思ってたの」。リキュールを飲みながら、スーザンは切り出した。義理の母親がすっかり酔っぱらっている今夜こそが好機だ。「あいつが死ぬほど悩んでいること、知っている？」

二人は自分たちの前夫のことを、いつも「あいつ」と呼んでいた。

テルマは上半身をふらつかせながら笑った。頬は真っ赤で、目は潤んでいる。「言われなくても知ってるわ。あいつは、あの馬鹿息子は自分のタネじゃないって思いたいのよ。もしそうなら、これ以上お金を払う義務はないからね。あいつが考えてることなんてお見通しよ」

スーザンはうなずきながらも、少し驚いてみせた。「でも、あいつは疑って当然だと思ってるわ。あなたが妊娠していたときから疑ってたのよ」

「その通りよ。一月《ひと》に一度は私を問いつめた。それも離婚の原因の一つね。私はあいつの息子だって言い続けたけれど、一度も信じなかった。それが悩みの種ってわけ」

スーザンはちょっとためらったが、ここで話を終わりにする手はない。「それで本当のところ、ロブはあいつの息子なの?」

テルマは微笑みながらリキュールをすすると、やおら義理の娘に身を寄せて、その耳元で秘密をささやき始めた。フクロウみたいに目をぱちぱちさせ、今にもテーブルの上に酔いつぶれそうだ。スーザンも身を乗り出して、義母の息がまともにかかるほど顔を寄せた。

「あいつの子よ」。テルマははっきりと言った。「ロブは間違いなく、あいつの子よ。でも、もっと別のことを教えてあげてもいいわ。絶対、誰にも言わないって約束するならね」。テルマは自分の言葉の効果を楽しみながら、スーザンの同意を求めた。そして納得がいくと、話を続けた。「ロブはあいつの子だけど……全員がそうとはかぎらないかも」

これこそ、スーザンが知りたかった秘密だ。「つまり……サラはあいつの娘じゃないの?」

テルマは首を振った。「いいえ、サラのことじゃないわ」

「それじゃ……」

テルマは爆弾発言の効果を楽しむかのように笑った。「誰にも言っちゃだめよ。絶対に確かってわけじゃないんだから。もしかしたら、ジムが父親かもしれない。でも、ジムの子じゃないとしたら、それはただ一人……ダンよ!」

▼問題の決着

かつての実業家は、今やすっかり落ちぶれてしまった。強欲な前妻たちは、不倫の秘密を分かち合っている。その一つが、長男の出生にまつわる秘密だ。誰とでも寝る娘は妊娠してしまった。怠け者の末息子は、父親から徹底的に金をむしり取るつもりだ。すべての男性が、こんな気の滅入るような運命に見舞われるわけではないが、世紀の変わり目に生きる人々なら、大いに共感するところがあるだろう。どうして彼はこんな羽目になったのか。善きにつけ悪しきにつけ、彼の未来はどうなるのか。

本書では主に、現代のテクノロジーが人間の生殖機能に及ぼす影響、具体的には精巣や卵巣、精子や卵子、細胞核などの顕微操作に関して考察するが、第1部の第1、2章では、男女の駆け引きをコントロールする無意識の衝動を検証する。自分自身と子孫のために最善の生殖を行いたいと願うとき、この無意識の衝動もまた、解剖学上の生殖機能と同じくらい重要な役割を果たす。生殖に対する現代人の考え方の変化は、科学技術の影響力ほどはっきりと目に見えるものではないが、その重要性は勝るとも劣らない。

この物語の主人公たちは、先祖伝来の行動パターンを巧みに利用したり、逆に反発したりしている。物語の焦点は、男にとっての親子関係の真偽、そして女にとってのチャンスである。しかし、こうした問題にもすぐに決着がつくだろう。父子鑑定と子どもの扶養義務という二つの解決策が、積極的にではないにせよ、すでに示されているからだ。

当初、これらの解決策は核家族の支えとなると思われていたが、世紀末にいたって、核家族は完全に失墜してしまった。むしろ皮肉なことに、父子鑑定と扶養義務は、核家族に悪影響を及ぼした。むろん社会的に必要な措置ではあるが、核家族をなんとかつなぎ合わせてきた接着剤――すなわち、浮気を恐れる気持ちを氷解させてしまったのである。このことは、第2章でもあらためて述べる。
この第1章では、父子鑑定と扶養義務がどのような生物学的背景を持ち、どのようにして社会に登場し、影響を及ぼすようになったかを探る。

▼父子関係の真偽と鑑定

父子関係の真偽

この問題を考えるとき、男女間の心理的相違はあまりにも過小評価されている。女性は、自分が産んだ子どもの遺伝上の親であることに絶対の確信を持つことができる。一方、男性はそのような絶対的確信は持てない。セックスに要する時間は数分間であり、相手の女性とどれほど長い時間を過ごそうと、完全に行動をともにしないかぎり、父子関係に対する疑いは払拭しきれない。どれほど深い信頼関係も完全には当てにできない。もし男女の信頼が失われており、疎遠になっているならば、それだけ疑念は深まるだろう。

一九八九年に英国で行われた調査によれば、プライベートな時間の八〇％以上を性的パートナーと一緒に過ごしている男性の場合、相手の女性が浮気する可能性はほとんどない。その時間が短くなるほど、浮気の可能性は高くなり、一緒に過ごす時間が一〇％以下の場合、女性の浮気率は一〇％を越えるという。また、女性は恋人とは受胎可能な時期でも避妊措置をとった上でセックスを行うことが多いのに対して、浮気の際には避妊を怠りがちである。そのため、ときとして浮気で妊娠することもありえるわけだ。概して、男性が「自分」の子どもの父親でない可能性は約一〇％はあるわけで、「父親」が自分の子どもであるかどうかを疑うのも、ある意味ではもっともなのだ。

ジムは長年、末息子ロブとの父子関係を疑ってきた。ロブが負担をかけるほど、ますますこの疑問に拘泥するようになった。もし、ロブが息子ではないのなら、親としての努力はすべて的外れだったことになる。妻のテルマが浮気相手とぐるになって自分をだましたという想像は、ジムを常にさいなんできた。父親としての確信が持てないことは、当然ながら、父親としてのありように影響を与えた。

ある意味で、ジムは例外である。たいていの男性は、自分が実の父親かどうかなど、ほとんど考えない。しかし、そのこと自体は重要ではない。疑念を意識するしないに関係なく、父親は継子《まま》よりも実子の養育に力を注ぐ――このことはさまざまな研究の結果、明らかになっている。

養育の質

子どもに対する父親の態度を研究する場合、その対象に選ばれるのが、混合家族である。つまり、実子と継子が混在する家庭だ。カナダと英国における調査によると、混合家族の父親が子どもを虐待する割合は、実子に対してよりも継子に対しての方が七倍も高い。死に至らしめるケースに関しては、実に百倍にも及んでいる。虐待の発生率が最も高いのは、継子の年齢が新生児から二歳までの場合だが、虐待はこの年齢層に限ったことではない。

こうした父親の態度は、何も二〇世紀特有の現象ではない。パラグアイの森林地帯に居住するアチェ族でも、実母と継父から成る家庭では、継子が一五歳に達する以前に殺害される割合は九％、これに対して実の両親から成る家庭では一％にも満たない。

虐待《アビューズ》、無視《ネグレクト》、殺害は、親としての嫌悪感を示す最も極端な例であり、さいわいまれなケースでもある。一般には、実子へのより多くのおもちゃ、小遣い銭、誉め言葉などのかたちで現れる。混合家族の父親が、継子よりも実子により多くの愛情を注いだとしても、驚くには当たらない。

遺伝上の親子関係に関心を払うのは、人間だけではない。トリの雄は、ほかに相手を求める雌より、自分だけと交尾する雌に対して、より長い時間を割いて子育てに協力する。ライオンは、自分の実子以外の子どもは殺す場合が多い。サルや類人猿も、実子以外の子どもに対してより激しい攻撃性を示す。人間以外の動物の雄がどこまで意識的にこうした態度をとっているかは分からないが、そのこと自体は重要ではない。血縁関係の有無が行動に影響を与える、という事実が重要なのである。したがって、実子ではないのに実子の仮面を付けている子どもが得をするか損をするかは、産みの母親の行動いかんにかかっている。

父子関係の真偽に絡んだ男性の行動は、進化の過程でもずっと引き継がれてきた問題である。皮肉なことに、男性にとっての問題は、女性にとってのチャンスである。女性は父子関係を疑う男性から巧みに利益を引き出してきた――テルマはその典型である。

混乱する父親たち

もし女性が男性をだまして、自分の子どもだと信じ込ませたら、女性は得をして男性は損をすることになる。テルマはダンに関してうまく立ち回ったので、ジムは露ほども疑わずに、ダンの教育とキャリアのためにお金を注ぎ込んだ。

逆に、本当の父親であるのに、男性にそのことを信じさせるのに失敗することもある。ロブの場合がそうだ。状況が悪化すると、ジムはロブを差別するようになった。

ダンとロブの例が示すように、男性には常に状況を正しく判断することが求められ、女性には男性に実の父親であると信じさせることが求められる――本当にそうかは別にして。ジムが正しく判断できたのは娘のサラだけ、あとは惨めに失敗した。テルマはそこそこ成功したと言えるだろう。ダンはジムの子どもではないのに、三人の子どものうち二人までは、ジムに父親だと信じ込ませたのだから。

テルマはこれ以外にも得をしたことがある。しかし、それを説明するには、もう一つの秘密も明かさなければならない。本章の最後に、もう一度ジムの話に戻って説明しよう。もし父子関係がはっきりしていたら、テルマと三人の子どもたちの人生はどうなっていただろうか。実は、ダンの遺伝上の父親はデイブ――ジムのかつてのビジネスパートナーだったのだ。

テルマの行為は、霊長類の雌ばかりでなく、鳥類の雌もやっていることだ。ある雄に自分は間違いなく父親だと信じ込ませると同時に、ほかの雄（ときには複数の雄）にも、ひょっとしたら自分が父親かもしれないと思わせるのだ。そうした雄たちはすすんで雌の手助けをしようとする。鳥類の中には、雌がこうした計略を巡らせて、複数の雄に子育てを手伝わせる種もある。ライオンやサルの雌も、複数の雄に自分が父親かもしれないと思わせて、子どもに対する攻撃を抑えようとする。

父親が誰か分からなくするために雌がとる方法は、当然ながら複数の雄とのセックスだ。テルマが生きる二〇世紀の産業社会では、不特定多数との性交渉は秘密裡に行われる。しかし、女性が不特定多数の相手と性交渉を持つことが珍しくない社会も存在する。たとえば、先に挙げたパラグアイのアチェ族では、女性はごく普通に複数の男性とセックスを行う。ある女性とセックスを行った男性は、自らを第一父――つまり、本当の父親である可能性が最も高い男性――、もしくは第二父、あるいは第三父に位置づける。父親としての格付けに応じて、男たちは子育てを手伝い、母子の利益を図るのである。

テルマの場合では、二人の男性がダンの父親だと思い込まされている。最大限の力を注いでダンを養育したのはジムだが、「デイブおじさん」も折に触れて援助してきたし、後に共同でビジネスを興すことになる。テルマとダンはアチェ族の人々と同じように、複数男性との性交渉を最大限に利用したのである。

しかし、二一世紀を迎えようとしている今、世界中のテルマやダンやジムのような人々の生き方は――おそらくはアチェ族の生き方までもが――変化のときを迎えている。二一世紀の早い時点で、世界中で父子鑑定テストが行われるようになるだろう。

父子鑑定テスト

未来の男性は自分が実父かどうかわからないという、過去の男性を縛ってきた不安から解放されるだろう。かつて、男性が自分こそ実父だと確信するためには、受胎時期前後の性行為に関する曖昧な記憶や、子どもの身体的特徴という曖昧な相似性に頼るほかなかった。そのような脆《もろ》い根拠を頼りに、男性は持てる時間と労力と資財を、実子と信じる子どものために捧げてきた。ところが今や、すべての男性は望みさえすれば、実父かどうか確認することができる。おそらく将来は、子どもが産まれるたびにそれを確認することは当然の行為となるだろう。

男性が自分が実父かどうか確認できるようになったのは、DNA指紋《フィンガープリント》の照合技術のおかげである。この新しい技術は一九八四年に英国で、アレック・ジェフリーズによって開発された。遺伝子と染色体に関しては、第8章で詳しく述べるとして、ここでは遺伝子とは化学的な物質の配列である、ということを指摘するにとどめる。遺伝子は、人体のほとんどすべての細胞の核にある染色体にそって並んでいる。染色体はDNA(デオキシリボ核酸)と呼ばれる物質から成っている。DNAそれ自体はその独特な塩基配列によってさまざまな種類のアミノ酸を作り上げる。各アミノ酸は三つの塩基で決定され、遺伝情報はこの塩基の組み合わせで成り立っている。

ジェフリーズは、遺伝子にくっついているミニサテライトと呼ばれる部分を利用してDNAを鑑定する方法を発見した。また彼は、このミニサテライトがすべての人間のDNA中に繰り返し現れる塩基配列であり、繰り返しの数は個人によって異なることを見つけた。さらには、これらの繰り返しは両親から——父親と母親から半分ずつ——受け継がれたもので、一卵性双生児だけが同じ数のミニサテライトの配列を持つ。この発見は、家族の運命を根本的に変えた。父親の不確実性という問題に終止符を打ったのである。

細胞を含む組織のサンプル——たとえば血液、唾液、毛根、精液など——があれば、DNA指紋を採取できる。サンプルから抽出したDNAは、いわゆる制限酵素を利用して、特定部位で化学的に切断する。そのDNAの断片をゲルに浸し、電気泳動——ゲルに電流を流すこと——によって分離する。負の電荷を帯びたDNAの断片は、正の電荷を帯びた電極に吸い寄せられる。長くて重い断片よりも、短くて軽い断片の方が、電極の近くに寄る。その結果、DNAの断片は大きさ順にゲルの中に並ぶ。ゲルに処理を施すことで、断片のパターンは目に見えるようになる。この濃淡の入り交じった帯がDNA指紋であり、色の濃い部分はより多くのDNAを含んでいる。

DNA指紋は一見すると、まるでバーコードのようである。そしてバーコード同様、数値化が可能で、各数値はDNAの断片の長さを表している。断片がゲル中を移動した距離と、長さがすでに分かっているDNAの標識帯とを比較することで、DNAの断片の長さを計算する。

父子関係を鑑定する際には、母子および父親と目される男性の細胞から、DNA指紋を採取する。子どもはDNAの半分を母親から、もう半分を父親から受け継いでいるので、DNA指紋を利用すれば父子関係を鑑定できる。子どものDNA指紋に母親のものと一致しない部分があれば、それは父親から受け継いだものである。母親のものと一致しない部分が男性のものと一致すれば、男性は本当の父親である。

実のところ、父子のDNA指紋は絶対的に一致するのではなく、統計学的に一致する確率が高いに過ぎない。たとえ本当の父親でなくても、DNA指紋の一部（平均して二五％）が偶然一致することもあり得る。それでは、DNA指紋を利用した父子鑑定には致命的な欠陥があるかというと、そうでもない。十分な量を比較できれば、きちんと判定できる。たとえば、子どもとその父親だと思われる男性の、それぞれのDNA指紋に含まれている一〇個の帯を比較した場合、すべて一致する確率はきわめて低い——百万分の一程度である。通常、比較する帯の数はもっと多いから、すべて一致する確率は限りなく低くなる。それでも今日行われている父子鑑定は、きわめて有効で正確なものである。

関係者——子ども、母親、父親の可能性のある男性全員——の身体組織を入手できれば、父子鑑定はもっと簡単に正確に行える。母親の組織を入手できなくても、子どもの兄弟姉妹の組織があれば鑑定は可能だが、正確性は劣る。また、該当者の協力を求める段階で、利害の不一致が生じる恐れもある。組織の提供を強制できるのは、どのような場合だろうか。

検体提供の義務の問題は、もっと大きな問題の一部に過ぎない。父子鑑定を自動的もしくは強制的に行うためには、行政は多くの困難を乗り越えなければならないだろう。将来、重大な問題に発展する可能性もある。この問題を論じる前に、これと関連する事柄、すなわち扶養に関する法的義務について考えてみたい。

▼義務を果たさない父親と扶養義務の強制

テルマは、ダンを妊娠した時期に二人の男性とセックスを行ったことで利益を得た。テルマが父親が誰か分からなくしたおかげで、ダンは大いに得をした。これとは対照的なのが、テルマの娘のサラである。サラは受胎期に三人の男性とセックスしたが、結局は犠牲者となった。女性とのセックスを楽しんだあげくにすべての責任を放棄するのは、男性が行ってきた最も醜悪な、しかし普遍的で自然な行動である。この不快で不変の男の性《さが》に対抗するのが、扶養に関する法的義務である。

執拗で無責任な雄、引っ込み思案で面倒見のよい雌

男と女の性は、根本的に異なっている。この相違は、多細胞生物が誕生し、雌雄の性が発生した八億年前まで遡《さかのぼ》る。性的に比較して、雄は執拗で比較的気まぐれ、これに対して雌は引っ込み思案で慎重である。これはイヌやアヒルやチョウの雄雌ばかりでなく、人間の男女にも見られる太古以来の特徴である。

男性は一夜の情事に情熱を燃やし、女性よりも気軽に性行為に及ぶ。男性はそのような行動に出ても、失うものより得るものが多い。男性にとって、これはコストのかからない生殖である。男性は無数の子どもをつくることができる身体機能を有しているが、その機会は限られている。だから、たとえつかの間であろうと、男性はできるかぎり多くの機会を利用しようとする。一体、男が何を失うというのだ。元来、妊娠と出産と授乳に苦労するのは、哺乳類の雌なのだから。一方、女性にとって事態は異なる。女性の身体機能と性的なチャンスは、生殖に限界を設けている。男性と異なり、女性は失うものの方が多い。

気軽なセックスは、男女では根本的に代償が異なるばかりでなく、男性にとっては自分の子どもであるかどうか確信が持てないことを意味する。自然淘汰の結果、男性が「セックスしたらさっさと逃げ出す」生物学的傾向を持つようになったとしても、驚くには当たらない。

無責任な父親

この太古以来の男性の特徴は、女性には厄介な問題である。女性にとって、セックスは事実上のギャ

ンブルだ。女性はある時点で男性にセックスを許さなければ、子育てに協力してくれる男性を見つけることができない。たとえセックスを許しても、男性が姿を消さないという保証もない。セックスというギャンブルは、女性にとって常に悩みの種だったが、この問題が社会的に重大視されるようになったのは、ここ二、三〇年のことである。

男性に逃げられた女性には、三つの選択肢がある。独力で子育てすること、家族の援助を仰ぐこと、あるいは赤ん坊を殺害もしくは遺棄することだ(これもまた、別の社会問題である)。現在でもアチェ族などの例に見られるように、かつて女性は事実上、独力で子育てをしたものだ。しかし、二〇世紀も後半になると、独力で子育てしようとする女性には、ますます大きなプレッシャーがかかるようになった。単親家庭は増加傾向にある。この問題は第2章および第9章で詳しく述べるが、ここでも少し触れておきたい。

単親の数は一九六〇年代に増え始めた。九〇年代前半には、母子家庭の世帯数は、米英両国を合わせると、子どものいる世帯全体の五分の一に達した。七〇年代の実に三倍である。特に急激に増加したのは、一九八七年以降だ。米国では七年間に一四%から二三%にまで増えた。

母子家庭の平均収入が、両親のそろった家庭よりも低いことは、特に驚くべきことではない。九〇年代の資料を入手できる先進国すべてに関して言えば、母子家庭の子どもは、そうではない世帯の子ども以上に貧困の危機に瀕している。オーストラリア、カナダ、米国では、母子家庭の子どもの五〇%以上が、貧困線以下の所得水準で生活している。オーストラリア、ノルウェー、米国では、貧困家庭の子どもの半分以上は、母子家庭で暮らしている。

母子家庭の経済的困窮は、彼らの健康や生活全般を圧迫し、社会問題も引き起こしている。単親家庭の子どもは平均的に言って学業がふるわず、非行に走る危険性も高い。このことは、母子双方の精神生活の荒廃にも関連している。母子家庭の女の子は、一〇代前半に妊娠する傾向が高く、結果として新たに母子家庭を形成してしまう。

一九七五年以降になると、各国政府は単親家庭を社会問題として認知し、熱意や成功の程度は千差万別ながら、なんらかの対策をとることを余儀なくされてきた。この問題に最も熱心に取り組み、成功を収めたのが、スカンジナビア諸国である。デンマーク、フィンランド、スウェーデン各国では、政府の援助政策のおかげで、母子家庭で暮らす子どもの数は多いものの、そのうち貧困線以下の生活をしている子どもは一〇%に満たない。

しかし、政府が熱心に取り組んだとしても、母子家庭がもたらす経済的負担は厳然たる事実である。そこで先進各国は、母子家庭にかかる経費を削減する道を模索し、政府の責任を父親に肩代わりさせることに的を絞るようになった。

政府が特に追及しているのが、扶養の義務を逃れて巧みに行方をくらました、いわゆる「無責任な父親」である。これらの男性たちは突然、貧困などの社会問題から福祉費の急上昇にいたるまで、さまざまな罪で非難の矢面に立たされることになった。その罪状は、統計を見れば明らかである。たとえば米国では、国家の保護を受けている母親の六二%(約六百万人超)が、子どもの父親からの援助を受けられずにいる。

もし、遺伝上の父親たちに扶養の義務を課すことができたなら、彼らが子どもと一緒に住む住まないは別にして、子どもやその母親や社会全体、さらには大蔵省にとって、状況は大いに変わるだろう。

子どもに対する扶養義務

扶養の義務を課す動きは、九〇年代初頭に始まった。各国政府は社会の圧倒的な支持を得て、無責任な父親に対しては、資格の取り消し、給与の差し押さえ、収監などの厳しい措置を取ることを提案した。

たとえば、英国では一九九三年にチャイルド・サポート・エージェンシー（CSA）という政府機関の設立とともに、子どもの養育のための制度が導入された。一九九一年に成立したチャイルド・サポート法（Child Support Act）に基づき、子どもと同居していない親——たいていは父親である——に、自分の子どもに対する経済的支援の一環として、費用を負担する義務を課すことができるようになり、これが児童養育制度の大きな財源となった。父親の負担金は、CSAを経由して母親に支払われる。同様の政府機関はオーストラリアでも設立された。また、米国各州もそれぞれ独自の制度を制定して、状況の打開を図っている。

父親の負担額は、算定式に基づいて決定される。一九九七年にCSAが定めた算定手順によれば、不在の親は、自分自身と（もしいれば）自分と同居している子どものための必要最低限の生活費、住居の賃貸料、あるいは本人もしくは配偶者が所有する住宅ローンは控除できることになっている。この他にも、仕事もしくは資産や資金の移動に伴う一週間分の旅費も、控除を認められている。以上の諸費用と、税金、国民保険や年金の負担金を年収から差し引いた額が、査定対象年収である。大まかに言って、この査定対象年収の半額を基に、一週間あたりの最低養育費が決定される。

CSAは通常、負債を考慮する必要はなく、借金の返済を助けるために養育費の額を調整することもない。ただし養育費が親個人の年収の三〇%を越えないように、常にダブル・チェックを行っている（たいていは、三〇%を越えることはまずない）。不在の親が新たに家庭を持った場合は、CSAはこれを考慮して、一定の年収を確保できるように、養育費を減額する。

CSAは両親双方の経済状況を考慮する。養育に当たっている親に定期収入がある場合は、不在の親が支払うべき養育費は減額される。

こうした算定基準は、各国でも大筋は同じだが、多少の違いはある。米国では州によって多少異なる。メリーランド州では、扶養命令は父親と母親の収入状況に基づいて行われる。また、デラウェア州では、子どもに対する保護監督義務を負っていない親に養育費の支払いを求めるに先立ち、必要最低限の生活費を控除することが認められている。この「自助留保金（self-support reserve）」と呼ばれる控除制度は、貧困に関する連邦ガイドラインに沿って設定された。同様に英国のCSAが、保護監督義務を負っていない親に対して認めているのも、生活に必要な最低限の福利のみである。

CSAはその宣言文で、「英国政府は、子どもはその両親から経済的援助を受ける義務があるものと信じる」と述べている。こうした称賛に値する考え方に反対する人はほとんどいないだろう。世界各国の政府が児童養育の原則を厳格に履行したとしても、懸念を示す者はいないはずだ。しかし残念ながら、養育義務を課そうとする試みは、公正でもなければ効果的でもない。それどころか準備不足の上に、実利を追求する過酷で懲罰的な制度である。これでは世界中の人々に、子どもを養育するという原則に共感してもらうのは難しいだろう。

設立当初のCSAは、無責任な父親たちを追及して、子どもの面倒を見させるための組織であると受け止められていた。しかし、早急に成果を求める大蔵省の圧力と、山積する実務に直面して、CSAは難しいケースを避けて、簡単なケースばかりを扱うようになった。すでに裁判所から扶養命令を受けて、その義務を果たしていた父親たちが、CSAによって命令内容をほごにされ、代わりにもっと重い負担を課せられたのである。その一方で、一度も養育費を払ったことのない無責任な父親が支払いを免れ続けている。少ない収入で二つの家族を支えようと努力している男性にとっては、CSAによる養育費の算定は、第二の家族を困窮の淵に沈めるものだった。

CSAは、不満があれば申し立てをすればよい、という態度を取った。しかし、短期間に設立された

CSAは、とりわけコンピュータ・システムの不備が目立ち、申し立てをさばききれなくなった。第二の家族が困窮し、動揺した男性が自殺を図り、国会に数千人のデモ隊が押し寄せるころには、CSAは問い合わせにきちんと回答することさえできなくなった。CSAの体制を立て直そうとする官僚の努力がこれほどうまくいかず、馬鹿馬鹿しいエピソードのオンパレードにならなければ、このような深刻な結果にはならなかっただろう。

申し立て制度はCSAの無能をカバーする安全網とはなったが、飢えた家庭を救うことはできなかった。CSAが受け付けたのはCSAの規定が誤用されたケースに限られたので、何カ月も待たされたあげく、申し立てを却下された人々も多かった。たとえ、CSAに養育費を徴収された残りのわずかな金銭では第二の家族は生活できないとしても、そのこと自体は申し立ての根拠とは見なされなかった。

効率の悪い制度は、改革の意志と処理能力のあるコンピュータ・システムさえあれば、比較的簡単に改善できる。実際、世界各地の児童扶養機関の効率性は改善されつつある。しかし、ここ英国では、改善は遅々として進んでいない。福祉予算を削減するためにCSAが設立されて四年目だというのに、養育費を受け取っている単親は三人に一人である。CSAが行った査定の四分の一は、いまだに内容に誤りがあると思われる。CSA設立以前に裁判所が下していた査定に比べても、効率性は改善されていない。コンピュータ・システムの設置は、二〇〇〇年以降になりそうである。未処理件数は一九九七年の時点で二二万五千件、二〇〇〇年にはその倍以上になるだろう。このような状態ではあるが、二〇一〇年までにはシステムは順調に稼働するものと期待されている。

こうした問題以上に深刻なのが、不公平感の広まりである。扶養義務を課せられるかどうかは運次第で、厳密な社会的ルールによって決められているのではないと、人々は感じている。無責任な父親の出現がきっかけとなって、扶養義務が課せられるようになったかもしれないが、他の要因も影響していることは明らかである。不公正なシステムのために、自分が犠牲者となる一方で、うまく免れている人間もいると、多くの男性が感じている。総じて、男性が逃げられるか捕まるかは、かつてのパートナーの態度次第である。

米国では、子どもの養育権を取得した女性の半数は、相手の男性に対する扶養命令を獲得している。残りの半数は、さまざまな理由から制度を利用していない。そのうち約三〇%は、扶養命令を望まないことを理由に申請しない。約二〇%は、扶養命令に代わる経済援助を相手の男性から受けている。しかし約二五%の女性が、相手の男性が本当にお金を持っていないために諦めているのだ。また、扶養命令を受けた不在の父親のうち、約半数は命令を全面的に履行しているが、約四分の一は部分的にしか履行せず、残りの四分の一の男性は全く何もしていない。

男性は子どもに会う機会があると、より熱心に養育を援助する傾向がある。子どもに対する監護権を制限されていない男性の場合はほとんど全員（約九〇%）が、面接権の確保にとどまっている男性でも大多数（約八〇%）が扶養義務を完遂している。これとは対照的に、面接権を持たない父親の場合、義務を完全に果たしているのは半数以下である。つまり、男性がもっと子どもと会えるように許可した方が扶養義務が履行される確率は高まり、女性と政府にとってもメリットがある、ということになる。実際、英国では一九九八年から、養育費の支払いと面会権を連動させる動きが始まっている。

米国政府の統計によれば、一人で子育てをしている母親の数は六百万人、そのうち無責任な父親の犠牲となっているのは約一〇%に過ぎないというが、約六〇万人でも十分に大きな社会問題だ。最近では、失踪した父親の約半数が所在を確認されている。しかし、所在を確認した結果、その父親が必ずしも無責任とは言えないことも分かっている。役所の判断は、しょせん役所仕事に過ぎず、問題の父親が現在も母親と同居している場合もある。もしくは無責任どころか、すでに死亡していることもある。

扶養義務制度から不公正なイメージを払拭する唯一の方法は、すべての両親を平等に扱うこと——結婚していようが、別居・離婚していようが、同棲したかしないかなどに関わりなく、平等に扱うことだ。両親の関係や、子どもが親と同居しているかどうかなどの事実で、養育費の算出に歪みが生じてはならない。もし、養育費の算出方式が差別的なものなら、それこそが問題の根幹であり、敵意と貧困の原因である。

現行の算定方式には、子どもと同居しない親や再婚した親に対する懲罰的な色彩があることを痛烈に批判する人々もいる。保護監督義務を負っている両親は、貧しければ子どもを経済的に支援しなくてもよい。それどころか、一家全員が公的支援を受けている。これとは対照的に、保護監督義務を負っていない貧しい親は、子どもを経済的に支援しなければならない。たとえ扶養義務のために貧困状態に陥らなくても、養育費の算定方式は、再婚で産まれた子どもより初婚で産まれた子どもに有利である。

公正な算定方式を定めるためには議論と分析を尽くさなければならないが、最も重要な原則を一つ挙げるなら、同じ遺伝上の親を持つ子どもたちは、全員が親の収入と資産に対して平等の権利を有する、ということだ。親の収入から捻出された養育費は、遺伝上の子ども全員で平等に分配しなければならない。再婚相手の人数や、その人たちが現在誰と一緒に住んでいるかは関係ない。子どもの年齢は別にして、結婚の順序も問題ではない。

もちろん、子どもの年齢に応じて平等の原則も調整すべきである。概して年長の子どもの方が幼い子どもよりもお金がかかるものだ。子どもは個別的にではなく年齢別のグループに分けて配慮されるべきだ。乳児＝一、幼児＝二、一〇歳以下＝三、一〇歳以上＝四、と数値化するのである。実際の微調整は、国レベルもしくは州や郡のレベルで、異なる年齢層の子どもにかかる費用と比較して行えばよい。親の登録は、子どもの年齢層の数値合計（子ども指数）に応じて行うべきだ。子どもの年齢変化とともに、登録も更新する。成長して扶養の対象から外れたり、新たに子どもが誕生する場合もあるだろう。たとえば、ある人物の子ども指数が総計一〇ポイントである場合、二ポイントに相当する子どもは、その人物が払う養育費の二〇%を受け取る資格がある。

また、収入に占める養育費の割合は所得税の場合と同じやり方で決めるべきで、「子ども税」とでも呼ぶのがふさわしいだろう。子ども指数の高い人ほど、収入に占める子ども税の割合は高くなる。同様に、収入が増えれば子ども税の割合も高くなる。

公正を期すなら、父親と母親の両方に収入がある場合は、どちらが子どもと同居しているかに関係なく、ちょうど所得税を徴収するときと同じように、両者から子ども税を徴収するべきであろう。この試みはすでに始まっている――もっとも、実利先行の動きであり、原則が確立されたとは言いがたい。たとえば、CSAは一九九七年に六万件を対象に「源泉徴収命令」を出している。これは一九九四年に出された「源泉徴収命令」の件数の二〇倍以上である。

このような制度の下では、ちょうど所得税と同じように、親としての責任があるかぎりは、誰もが子ども税を払わなければならない。現在のように、養育費の額や、払う払わないは運次第ということはなくなる。収入の額と子ども指数によって養育費は決定される。

子どもの「収入」は、遺伝上の父親と母親の両方からそれぞれの収入に応じて徴収される。もちろん子どもの「収入」は子ども本人ではなく、両親のどちらか――主として保護監督責任を負っている側――に支払われる。その際、子どもが父親、母親それぞれと過ごす時間の比率は考慮されない。手当を受け取った親は、たとえ子どもがもう一方の親と暮らしていても、もう一方の親が自発的に援助を申し出ないかぎり、子どもに関する出費に全面的に責任を持つ。手当を受け取った親は、いったん「子ども税」として支払った金を取り戻すことになるわけだが、これは所得税や保険料が児童手当となって返ってくるのと同じことである。

以上のような子ども税なら公正であり、懲罰的でもない。誰もが同じように税を払えばいいからだ。子どもの両親が一緒に暮らしているか、再婚相手が何人いるかは関係ない。もちろん、控除の対象となる負債の扱いなど、議論すべき問題は残っている。しかし、この種の計算は当局にとってはお手のものだし、児童扶助を担当する諸機関にとっても難しい問題ではないだろう。

この問題は、親たちへのサポートという観点からも考える必要がある。税を徴収された親たちが金銭に事欠く場合はなおさらだ。確かに、貧困の問題は何も目新しいものではないし、子どもへの扶養義務を課すことで、親の経済問題が必ず悪化するともかぎらない。しかし、個人の裁量に任せきりにしない方がより公正な制度を確立できるだろう。

最後に、遺伝上のつながりのない子どもに対する扶養義務はない、ということを明確にしておかなければならない。これは何も、遺伝上のつながりのない子どもを養子として子ども指数のリストに加えることを禁じるものではない。男性には子ども税の支払いに同意する前に、その子どもが本当に遺伝上の実子であるかを知る権利があるのだ。

扶養義務と父子鑑定をなんらかのかたちで結びつけることは不可欠である。

▼扶養義務と父子鑑定の「結婚」

近年、父親の不在を問題視する傾向が高まるにつれて、父子関係の不確実性という問題が脚光を浴びるようになった。生物学者にとっては予期せぬ、しかも喜ばしい結果である。自分の子どもかどうか確信が持てないのに、扶養義務を課せられている男性たちにとって、突如、科学者が強い味方になったのだ。各国の担当機関は、この問題への真剣な対応を求められた。英国のCSAが提示した解決策は、自分が父親だと思えない男性は格安でDNA検査を受けられる、父親ではないことが判明した場合は検査費用はCSAが負担する、というものだ。

養育権を認められた母親が、子どもの父親がはっきりしないことを理由に相手の男性に対する扶養義務命令の執行を断るのはわずか二%に過ぎない。一方、自分は父親ではないと主張する男性のうち、DNA検査でそのことを証明できるのは一五%程度である。

今のところ、扶養義務の有無に関連して父子鑑定を行うのは、ごく場当たり的な措置に過ぎない。しかし、扶養義務と父子鑑定を公式に結びつけることが子ども税の導入と父子鑑定の制度化につながるとしたら、男性と女性、そして子どもにとっても大いに望ましい。子どもは遺伝上の両親から、確実に経済援助を受けられるだろう。男性は、扶養しているのはすべて自分の子どもだと確信が持てる。女性にとっては、子どもが独立するまでの間は、その父親の財布を当てにできることを意味する――たとえ、その男がどこへ逃げようと。

各国政府が父子鑑定の制度化に早急に取り組むかどうかは何とも言えない。しかし近い将来、手軽に父子鑑定を行うための家庭用検査器具が普及することは大いにあり得る。現在でも、購入した検査器具を使って、父親かもしれない男性と母子それぞれの口内の細胞を採取し、それを検査機関に送ってDNA指紋を照合してもらうことは可能である。費用はやや高め――英国で約四百ポンド（約七万円）――だが、一生他人の子どもの面倒を見ることを思えば安いものだ。父子関係を確認することは、個人にとって重要である以上に政府にとっても重大である。遅かれ早かれ父子関係の監査や管理は国家によって行われるようになり、家庭用検査器具はごくありふれたものになるだろう。

しかし、いったん家族が離散したら、父子鑑定は困難で費用のかかる作業となり、同様に苦情の処理や申し立ての受理にも苦慮することになる。父子鑑定は子どもの誕生の直後に、血液型のチェックや遺伝病の有無など、すでに行われている検査と同時に行うのが効率の面でも費用の面でも望ましい。母親から採取した血液と検体、そして父親もしくは父親と思われる男性の細胞があれば、直ちに父子関係を鑑定できる。父親かもしれない男性は、子どもが産まれるときの方が、その後何年もたってからよりも、母親のそばにいる可能性が高いということもある。子どもの誕生と同時に子ども税の課税内容を改定すれば、後日に父子鑑定の申し立てを処理することもなくなり、経費を節減できる。

たいていの場合、母親は父親かもしれない男性もしくは男性たちを名指しできる。見知らぬ男性との一夜限りの関係とか、悲惨なレイプ事件の結果というような場合は、母親を頼りに父親を突き止めることは難しいかもしれないが、それはごくまれなケースである。名指しされた男性は、万一に備えて自発的に検査に協力することになるだろう。実際には、多くの男性が検査を受ける権利を主張するのではないだろうか。すべての関係者――母親、父親、子ども、そして財政当局――の利益のためにも、出産時の父子鑑定を義務として制度化することは、将来的には避けられないかもしれない。

しかし強制的な父子鑑定以外の、別の選択肢もある。その選択肢をとれば、あらゆるケースに対応できるが、個人の自由に抵触する問題も生じるだろう。社会保障や国民保険の登録番号、パスポートや身分証明書に加えて、DNA指紋の登録を義務付けるとしたらどうだろう。出生時に検査を受け、その結果を地球規模のデータベースで集中管理するのだ。そうなれば、母親と子どものDNA指紋さえあれば、母親が指名した男性もしくは男性たちを、たとえ行方が分からなくなっていても、直ちにコンピュータでチェックすることができる。ほとんどのケースで父親かどうかは直ちに判明する。ただし、DNA指紋が一致しなかったり母親が情報を提供できない場合は、大がかりな調査を行わなければならないだろう。

現在のところ、すでに稼働しているDNAデータベースは犯罪対策用のものだけである。米国の警察当局は一九九〇年頃から、有罪判決を受けた犯罪者のDNAサンプルを収集している。その目的は、指紋と同様に「遺伝上のサイン」も記録に残しておくことである。一九九八年初頭の時点で集められたDNAサンプルは二六万人分、すべて犯罪歴を持つ人々のものであり、その数は毎月千件以上のペースで増加している。警察は、犯罪現場に残された血液や髪の毛や精液などのDNAパターンを、過去の犯罪者のものと照合する。このデータベースが発見するパターンの一致は毎週三百件から五百件に上り、そのうち約八割が犯罪立件の決め手となっている。

このデータベースの対象を一般人にまで広げることには強い反対が巻き起こるに違いない。しかし、その反対は想像するほど激しくはないだろう。なぜなら、ほとんどの人がそうしたデータベースになんらかの利益を見出すはずだからだ。その一つが、重大な犯罪の減少である。強姦者や殺人者が、身元を突き止められることを恐れて犯罪を思いとどまることは十分に予想できる。疑いをかけられた無実の人々や警察も、余計な時間を取られずにすむ。無実の人々は、犯罪への関与を疑われたこと自体を知ることもなく、警察の尋問から解放されるのだ。

社会復帰した元犯罪者さえ、こうしたデータベースに取り込まれることに利益を見出している。米国の法科学局（the US Forensic Science Service）は、データベースへの登録を望む元犯罪者の手紙を頻繁に受け取るという。データベースに登録しておけば、新たに事件が起きても容易に容疑を晴らすことができるからだ。こうした例外は別にして、現在のところはDNAデータベースの登録者の範囲を、自発的な希望者を含めて、犯罪者以外に拡大する予定はない。

DNAデータベースを世界規模で構築すれば、大多数の人々にとって大いに役立つことは明らかだが、そのためには個人の自由がある程度まで犠牲にされるだろう。現在のところ、そのような自由の侵害は受け入れがたいとする人が大勢を占めている。しかし実際に侵害される自由が、犯罪がばれないように画策することぐらいであると分かれば、DNAデータベースは反対を受けなくなるかもしれない。犯罪の防止や捜査との関連は別にして、子ども税が広く世論の支持を得たならば、政府は出産時のDNA指紋と父子関係の調査を制度化するだろう。

父子鑑定が子どもの扶養の問題に結びついたのは九〇年代の初めであり、その原動力は社会改革の動きというより政府の財政問題だった。しかし今後は、未来の人々がより公正な環境で子孫を残せるためにこそ、父子鑑定と子どもの扶養を連動させるべきである。しかし、たとえ公正な環境が整ったとしても、すべての人が利益を得るわけではない。そのことについてはこのあとで検証する。たとえば、誰が父親であるかを巧みにごまかす女性、浮気をする男性、そして無責任な父親にとっては状況は悪くなるだろう。父子鑑定が制度化される以前なら、この手の人々はずる賢さを発揮してチャンスをつかみ、一方、彼らの犠牲者たちは古典的な策略を巡らして身を守るしかなかったはずだ。技術発展のおかげで他人を食い物にする人々は排除されるだろう。彼らは四苦八苦して、新しいシステムは昔に比べて公正さに欠けていると文句を言うに違いない。

ジムとテルマ、そしてその他の登場人物が、一九九〇年ではなく二〇三五年に生きているとしたら、事態はどう変わるだろうか。父親は誰かという問題はもはや存在せず、遺伝上の父親は否応なく子どもの面倒を見ることになるだろう。

▼第1話（バージョン2）　勝者と敗者

遠く離れたキッチンで電話が鳴った。

ジムはいつもの晩のように飲んでいたので、耳障りな音は無視することにした。テレビのスポーツ中継は、あと数分で試合終了だ。大詰めを見逃したくない。留守番電話に任せよう。

電話は数秒間しつこく鳴ったあとで、ぷつんと切れた。てっきり留守番機能が作動したのだと思ったが、その直後にジュリーが声をかけてきた。二〇歳そこそこのジュリーは、頭にタオルをまいただけのスッポンポンだ。

「息子さんからよ」と、コードレスを差し出す。

「ロブ？ 試合を見てる最中だから、こっちからかけ直すと言ってくれ」

ジュリーはジムの返答を伝えていたが、もう一度コードレスを差し出した。「スポーツ中継どころじゃない、すごいニュースがあるって。これから祝杯をあげに行くそうよ。電話に出てよ。彼、舞い上がってるわ」

ジムは渋々ワイングラスを置いて、コードレスを受け取った。ジュリーはジムの膝の上に座わると、テレビの音を消して、受話器から漏れる会話に耳を傾けた。ジムは息子のニュースが何なのか知っていた。ジムがお膳立てしてやったことなのだ。ジムが驚いて興奮したふりをするための心の準備をしている間に、ジュリーはジムのグラスを取り上げて飲み始めた。

「ハーイ、父さん。どうしたと思う？」

「飲んでるんだろ？」

「もちろん！ これから飲み直しに出かけるところさ。本が出るんだ！ 信じられないよ、僕の詩を出版してもらえるなんて。卒業だってまだなのに、最初の詩集が出るんだ。すごいだろ？」

「すごいさ」と、父親はいかにも驚いたふりをした。「やったなあ。お前は自慢の息子だよ」

「信じられない。夢みたいだ。すごすぎるよ」

「お前ならやれると思ってたよ。今度、家に帰ってきたときにお祝いしよう。これからどこに行くって？ 誰と一緒だ？ ガールフレンドか？」

「両手に花さ！」生意気な答えが返ってきた。

父と息子が軽口を叩き合っている間、ジュリーはコードレスのそばで、おめでとうを叫んでいた。ジムが電話を切ると、ジュリーはグラスを飲み干した。

「私たちも飲もう。お祝いだ」

ジュリーはキッチンに向かった。ほどけかけたタオルの端が、首筋で揺れている。その姿を眺めながら、ジムは喜びに後ろめたさが混じるのを感じた。ロブには実力で道を切り開いて欲しい。それが原則だ。しかし、手助けしたい気持ちを抑えられなかったのだ。ある出版社に原稿を送ってみろと、ロブに言ったのはジムだ。その出版社はジムの会社と取引があった。そこの編集長を何気なくランチに誘って、お互いのために何ができるか話し合った。

「新しいボトルを開けようよ」。ジュリーがキッチンで叫んだ。「栓抜きはどこ？」

「そのへんにあるだろ」。ジムはそう応えると、椅子にゆったりともたれた。試合はちょうど終わったところで、ジムはその結果に満足した。素敵な晩になりそうだ。

ロブの母親のテルマにも朗報を知らせておく――ジムは電話を切る前に、ロブにそう約束した。今、電話してしまおうかな。ジムはぼんやりと思った。離婚して一三年、二人は今ではよい友達だ。連絡も頻繁に取り合っているし、子どもたちを間に挟んで人生を共有してきた。ともかく一七年間も一緒に暮らしたのだ。最悪のスタートを考えると、信じられない気持ちだ。

今でもあのときのショックは忘れられない。最初の子どものダンが産まれたとき、父子鑑定の結果が、ジムは父親ではないと告げたのだ。まさか、テルマが裏切っていたなんて。どうやらただ一度のことだったらしいが、相手はなんとデイブ――当時のジムのビジネスパートナーだった。一時、熱に浮かされただけなの。テルマは言い張った。まさか、あの晩にダンを身ごもったなんて。しかし、鑑定結果はテルマの信念を裏切っていた。行政当局が通常の手続きをとった結果、デイブはダンの父親かつ扶養義務者として登録された。

ジムとテルマは離婚寸前までいったが、結局そのときは別れなかった。一年とたたないうちにテルマは再び妊娠し、二人目の子どもであるサラを産んだ。今度こそあなたの子よ。テルマはそう言ったが、父子鑑定の結果を見るまでは信用しきれなかった。ロブのときはもっと疑わしかった。突然テルマがもう一人子どもを欲しがったことはいかにも不自然に感じられ、またもテルマは浮気を隠そうとしているのではないかと、ジムは疑念を募らせた。浮気をしたかどうかはともかく、父子鑑定の結果は、あの月にたった一度だけのセックスが大当たりだったことを証明していた。たった今電話でしゃべったばかりの野心満々の詩人が息子であることは、疑いもなかった。

「見つかんない。どこよ?」いらいらした声がキッチンから響いてきた。

もっとよく捜せと言いかけて、ジムは目の前のテーブルの上にある栓抜きに目を留めた。一本目のワインを開けたときに、無意識に持ってきたらしい。ジムは栓抜きを持って千鳥足でキッチンに入ると、照れて謝りながらジュリーに手渡した。

「風邪引くぞ」。ジムは好色そうな笑いを浮かべて、ジュリーのおっぱいをのぞき込んだ。

ジュリーは栓抜きをひったくった。「沈没しないうちにあっちに行って。運んであげる。でもこれ以上飲んだら、今夜は使いものにならなくなるわよ」

居間に戻りながら、ジムはにやついた。若い女はいいもんだ。今まで三人の女と一緒になったが、その全員が暮らし始めたときは二〇代だった。テルマは三歳年下だっただけだが、次のスーザンは二〇歳年下、今のジュリーとは三三歳も離れている。

ジムとテルマが穏便に別れたのは、ロブがわずか七歳の時だった。そのロブも今では詩人の卵だ。ビジネスに成功していたジムは、離婚するころには一財産築いていたので、テルマもジムも離婚後の経済状態についてはほとんど心配していなかった。そのジムの成功の後押しとなり家計を潤していたのが、デイブが払っていた養育費だ。

離婚から一年後、ジムはスーザンと所帯を持った。スーザンはジムの会社の従業員だったが、いったん彼をものにすると、人目を引く容姿と巧みなウィットを駆使して、家とベッドを共有するという安楽な地位を手に入れたのだ。スーザンがジムの家にやってきてから一年後、最初の息子が産まれた。

スーザンが二人目の子どもを妊娠したのと同じ時期に、ジムの娘のサラも妊娠した。大学で付き合いのあった三人の男のうちの誰かが父親らしい。サラは妊娠中絶は選ばなかった。さいわい妊娠は勉学の妨げにはならなかった。父子鑑定の結果、関係者全員にとって運のよかったことに、父親だと判明したのは二人の貧乏学生ではなくサラの指導教官だった。その男に対する扶養義務命令はあっさりと下ったので、サラは十分な養育費を得て勉学を続けることができた。サラは子どもの父親とは一緒に住まなかった。その教官はすでに何年もの間、ほかの若い女子学生とねんごろの仲だった。

「はい、こぼさないでね」

ジムは赤ワインのグラスを受け取ると、まるで子どもに命令するようなジュリーの口調に苦笑した。偉そうな態度も、スッポンポンでは様にならない。しかも、これほど年齢差があるのだ。ジュリーは暖炉の前のふかふかのラグの上に座り、自分のグラスを床に置いた。ジムがしげしげと見つめる目の前で、ジュリーは頭に巻いたタオルを解いて、丁寧に髪を乾かした。

ジムとジュリーが最初にセックスをしてから、すでに一年がたつ。ジムにとっては浮気だったが、罪の意識はなかった。スーザンの方も浮気をしていたからだ。二人はお互いの気持ちが離れていることを感じていた。スーザンは、五三歳のジムに三五歳の頃に戻って欲しかった。ジムは、三一歳のスーザンに二〇歳まで若返って欲しかった。テルマの時と違って、今回はお金の問題でもめた。その大きな原因はスーザンの浮気相手がダンだったから——テルマの最初の子どもであり、ジムが一六年間育てた血のつながらない息子だったからだ。

スーザンが二人の子どもを連れてダンのもとへ行ってしまうと、ジムはひしひしと自分の年齢を感じたものだ。しかし一カ月前、ジムはジュリーに、一緒に住まないかと誘いをかけた。ジュリーはためらうことなくやってきた。今でも二人はアツアツだ。

「ねえ、クシでとかして」

ジムは立ち上がってジュリーのところへ行った。

「それから早く脱いで」

ジムは言われるままにクシを受け取ると、ジュリーの背後にひざまずいた。

「いやね、バカ」と、ジュリーはラグの上に仰向けに寝そべった。「そこのヘアじゃないわよ」

＊

ジムの家から数マイル離れた場所で、ジムの二人の前妻はぜいたくな夕食を終えようとしていた。酔っぱらったテルマは、息子の新しいパートナーとすっかり打ち解けた気分になっていた。

テルマとスーザンがいい関係になれたのはごく最近、一年とたっていない。テルマは娘と言っていいほど若い女が自分の後がまに座ったことに腹を立てていたので、ある時期、二人は互いに憎み合っていた。ダンがスーザンと寝たことを打ち明けたときも、テルマは複雑な気持ちだった。しかし、最近起きた二つの出来事がテルマとスーザンを歩み寄らせた。スーザンはテルマの初孫を身ごもっている。しかもジムは恥知らずにも若い女を引っ張り込んだ。ジムへの軽蔑心は二人を固く結びつけた。

「ジムは大人の女とは付き合えない質《たち》なのよ」と、スーザンがリキュールをすすりながら言った。「だからいつも二〇代の女ばっかり相手にする。成長する気がないのね。いい加減、誰かもっと大人の女性を好きになったらいいのに。今度の女は彼の秘書だったのよ。なんて月並みなの！　これほどうんざりしてなけりゃ、笑ってやるところだわ」

テルマはちょっと笑った。十数年前、自分がスーザンに感じたことと全く同じではないか。テルマは酔いで体を前後に揺らした。頬は真っ赤だし、目も潤んでいる。「情けない男よ。でも、あなたの子どもたちの養育費を払い続けるかぎりは……」

「払う以外に選択の余地はないわ。まったく子ども税のおかげね。どっちにしろ彼にはそれだけの余裕があるもの」

「そのとおりね。でも、あの若い金食い虫が妊娠したら……」と言いかけて、テルマはちょっとためらった。かつてはスーザンのことも金食い虫呼ばわりしていたからだ。テルマは急いで話題を変えた。

「ともかく、ほかにも話しておきたいことがあるわ」

「何？」

「あなたからもダンに頼んでもらいたいの。本当の父親――デイブのこと。デイブはダンに援助してもらいたいんだけど、気位が高くて言い出せないの。知ってのとおり、デイブがダンの父親だって分かったとき、デイブは共同経営権をジムに売り渡した。到底、一緒に仕事はできないからね。おかげでジムは会社を自分のものにできた。あれ以来、デイブは落ち目一方だわ。そのことについては、ちょっと罪の意識を感じるけど。その頃の子ども税は今よりもっと厳しかったし。あなたとダンが一緒になった頃、ようやく子ども税から解放されたのよ」

スーザンはうなずいた。よく知った話だったが、テルマが要点を切り出すのを辛抱強く待った。

テルマは言った。「私もダンに頼むつもり。デイブを雇って欲しいって」

「ダンと父さんね」と、スーザンは考え込んだ。ダンにその気はないだろう。デイブのお金のおかげで育ったにせよ、ダンにとってはジムが父親だ。スーザンが原因でジムとダンは疎遠になったが、そうでなければダンはジムと一緒に仕事をしたいと望んだはずだ。デイブみたいな貧乏たらしい男はまっぴらご免――たとえ遺伝子を受け継いだ相手でも。

「ダンに言っておくわ。取りあえず任せて。ともかくデイブはこの子のおじいちゃんだもの」と、スーザンはお腹に手を当てた。

「不思議な話よね」とテルマは言った。「父子鑑定なんてものがなかったら、絶対に分からなかったわ。私はジムがダンの父親だって信じきってた。デイブとの一夜のせいだなんて、今でも信じられない。鑑定テストがなかったら、私たちはジムこそこの子のおじいちゃんだと思ってるところよ」

「本当ね。不気味な気もするわ。ジムが上の二人の子どもたちの父親で、しかもこの子のおじいちゃんだとしたら……」と、スーザンは顔をしかめた。「想像もつかないけど、もし、誰が父親なのかはっきりしないとしたら、とんでもないことね」

テルマもうなずいた。「それだけじゃないわ。父親が誰にせよ、責任を取らないとしたら？ 自分のお金だけで子育てするなんて考えられる？ 一体、女はどうなることやら」。テルマはスーザンに向かってグラスを掲げた。「父子鑑定の発明者に乾杯！」

スーザンはグラスをカチッと合わせて言った。「きっと女の人ね」

「とんでもない」と、テルマは断言した。「子ども税は女の発明、父子鑑定は――男が考えたことよ。絶対そうよ」

▼第2話　浮気の青信号

「今朝は赤信号?　本当に?」ベッドに座って靴ひもを結びながら、男は女に尋ねた。「言ってくれよ。僕もチェックしたかったのに」

女はすぐには返事をしなかった。鏡を見つめて口紅に集中している。それからおもむろに応えた。「私に青と赤の区別がつかないとでも?」

女は鏡を離れて、振り向いた。「どう?」

男は上から下までなめるように見た。「とても二人の子持ちには見えないよ」

「子どものことなんか言わないで。本当のところ、どう見える?」

「素敵だ」

男はそう言いながら女に近づき、キスしようとした——が、女は拒んだ。

「いや。お化粧が崩れちゃう」

数分後、二人は階下に降りていった。男が電話でタクシーを呼んでいる間、女はベビーシッターとして雇っている若い娘と立ち話をした。二人の子どもたちは、ゲームをして騒いでいるという。

「なるべく八時までに寝かしてちょうだい」と、母親の顔で言った。「遅くとも九時までにはね」

数分後、タクシーが到着して、邸宅の前の車道に止まった。タクシーがエンジンを切らずに待っていると、男が女のためにドアを開けてやった。乗り込む前に、女は男の唇に優しくキスをした。

「うまくいくように祈っててね」。女は神経質そうに言った。

「もちろん」と、男は愛情を込めて女の手を握った。「うまくいくに決まってる」

「あなたもがんばってね。午前中には戻れると思うわ」

女がタクシーから手を振ると、玄関に立っている男も手を振り返した。タクシーの後を追いかけて、行かないでくれと言いたかった。だが、男の理性は、女が行かなければならないことを知っていた。今夜は彼女になんとしてもうまくやってもらう必要がある。

ドアを閉めて、男はだだっ広い玄関ホールに佇《たたず》んだ。このまま二階の書斎に直行して書き始めなければならないと、頭では分かっている。早急に次作を――しかも傑作を書き上げなければ。プレッシャーは大きかった。上の子は八歳になる女の子で、彼自身の子どもではない。大学時代の気ままな付き合いの産物だ。しかし、六歳になる男の子は彼の息子、彼の命と誇りそのものだった。二作続けて大ベストセラーを出したおかげで、高級住宅地に屋敷を構え、息子を私立校に通わせることもできるようになった。家族のきずなを深めるために、継娘にも大枚をはたいて同じ私立で学ばせている。継娘の実父は、私立に通わせるという教育方針と学費に同意していない。子ども税の査定額以上は払おうとしなかった。継娘以外にも三人の子どもの扶養義務を負っており、稼ぎも少ないので、とてもそんな余裕はないのだ。

失敗作や凡作が続いたために、男の「家族」が五年間楽しんできたライフスタイルは危機に瀕していた。最大の問題は創作意欲の減退だ。最初の二作品に見られたような、評論家の称賛を浴びた才能の輝きは消え失せてしまった。それでも男は必死に書こうと努力したが、それは辛《つら》い作業だった。

男は意を決して書斎に向かおうとしたが、すぐにためらい、回れ右してキッチンに入ってコーヒーをいれた。物音を聞きつけて、子どもたちが駆け込んできた。そのあとにベビーシッターが続いた。時刻は夜の七時半、子どもたちはもうパジャマ姿だ。

ベビーシッターを雇うのはぜいたくにも思えたが、そのおかげで妻が政党の会合に出席する晩も、男は執筆に専念できた。お金を払うだけの価値はある。邪魔が入らなければ一晩で二千語は書けた。最初の二作の原稿料で計算すると、ベビーシッターの料金の百倍以上だ。しかも今みたいなスランプでは、なおさら雇わざるを得ない。

「仕事して下さい。コーヒーは私が」と、ベビーシッターが言った。

気乗りしない晩だった。男はコンピュータの画面を見つめて、インスピレーションが湧くのを待った。五百語を書いて、千語を削除した。八時半、子どもたちが寝かしつけられている様子なので、五分間休憩を取っておやすみを言いに行き、コーヒーをもう一杯頼んだ。九時一五分、ベビーシッターが子どもたちの騒ぎを静めている声が聞こえた。九時半には家中が静まり返った。

なんとか集中しようと画面を見つめたが、無駄だった。男の心は別のところ——五マイル離れた場所へと飛んでいた。彼女は「保障」を得るために奮闘しているところだろう。会合はもうすぐ終わる。そうしたらいよいよ始まるのだ。この前と同じホテルだろうか。

その晩、男が一〇時までに書き終えたのは二百語——前作と同じ駄作に終わるとしても、ベビーシッター代はまかなえる。もう切り上げようかと考えていると、ドアが開いた。ベビーシッターが運んできたのはコーヒーではなく、男のモルトウイスキーと自分用のワインだった。このところ、すっかり習慣になってしまった。

ウイスキーのグラスを男に手渡すと、若い娘は男の肩越しに画面をのぞき込んだ。自分もワインをすすってからグラスをテーブルに置き、男の肩に手を置いて髪にキスをすると、今夜の進み具合を尋ねた。

「絶望的。どうしちまったんだろう」

「もう、やめたら？　ベッドに行きましょう。気分転換しなきゃ」

「急ぐ必要はないよ。どうせ一晩中やるんだから」

「あなたが欲しいの。一階にいる間、ずっとあなたのことを考えていた」。男の首筋に頰ずりすると、耳元で囁いた。「もう濡れてるの」

男は笑って、右手にキスしてやった。「シャワーを浴びといで。この段落だけ終わらせたいんだ。ここでずっと引っかかっているんでね」

「いいわ。でも、バスルームから出てくるまでに書かなかったら、途中だろうとなんだろうと、さらってやるから」

娘の後ろ姿を見送ってから、男はすぐにスイッチを切った。もうこれ以上書く気になれない。セックスする気にもならなかった。彼女は今頃、地元選出の国会議員と食事をしているだろう。ぜいたくな食事、高価なワイン、豪華なスイートルーム——少なくとも、最初のときと同じはずだ。そして、あれから三回も……。

ウイスキーを一気にあおると、男はボトルを持って来客用のベッドルームに入っていった。「自分たち」の寝室では、他の誰かとセックスしない——それが二人の不文律だった。真っ暗な部屋で服を脱ぐと、男は窓辺に立って、街灯に照らされた雨の滴を眺めた。

娘は体を拭《ふ》きながら部屋に入ってきた。男の隣りに立つと、黙ってグラスをすすり、一緒に外の闇を見つめた。

「あの人、誰かと一緒なの？」とうとう尋ねた。男の裸の腰に腕をからませ、ヒップに手を伸ばしてくる。

男はうなずいた。洗いざらい話す気にはなれなかった。妻が金持ちの政治家の子どもを産もうとしているなんて、認めたくなかった。男はボトルを手渡すと、シャワーを浴びてくると言った。

「ベッドを暖めといてくれ」

一〇分後、男は毛布の下に滑り込んだ。娘はベッドに座って、まだ飲んでいた。男も同じように飲んだ。

「あの人のこと、まだ愛しているのね」。質問というより独り言だった。返事を期待して聞いたのではない。「分かってる。でも今夜だけは忘れて。私を愛して――ほんの少しでいいから。私のこと、嫌いじゃないでしょ?」

男は微笑すると、相手の肩を抱いて額にキスした。グラスを置いて抱き合い、触れ合いを楽しむ。一緒に夜を過ごすのは三度目、セックスするのは一〇回目だ。

若いベビーシッターにとって、この作家はまさに理想の男性だった。金持ちで――彼女はそう思っていた――有名人なのだから。この家に派遣されることになったときは、自分の幸運が信じられなかった。

しばらくの間は男の腕の中で抱擁を楽しんでいたが、娘が求めているのは本番だ。挑発的に手を動かして、男の準備ができていないことを知ると、いらだってベッドを滑り降り、マッサージを始めた。これでうまくいかないはずがない。五分後、男が大きなうめき声をあげたときは、やりすぎたかなとヒヤリとした。素早くまたがると、男が反応する前に体内に納めた。

さっきのマッサージで、男がもう後戻りできないことは分かっている。あと数秒で射精だ。こうなったら、止めたくても止められないはず。ところが思惑は外れた。状況を悟った瞬間、男は我に返った。

「何するんだ！」とがめるような声を上げた。

「何してると思う？」

男はサイドテーブルの引き出しに手を伸ばした。

娘はその手をつかんで、男を逃さないように腰を押しつけた。「一度でいいから、なしでして。ゴムはいや」

「だめだ」

「大丈夫。今日は青信号よ」

男がホッとするのが感じられた。

「心配なら、あのとき外すから。お願い、あなたをじかに感じたいの」。強調するように、腰を少し振った。

男はためらった。コンドームなしでするのは初めてだ。男はパニックに襲われた。娘は体を動かし始めた。男を絶頂に送り込むリズムを見つけるのだ。男は引き際を見定めようと気を張ったが――無駄だった。その瞬間、とても自分をコントロールできなかった。いつもより激しく腰を突き上げ、大声をあげてしまった。娘は密かな勝利感を抱いて、男の上にくずおれた。

真夜中、男は息子の泣き声で目を覚ました。起きあがって様子を見に行くと、息子はぐっすり眠り込んでいた。夢にうなされたのだ。ベッドに戻ると、娘の腕が伸びてきて、男が我に返る前に二回目が始まった。「本当に青信号なんだね？」とうわの空で質問したが、それも見せかけの抵抗に過ぎなかった。

ベビーシッターは夜明け前に起きて、身繕いして帰っていった。男は数時間寝直してから、子どもたちを起こして朝食を食べさせ、車で学校に送った。そして嫌々コンピュータの前に座った、ちょうどそのとき、妻が玄関のドアを開ける音が聞こえた。

夫婦は台所で顔を合わせた。夫はコーヒーをいれると、妻の報告を熱心に聞いた。「大変だったけど、なんとかやり遂げたわ。ちゃんとここで」と、妻はお腹に手を当てた。「泳ぎ回ってるはず。あとは本当に赤信号だったことを祈るだけ」

夫は微笑んだ。妻の体内に他の男の精子が入っているなんて考えたくもなかったが、これは必要なことだと夫婦で決めたのだ。もし次作が――書き上げることができたらの話だが――前作同様の失敗作に終わったら、事態は深刻だ。邸宅を手放し、子どもたちは公立校に逆戻りだ。でも昨晩の計画が成功すれば、これからの二〇年間、あの政治家からたっぷりと養育費をせしめることができる。夫婦が必要としている「保障」が手に入るのだ。作家生活をじっくりと立て直すこともできるだろう。

「寝た方がいい。気を楽にして、ゆっくり休むんだ。あの男の精子にチャンスをやるためにもね」

「そうする」と言って、ちょっと黙ってから、妻は声を上げた。「問題はストレスよ！　私にストレスをかけないでね」

「もちろん。何があったか話してごらん。あの男は会合のあとに君をホテルに連れていって……前と同じってわけだね」

妻はうなずいた。「最大の難関はコンドームを使わせないことだったわ。前にも言ったとおり、あいつは疑り深いから。あらゆる手を尽くしたわ。まずタタせてから入れて、夢中にさせようとした――でも、うまくいかなかった。私を妊娠させないか心配だって言い出したわ」

「それで？　コンドームに細工したのか？　前に相談したみたいに？」

妻はにっこり笑った。

「いいえ。その必要なし。結局、馬鹿馬鹿しいほど簡単だった。さんざんもてあそんで興奮させたあげくでしょ、あっけなかったわ。ほとんど苦労しなかった。ほんと、馬鹿よね」

「どういうこと?」

「つまり、今日は青信号だって、最初に言っておいたの。あの馬鹿男、まんまとひっかかったわ。どうして男って、当てにならないことを簡単に信じるのかしら。それから次はね」と、夫の笑顔がひきつっているのに気付かないまま続けた。「イクまえに抜くって約束したの。もちろんあいつは遅すぎたし、私はわざとゆっくりやったわ。間違いなく、十分な量が入ったわ」

妻はしばらく笑いこけたが、やがて夫が期待したほど乗ってこないことに気付いた。昨夜は大成功だったというのに。とうとう妻はからかうように尋ねた。

「ゲストルームを使ったのね?」

夫はためらってから答えた。「うん、もちろん」

「気にしてるなら、こう考えてみて」と、妻は屈託なく言った。

「私が寝に行くなら、あなたはショッピングする必要があるってね」

▼斜陽の核家族

求める女二人とためらう男二人、信号の赤青で妊娠可能かどうかを判定する検査キット、不倫を黙認し合うカップル――伝統的な男女関係は終焉を迎え、核家族は死滅するのだろうか。この物語の舞台である二〇三五年においては、答えは「イエス」である。

二〇世紀末の欧米諸国では、伝統的な家庭生活は急速に変化した。結婚するカップルは減り、離婚するカップルは増え、片方の親しかいない家庭や、血のつながらない家族のいる家庭の数は急上昇した。多くの人々は、これを社会とモラルの崩壊のあらわれと考えている。つまり、原因さえ取り除けば、くい止められる現象と考えているのだ。たとえば、家庭に居着かない父親を糾弾する運動は、モラルの回復を目指す十字軍のようなものだろう。

しかし、そのような十字軍的行為は見当はずれで不毛である。核家族の消滅は、社会崩壊の象徴どころか、社会が進化するためには避けて通れないステップであり、環境に適応する人間の本性のあらわれなのだ。崩壊を阻止するための方策は、むしろ崩壊の速度を速めることになるだろう。核家族はわずか数世紀の間だけ、ごく限られた地域で存続し得たに過ぎない。二一世紀初頭になれば、妊娠可能性判定キットのような罪のない技術でさえ、核家族のきずなを弱める力を持つ。男女の関係は新しい時代を迎え、決して後戻りしないだろう。

▼配偶者を守る——核家族の進化

ロマンチックな表現をすると、男女は愛し合っているからこそ、共に暮らし、眠るのだ。皮肉な見方をすれば、お互いに対する所有権を主張し、その独占権を世間に対して誇示しているとも言える。生物学的に言えば、配偶者が他人とセックスすることを妨げている、つまり配偶者を他人から守っているのである。

核家族とは夫婦が、それも特に夫が、配偶者の浮気を阻止しようとしたあげくの産物である。浮気を防ぐには、第1章で述べたように、配偶者とできるだけ一緒に過ごさなければならない。夫がそうできれば、彼自身の子どもが産まれ、したがって子育てに協力する気になるだろう。もし、夫が妻の浮気を阻止できなければ、もしくは阻止できなかったと思い込んだら、無責任な父親になるかもしれない。

生物学的に言って、なぜ配偶者の浮気を防ぎたいかというと、それは自己利益と自己保存を図るためである。浮気をした配偶者は、家庭内に性感染症（ＳＴＤ）を持ち込む恐れがある。また、配偶者が浮気相手のもとに去って、たった一人で取り残されたり、単親になることもあるだろう。一般に、妻に浮気された夫の方が痛手は大きい。他の男の子どもを、一生そうとは知らずに育てる恐れがあるからだ。

これは現代社会に限ったことでもなく、さらには人間社会固有のことでもない。昔からよく知られている、いわゆるカッコーの子育ては、一夫一婦制をとる動物にとっては因果なことだ。男女ともに相手の浮気を阻止したがるのは当然である。そうした感情は心に深く根ざしたもので、理性では割り切れない。相手の浮気に苦しむ危険が生じると、本能に組み込まれていた心理が浮上し、たとえどれほど納得ずくの「公認の仲」だろうと、その関係を破壊したくなる。配偶者の浮気が自分の利益を脅かさないときだけ、嫉妬心を抑えることができる。

相手の浮気から受けるダメージが大きくなると、女性よりも男性の方が、より一層の嫉妬と執着と攻撃性を示すものだが、それでも女性が浮気に成功して、子どもが産まれることは珍しくない。男性が寝ずの番でもしないかぎり、チャンスはある。

いや、むしろ女性の方が、寝ずの番は難しいだろう。猜疑心の強い女性にとって、配偶者の男性の旺《おう》盛な性欲は悩みの種だ。女性にできることは、浮気の兆候を見逃さないように警戒することぐらいである。

これとは対照的に、男性はリスクの範囲を容易に割り出せる。確かに女性はいつでもセックスできる（その結果、病気に感染したり、駆け落ちしたりすることもあるのだが）。しかし、女性が妊娠可能なのは月経周期の中の数日間だけである。つまり、男性はその数日間だけ警戒を強化し、あとは気を緩めることができるわけだ。そうすれば、他人の子どもを育てる危険を回避できるだろう。

ところが男性にとって不運なことに、進化と自然淘汰は女性に強力な武器を与えた。女性は無意識のうちに、最良の遺伝子と精子を求めて、妊娠できるかどうかを隠す。男性は失うものが大きいのだから、よほど注意しなければならない。

▼浮気の共犯――性の暗号化と妊娠可能性判定

性の暗号化

たとえばチンパンジーなどの霊長類の雌は、最も妊娠しやすい時期が来ると、そのことを周囲に誇示する。肛門や性器の周辺の皮膚が隆起・変色して、通常よりも性的行動に興味を示す。これが発情期、いわゆる「さかり」である。そうなると、群れを支配する雄は強い関心を示し、雌をほかの雄から守ろうとして最も激しい行動をとる。それ以外のときは、比較的寛大で、雌がほかの雄とセックスすることを許す。

チンパンジーとは対照的に、リスザルやオランウータンなどの雌は、妊娠可能な時期を顕示しない。これが、いわゆる性の暗号化である。これらの種では、雌の妊娠可能な時期が分からないので、雄は常に雌を守ろうとする。結果として警戒が散漫になり、肝心な妊娠可能期を見過ごすこともある。そのおかげで雌は比較的自由に、妊娠可能な時期に浮気ができる。

この性の暗号化と核家族には明らかなつながりがある。一夫一婦制にうるさい種はたいてい、性的に秘密主義者である。まず最初に性の暗号化が起き、次いで一夫一婦制が始まったのではないか。どうやら霊長類の雌は、その性を暗号化することで浮気できる余地を残し、その上で初めて雄が自分を独占することを許したのではないだろうか。一方、雄は配偶者が妊娠できる時期を正確に知らない場合は、四六時中そのそばに付いていなければならない。どちらにせよ、性の暗号化がなければ核家族も存在しなかっただろう。

一見、性の暗号化といっても大したことではないと思える。男性だって、女性と同じくらい正確に、妊娠可能な時期を知ることができるのではないか。なぜ、この物語の登場人物たちは、テクノロジーの助けを借りたのか。生物の授業で習ったとおり、女性の月経は二八日周期である。第一日目から五日目まで月経があると、六日目から一三日目までは排卵の準備期間、一四日目に排卵、この卵子が精子を受精しなければ、一五日目か一六日目に卵子は死に、一七日目から二八日目にかけて次の月経の準備に入る。一方、精子は女性の体内に入ってから最長五日間ほど生きている。だから、女性が妊娠できるのは生理終了から九日目を中心に、その前後六〜七日間ということになる。こんなに簡単なことに、なぜテクノロジーが必要なのか。

しかし実際には、女性の月経周期は不安定で、教科書通りにはいかない。女性の体は妊娠可能な時期を隠すようにつくられている。性の暗号化はきわめて精巧なもので、現代のテクノロジーをもってしても、その解読はきわめて難しいのである。

妊娠可能性判定

性の暗号化は、女性がはるか昔に無意識のうちに獲得した強力な武器であり、おかげで女性は最も妊娠する可能性の高い日に、望みの相手と性行為を行う自由を得た。しかし、細心の注意を払って家族計画を立てなければならない現代女性にとって、性の暗号化はむしろ不便である。年間スケジュールに従うのではなく、自分の好きな日に妊娠したいのだ。しかし女性の体は、化学的にも行動学的にも、太古以来の条件に縛られていて、月経周期通りに動いている。親になろうと思ったら、ちょうどいいときに、ちょうどいい男性を待ちかまえなければならない。とはいえ、月経周期は相変わらず不安定で、現代女性の要請に簡単には応じてくれない。

しかし近年、科学が女性に救いの手を差し伸べようとしている。科学はさまざまな方法で、何百万年にもわたって隠蔽されてきた秘密を解き明かそうとしている。科学が女性に教えようとしているのは、「卵子はすでに生きていないので、避妊措置を取らずにセックスしても大丈夫です」と、「まさに排卵期なので、妊娠したければそのままセックスを、妊娠したくなければ避妊具を使いなさい」ということだ。

最新のコンピュータ・システムが月経周期をモニターし、精度の高い妊娠可能性判定キットが普及しつつある。一九九六年に英国で設立されたペルソナ(Persona)はそうした先駆的なシステムで、簡単な尿検査と平均月経周期のデータを組み合わせた検査を行っている。ペルソナは一九九八年に、イタリア、アイルランド、オランダ、ドイツの各国にも導入された。

ペルソナを利用する女性は、尿検査を月八回受け、毎日モニターをチェックする。モニターは携帯可能なプラスチック製の装置で、内蔵したソフトウエアで二種類のホルモンを検査して妊娠可能性を判定する。赤いランプがつくと妊娠可能な日ということになり、妊娠を望まないなら性行為を控えるか、避妊措置をとらなければならない。妊娠しない日には緑色のランプ——要するに青信号——がつき、避妊措置をとらなくてもよい。

判定モニターが開発された目的は二つある。第一は排卵日をあらかじめ数日前に予測すること、第二は排卵日を確定し、その終了を確認することである。

この第二の目的は比較的簡単である。排卵の終了は、基礎体温の上昇や、エストロゲン(発情ホルモン)の低下、プロゲステロン(黄体ホルモン)の上昇などで容易に判定できる。排卵日から次の月経初日まではだいたい一四日間である。科学技術の力を借りて、女性が排卵日から三、四日後の時期に入ったことを確認できれば、次の月経までの一〇日から一一日間は妊娠しない期間ということになる。ペルソナを利用すれば、信頼性の高い青信号を確認できるというわけだ。

技術的に少々難しいのは、排卵日の予測である。女性が妊娠可能な時期は、排卵日前の数日から排卵日当日――そしておそらくはその数日後まで――だ。排卵日当日からさかのぼって、何日前から妊娠可能であるかは、女性の体内に入った精子の寿命によって決まる。かつては約五日間というのが定説だったが、実際には科学者の間でも意見が分かれている。せいぜい二日間という説がある一方で、性交渉を行ってから五日後に妊娠した例も報告されている。最も詳しい研究に基づけば、排卵が終了する日の五日前から妊娠可能と考えてよいだろう。望まない妊娠を避けるためには、細心の注意を払わなければならない。そこで科学に期待されるのは、排卵日の五日前を正確に当てることなのだ。

排卵に先立ち、脳の視床下部では性腺刺激ホルモン放出ホルモン（GnRH）が生成される。これにより脳下垂体が刺激を受けて、黄体形成ホルモン（LH）と卵胞刺激ホルモン（FSH）が放出される。このLHとFSHによって刺激を受けた卵巣は、エストロゲンを生成し、成熟した卵子を放出する。これらさまざまなホルモンの量は、血液と尿を検査すれば分かる。排卵日の二日前になると、エストロゲンの量が急激に高まり、次いでLHとFSHも急増する。ペルソナのような検査によって、これらのホルモン量の上昇を確認すれば、排卵日が二日後であることを確実に予測でき、赤信号の日が三、四日間続くと断言できる。今のところ、科学の力でここまでのことができるようになった。

しかし、排卵日を五日前に予測するための手掛かりとなるような、女性の体内変化は確認できていない。排卵日前のセックスは、たとえ月経の最中であっても、排卵日前の五日間以内であれば、精子が生存している可能性が高く、妊娠につながるかもしれない。ペルソナ式の検査にできることは、月経の日時に基づいてだいたいの予測をすることぐらいだ。月経から五日以内に排卵が起きる可能性はほとんどないので、多少のリスクはあるものの、月経が始まってからの数日間は青信号としても大丈夫だろう。しかし、七日目から排卵が確認されて卵子が死ぬまでは赤信号である。

しかし、二つの問題が妊娠可能性判定を難しくしている。第一の問題は、すべての月経周期で必ず排卵が起きるとはかぎらないことである。排卵が起きれば妊娠可能だが、いわゆる無排卵性月経の場合は妊娠しない。現在のところ、次の月経が無排卵性——つまり、ずっと青信号——か、それとも排卵性であるかを、あらかじめ予測することは不可能である。第二の問題は、ときとして女性の体が刺激に反応して排卵が起きる、ということである。

研究の結果、いったん月経が終了したら、女性の体は「保留」状態になることが分かっている。排卵の準備をする一方で、性的な出来事が起きるかどうかに注目している。たとえばレイプによるトラウマ、新しい恋人との性交渉による興奮、もしくは長年連れ添ってきた夫がごく短期間だけ帰宅した場合（兵士の週末帰宅）など、それらの刺激が引き金となって、二日以内に排卵が起きる可能性がある。ただし、きっかけとなるような性的な出来事がないのに、無排卵性月経が排卵性に転ずることもある。自然淘汰の成果とも言える、この精妙な「保留」のプロセスが原因となって、月経周期が一定しないという厄介な問題が起きるのである。月経周期は一四日から、ときとして四〇日を越える場合もあり、個人差があるばかりでなく、同じ女性でもそのときどきで変化する。日数が異なるのは排卵後の期間ではなく、排卵前の期間である。すでに知られていることだが、性的活動がより活発である方が月経周期は安定する。性交渉を持つと、「保留」状態が解除される可能性が高いのだ。

科学技術の力で、自然淘汰が仕掛けた「月経周期の不安定」という問題に対処するためには、さらに基礎研究を重ねる必要がある。ペルソナのようなハイテクを駆使したシステムでも絶対的な信頼性には欠けている。妊娠の手助けはできても、避妊の手段としては欠陥がある。そんなわけで一九九八年一月、英国政府は女性に向けて、望まない妊娠を避けたいならペルソナを利用しないように勧告した。検査装置が判定を誤って、つまり赤信号とすべきところを青信号としたために、避妊に失敗した女性は一七人に一人の割合にのぼったという。ちなみに、他の避妊手段の失敗率は、ピルを服用した場合は百人に一人、コンドームを利用した場合は五〇人に一人である。

この物語の設定では二〇三五年頃までに、自然淘汰が女性の体に仕掛けた暗号は、科学の力によってついに解読され、妊娠可能な期間を正確に判定できるようになっている。つまり、ペルソナのような検査システムが複雑な検査結果を分析して、分かりやすく青信号や赤信号として表示できるようになったのだ。

バイオテクノロジーのおかげで、妊娠可能な時期を正確に予測できるようになったら、核家族はどうなるだろうか。人類史上初めて、解読された性の暗号を利用した家庭づくりができるわけだが、それでも核家族の衰退をくい止めることはできないだろう。核家族はまさに退場の時期を迎えているのだ。

▽核家族に代わるもの――単親家庭

核家族は、生物としての人間の営みの中で発生した制度であって、政治や宗教の産物ではない。自然発生的な制度の常として、核家族もまた、特定の条件下で形成される。条件が変われば崩壊するのは当然だ。倫理学者や政治家の意図は関係ない。

安定した核家族を築く条件は、女性は男性の助けを借りて子育てすること、男性には女性の妊娠可能な時期が分からないことである。この条件の下、相手の浮気を恐れる気持ちが接着剤の役割を果たして、男女を結びつける。男性の援助を受けられない妊娠は女性にダメージを与え、貧困状態に陥れる。男性には、他の男の子どもを養育する危険性がつきまとう。両者にとっての解決策は、できるかぎり一緒にいることである。しかし、ダメージへの抵抗力がついたり、妊娠可能性判定キットが登場するなどして条件が変化すると、セメントは脆《もろ》くなる。いったん転換点を通過したら、核家族を支えてきた諸条件はすべて消滅する。現代社会はまさにその方向に向かって進んでいる。

二〇世紀末の数十年間に、核家族に取って代わる制度が現れると、社会の様子は一変した。単親家庭が、少数派から主流になりつつある。統計の整備されている先進一〇カ国のうち、最も変化が緩やかなのがイタリアで、父親のいない家庭の子どもは二三人に一人の割合に過ぎない。単親率が群を抜いて高いのが米国で、五人に一人の子どもが、母子家庭で育っている。一九八〇年以降に産まれた子どものうち、白人の子どもは約半数、黒人の子どもは約八割が、なんらかのかたちで子ども時代の一時期を単親家庭で過ごしている。英国でも状況は似たり寄ったりだ。この変化はあらゆる国々で加速している。

二一世紀でもこの傾向が続くなら、ついには大多数の人々は単親家庭で育つことになるだろう。現在、単親の九割以上が母親なので、未来社会の礎となるのは核家族ではなく、母子家庭ということになる。父子家庭も、今まで以上に一般化するだろうが、現在のところは、母子家庭の動向に注目したい。

今日の世間は、母子家庭に対してきわめて否定的である。母子家庭が社会の平均値になるだろうと示唆しようものなら、社会の健全な発展に対する挑戦と見なされるだろう。確かに現状では、母親にとっても子どもにとっても、単親であるということは、健全で豊かな生活を送るためには望ましい状況ではない。また、子どもの学力低下や、少年犯罪の増加の一因ともなっている。しかし、過去に望ましくなかったからといって、将来もそうだとは言えないだろう。今までの単親家庭がうまく機能していなかった原因を分析し、どうすれば将来に向けて変革していけるかを探らねばならない。また、太古以来の男女の衝動が、なぜ突然に単親家庭の数を増やし始めたのか、その理由を突き止める必要もある。単親家庭とは、この衝動が方向を間違えたために、人々が自己破壊に走った結果なのだろうか。それとも単親家庭は、これからの産業環境の中で優位に立つ可能性を秘めており、いずれその実力を発揮するのだろうか。将来を悲観する必要はない——それが答えである。二一世紀の単親家庭は、子育てのために最適なシステムとなるだろう。

もちろん今のところ、社会の変化は大きくはない。上手に子育てするなら、核家族か、祖父母など大勢の人が面倒を見てくれる大家族の方が望ましい。そうした利点があるからこそ、核家族はこれほど多くの社会で一般的な家族制度となっているのだ。

両親そろった家庭の子育てが高く評価されてきたことは、さまざまな文献資料の示すとおりである。アチェ族に関する異文化研究や、一八世紀ドイツのオストフリースラント地方の住民の研究なども、子どもにとって父親を失うことの不利を指摘している。特に子どもが二歳を過ぎると、父親の存在はがぜん重要性を増してくる。手助けしてくれる男性がいれば、母親が事故や子どもの病気を回避できる可能性は高くなり、子どもはより健康で生殖能力の高い大人に成長できる。ただし、子どもが何歳であれ、父親を失うことよりも母親を失うことの方がダメージはより大きいのである。

かつて父親と母親にはそれぞれの役割が求められていたが、父親の重要性を必要以上に強調するべきではない。父親としての人間の男性は、他の霊長類の雄のライバルにさえならないだろう。霊長類の雄から見れば、人間の男性など「特殊関係人」程度のもので、とても「熱心な保護者」とは言えない。約八〇の民族や文化を対象にして、世界規模で実施された親子関係に関する調査の結果、父親が自分の子どものそばにいない、もしくはめったにいない割合は二〇%、これに対して父と子が密接な関係にあるのは四%に過ぎなかった。しかし、父子関係が密接な文化の一例である南アフリカのクン・サン族でも、父親が子どもとの触れ合いに当てる時間は、全活動時間のわずか一四%である。先進諸国の大多数の父親も同様に、せいぜい三時間程度だ。しかも一部の父親は、子どもと接触する時間が一週間当たり四五分しかないという。

つまり、子育てのためには両親がそろっていなければならない必然性はなく、核家族である必要もない。生物全体を見渡すと、親が子どもを育てることは、むしろまれである。その場合も、単親による子育てはごく普通のことであって、例外ではない。サカナやカエルは父親が、哺乳類やトリは母親が子育てをする。両親による子育てが望ましい事例など皆無に近い。たまたま人間だけがそうしている――いや、そうしてきたに過ぎない。大多数の生物にとって、両親ともに子育てに従事することは非生産的行為である。哺乳類では、子育てするのは主に雌で、雄はたまに手伝うだけである。たいていは腹いっぱい食べて、けんかばかりしている。哺乳類の父親は、頼りにならない厄介者だ。雌にしても、独力でやっていく方が何かと都合がよい。

以上のように視野を広げて考えると、現代の産業社会に生きる女性にとって重要なヒントが見えてくる。母子家庭で育つ子どもが、現状では不利益を被っていることは明らかだが、そうした不利益は両親が別れる以前から発生し得るものであり、実際に離婚したからといって事態が悪化するわけでもない。重要なのは家族関係の質であり、離婚は問題の一部に過ぎない。父親と一緒に住んでも、不利益を被るだけなら、母親が一人で子育てした方がずっとよいと言えるのではないか。

一人で子育てしている母親が核家族に負けまいと奮闘する原因は、経済格差にある。この問題を解決しないかぎり、単親家庭が標準となる未来社会など、人々を幻滅させるだけだろう。単親家庭が核家族と同様の子育てができない原因の八〇％は、経済的な格差に起因するとの分析結果もある。これ以外にも、手軽に利用できる託児施設の不足も原因として挙げられる。単親家庭の経済状態が安定し、十分な人的支援を受けられるなら、単親であっても良好な環境で子育てできるだろう。

このことは、子育てしている未亡人と比較して見ればよく分かる。通常、夫と死別したために単親となった女性は十分な経済的支援を受けており、離婚したために単親となった女性を苦しめているような諸問題とは無縁である。未亡人家庭の子どもたちは、核家族の子どもたちと同様に健全で充実した生活を送っており、学力や非行の問題でも特に違いは見られない。このことからも、問題の原因は、母親だけで子育てすること自体ではなく、子育ての環境、特に経済状態にあることが分かる。とりわけ重要なのは、収入レベルそのものではなく、離婚前と比較した収入の低下率である。未亡人家庭の安定性は、夫の死後に収入が低下する可能性が離婚家庭より低いことにも負っている。

それでは、母親だけでも十分な収入があれば、健全な家庭と言えるだろうか。手本とすべき男性がいないために、子どもたちが悪影響を被る恐れはないのか。答えは――大丈夫、生物学的に見て心配ない。霊長類の世界では、核家族は例外である。その代わり、雌の集団が助け合いながら子育てをする。雌同士は血縁関係にある――姉妹、叔母、姪、祖母――場合が多いが、それも絶対的な条件ではない。同様のことは人間社会にも当てはまる。大家族では女性が協力し合って子育てするが、これは他の霊長類ときわめて似ている。一方、人間の男性も霊長類の雄も、女性集団を出入りしながら、たまには「親らしい」こともするが、たいていは食糧を集めたり他の女性（雌）と性交するなど、自分の用事にかまけている。だから現代社会に生きる人間の子どもたちにとっても、お手本になる男性と一緒に生活するのが自然なことだと決めつける理由など、全くないのである。世間には大勢の男性がいて、子どもたちは彼らから学ぶことができる。

家庭にお手本となる男性がいないことが、子どもの将来に悪影響を及ぼすのではないかと心配する必要はない。核家族の場合でも、未亡人家庭（離婚した母親は別である）や祖母が子育てに参加している場合でも、子どもの心理的成長や社会への適応能力に差はない。大人の男性と一緒に生活しなくても、別にどうということはないのである。

それでは、母親だけの家庭の問題点とはなんだろうか。母子家庭と父子家庭は、どう異なるのだろうか。

一見して、父子家庭の方が有利に思える。実際、母子家庭よりも父子家庭の子どもの方が健康状態が良好であることは、統計を見ても分かる（その理由は想像するしかないが、父子家庭の方が母子家庭よりも平均収入が高いからではないだろうか）。一方、父子家庭の問題点を挙げるなら、父子家庭で育った女の子は一〇代で妊娠する割合が高く、父親自身の死亡率も高い。確かに父子家庭は収入も多く養育費を提供する能力も高いが、それは欧米諸国の男性に限ったことで、単親としての能力は概して母親の方が高い。ガーナで行われた調査によれば、財産を管理しているのが母親である場合の方が、父親である場合よりも、子どものために惜しみなく財産を使うという。同様にブラジルでも、母親が財産管理している場合、子どもの健康管理に費やす金額は、父親が財布を握っている場合の実に二〇倍に上り、結果として子どもの生存率もより高くなっている。

二〇世紀後半の母子家庭は、二つのグループに分かれる。第一のグループは、レイプや肉体関係だけが目的の男性の犠牲者、もしくは離婚経験者である。こうした母子家庭は貧困と家庭崩壊の危機にさらされており、養育費の援助を最も必要としている。しかし、経済的な支援を受け、託児施設を利用することができれば、子どもの父親がいなくても、こうした女性たちは問題なく子育てができるだろう。第二のグループは、経済的に独立した女性たち、いわゆるキャリアウーマンである。これらの女性たちは配偶者を持つ意志がなく、自ら望んで単親となったのであって、何不自由なく子育てできる能力を有し、自分の境遇に満足している。

現在のところ、前者のグループ、つまり弱い立場の女性たちが大多数を占めている。しかし、これからの数十年間で、後者のグループが数も勢力も増してくるだろう。その原動力は、二〇世紀後半に入って、女性の男性に対する依存度が大きく変化したことにある。もっとも、世紀末を迎えた今でも改善すべき点は残っている。母子家庭は相変わらず不利だし、男性も父子関係を確認できないジレンマに陥っている。そのため、いまだに核家族であることが生物学的に望ましい状態のままなのだ。しかし本章の物語で見たように、すべては変化の兆しを見せている。子ども税と父子鑑定が結びつくことで、人類を苦しめてきた問題は解決する。女性はセックスのために経済的負担を背負い込まなくてもすむし、男性は父子関係への疑念に苦しむ必要もない。

ここで、本章の冒頭で述べた皮肉な結果――核家族の崩壊について、もう一度考えてみたい。扶養義務を課すことには道徳的な側面があり、家族を貧困の中に放置した父親を罰する意味合いがある。扶養義務を課すことで、男性が家族を捨てることを防ぎ、核家族のきずなを深めようという意図が働いていたことは確かである。

ところが太古以来の衝動は、扶養義務と父子鑑定に、導入者の意図とは正反対の影響力を与えてしまった。核家族の消滅をくい止めるどころか、かえって加速してしまったのである。核家族消滅の流れの中で、扶養義務と父子鑑定は、これまで営々と続いてきた男女の関係を全く異質なものへと変え、全く新しい社会を構築する重要な要因となるだろう。その新しい社会の基礎となるのが、単親家庭と利便性優先の男女関係である。

男性はもはや、浮気を阻止するために女性のそばに居続けなくてもいいし、女性も貧困を回避するためだけに男性の愚かさや暴力を我慢する必要はなくなるだろう。そのために重要な役割を果たすのが、扶養義務者の登録制度だ。出会った頃の情熱が消えた後も男女がともに暮らす理由などないはずだ。

今日の単親家庭は、政治的な圧力団体としては少数派に過ぎないが、子ども税と扶養義務が威力を発揮し始めれば、その発言力は急速に強まるだろう。いったん弾みがつくと、変化は急激に進む。そのとき政府は、単親家庭は姿を消すどころか、選挙の大票田であることに気付くだろう。単親家庭の強い要請を受けて、政府や雇用者は否応なく、現状に即した託児施設を手頃な料金で提供せざるを得なくなる。こうして単親家庭と、単親家庭同士がくっついて出来上がった混合家族は、社会の標準となるだろう。

▼新時代の男女関係

家庭のあり方が変化すると、男女間の性の駆け引きも、二一世紀前半には大きく様変わりするだろう。なぜなら、「望まない妊娠」という大昔からの厄介な問題もまた、変貌するからだ。実際、妊娠を望む女性にとっては新時代が始まる。危険を伴う昔ながらの戦略が新しい力を得て、今までにない生殖の可能性を宣言することになるだろう。

いつの時代も、地位や財産のある男性を誘惑して、その子どもを産もうとする女性がいる。このやり方は、昔は危険なゲームだった。力のある男性は父親であることをきっぱり否定することもできる。父子関係がはっきりしないことが、男性にとって有利だったわけだ。しかし今後は、コストと利益のバランスは変化するだろう。父子関係はきちんと確認されるようになり、男性は自分の子どもの養育費は必ず払わされる。女性は突然、かつてのギャンブルが手堅い戦略に変化したことを知る。物語に登場した二人の女性がその好例だ。

人類の進化の歴史の中で初めて、望まない妊娠は、女性よりも男性にとって重荷になる。慎重さや用心深さを求められるのは、女性ではなく男性である。特に女性にもてる男性は、多額の子ども税を払っても平気というのでないかぎり、きちんと避妊しなければならない。彼を狙う女性としては、無防備なセックスに誘い込むしかない。大昔からの損得勘定のバランスシートはひっくり返るだろう。

行為の代償が何であるかを頭では理解していても、男性の体に組み込まれた激しい衝動は、用心深さを吹き飛ばしてしまう。セックスの際も、男性の方が生まれつき女性よりも執拗である。この物語が描いたように、一体何人の男性が射精の間際で身を引くことができるだろうか。魅力的な女性が、自分の体の中で絶頂を迎えてくれと誘っているのに？

金持ちの男性の子どもを妊娠することで、経済的な支援を受けようと企んでいる女性にとって、妊娠可能性判定キットはきわめて貴重な道具になるだろう。最後には妊娠という当たりくじを引くことを期待して、彼女は獲物の疑いを招かず、退屈させないように、幾度も誘惑を繰り返す。ついに赤信号の日がくると、作戦を実行に移す——いずれ相手をあっと言わせるつもりで。

しかしながら、誘惑と妊娠予測が重要な意味を持つのは、ごく短期間に限られるだろう。新たな局面を迎えることで、誘惑や妊娠予測は必然性を失う。もっとも、単親家庭と混合家族が社会の主流になるという結末は変わらないし、それどころか、より確実にそうした時代が到来することになる。

この新しい局面の萌芽が生じたのは一九八〇年代——不妊治療の仮面をかぶって登場した。このことは第2部で詳しく述べたい。

第2部　不妊の終焉

第3章

女性の場合——体外受精と代理出産

▼第3話　ウルスラの選択

酔っぱらった二人の男が、毛むくじゃらの尻を突き出した。

「連中ったら変わってないわね、まったく！」イルサがウルスラに言った。こうして同窓会に出てみると、親友同士だったことが思い出されるが、二人は卒業以来一五年間も疎遠だった。

イルサはいつだって、ウルスラより出来が良かった。大学に進学して、マーケティングの仕事でキャリアを築いてきた。不毛な関係を幾度か経験した後、今ではもう八年間もマイケルと暮らしている。彼はイルサの会社の重役だ。当初からずっと避妊などしなかったのに、子どもが産まれる兆しのないままに五年が過ぎた。検査の結果、イルサの子宮に奇形が見つかり、妊娠の可能性は全くないことが分かった。——毛むくじゃらの尻が面白がらせてくれるまで、イルサはずっとそんな話をしていた。

「三年前のことよ」。部屋の向こうでズボンが引き上げられると、イルサは落ち着きを取り戻して話を再開した。「今でも気持ちの整理がつかない。毎晩、赤ちゃんにおっぱいをあげる夢を見るわ。それはもうリアルで、赤ちゃんが乳首を吸う感触まであるの。赤ちゃんのしめり気を体中に感じて——それなのに目が覚めると、赤ちゃんはいない。必死に手探りして探すの。そして、赤ちゃんなんていないんだと気付く。夢だったんだって。そうしたら、涙があふれてきて……。毎晩よ。これじゃ、マイケルがいつまで我慢してくれるか分からない。ウルスラ、あなたはラッキーね。四人も子どもがいるなんて」

卒業後、ウルスラは秘書として働いていたが、警察官と所帯を持って専業主婦になった。しかし三年前、夫のフレッドは家を出ていった。「ラッキーだかどうだか」とウルスラは応えた。「私の隣で寝ようとして、四人がけんかを始めた日には！　このあいだの晩なんて、二人のちびが泣きやまないので添い寝してたら、一五分もしないうちに次々もどしちゃって。一人目の始末をした途端、次のがやらかしてくれるの。私の髪も枕も、そこらへんじゅうぐちゃぐちゃよ」

二人は笑い合った。

「とにかく、そういうときは楽しいどころじゃないわ。あーあ、誰か男一人——二人でもいいわ——と一緒にベッドに入りたいな。ごちゃごちゃくっついてくる子ども四人とじゃなくて」

「志願者の行列ができるわよ」と、イルサは請け合った。「いつだってそうだったわ。高校のときからね。あなたは今だって素敵じゃない。とても四人の子持ちには見えないわ」

イルサのお世辞に、ウルスラは嬉しくなった。実際、お世辞というより本当のことだ。「まあ、ラッキーだったのね。あっさり妊娠して出産、お乳もたっぷり。友達の中には、最初から大変だった人もいるわ。九カ月間苦しみ抜いたあげく、いざ出産のときは恐ろしいことに……。でも私は別ね。あと四人だって楽々産めるわ。面倒を見るのはうんざりだけど」

ウルスラはちょっと口ごもって、こんな話を続けてもいいのかなと思った。でも、イルサが何も言わないので続けることにした。「さっきの行列をつくる男たちのことだけど、連中がそもそもの間違いの始まりよ。四人の子持ちになった今じゃ、連中も本気にはならないだろうけど。そりゃ、喜んでセックスはするでしょうよ。でも、誰も一緒に住もうとはしないわ」

「でも、養育費はもらっているんでしょ?」

ウルスラは曖昧に首を振ると、肩をすくめて目をそらした。男たちはビールのジョッキを片手に、円陣を組んでサッカーの応援歌を歌っている。

「雀の涙よ」。やっと返事をした。「ついてなかった。ジミーが――一番下の子だけど――フレッドの種じゃないって分かったの。それも、フレッドが出てった原因ね。それに本当の父親の名前が分からなくて。やつが私に言ったのは偽名だった。それでも、チャイルド・サポートのお役人がデータベースで見つけてくれたわ。服役中の詐欺師だった。一文無しで、あちこちに一〇人も子どもをつくってた。ジミーのためにもらえたのは、役所からの手当だけ。知ってのとおり、ほんのちょびっとよ。フレッドも当てにならないしね。もともと稼ぎが悪い上に、新しい女との間に一人産まれたのよ。一人当たり最低限の養育費しか払ってくれない。そんなわけで今は苦労してる。切り詰めて、どうにかやってるわ」

皮肉なものね、とイルサは思った。お互い、相手の欲しいものはあり余るほど持っているのだから。イルサとマイケルは、お金ならたっぷり持っていた。

突然、ある考えがイルサの心をとらえたが、じっくり考えている暇はなかった。学生時代のけんか仲間が、つかみ合いを始めたのだ。騒ぎはあっと言う間に大きくなった。ウルスラとイルサは、しばらくは面白がって見物していたが、すぐそばの壁にグラスが当たって粉々に砕けると、それを潮に帰ることにした。

家に帰ったイルサは、自分の思いつきに興奮して、マイケルをたたき起こした。それまでも、代理出産のことは検討してきた。それしか道は残されていないと分かったからだ。当初から養子は考えに入れていなかった。二人とも、自分たちの血を引く本当の子どもが欲しかった。医師の説明によれば、イルサの子宮の状態を考えると、代理出産が唯一の解決策ということだった。そのためには、他の女性の子宮を九ヵ月間借りなければならない。

　二人をためらわせたのは、信頼できる代理母を見つけられるか、という問題だった。最後の最後に気を変えて、子どもを手放そうとしない代理母の話は山ほど聞いていた。しかし、ウルスラなら理想的だ。話を聞いたマイケルも、すっかり乗り気になった。

　イルサとマイケルは、ウルスラと子どもたちを招いて、一緒に週末を過ごした。マイケルはウルスラが信頼できるかどうかについては、イルサほど確信が持てなかったが、男の常として、イルサとは違った意味でウルスラに暖かく接した。この女性なら、九ヵ月間自分の子どもをお腹に入れておいてもらっても悪い気はしない。そこでイルサとマイケルはウルスラに用件を切り出した。もちろん、ウルスラに異存はなかった。

「なんて気前がいいの。お腹に赤ちゃんを入れておくだけで、そんなに払ってくれるなんて。おまけにジミーの養育費まで！　もちろん、引き受けるわよ。素敵だわ。あなたのためになって、しかも私のお金の問題も解決するんだから。いつ実行するの？」

　それからの数ヵ月間、病院で一緒にさまざまな検査を受けながら、三人はしょっちゅう顔を合わせることになった。カウンセラーや弁護士のところにも一緒に行った。三人は今や親友だ。ウルスラは自然な月経周期に従うことにした。そうすれば、卵子を成熟させるためのホルモン投与で、イルサが苦しい思いをしなくてもすむからだ。

「わくわくしてる？」簡単な昼食をとりながら、ウルスラはマイケルに尋ねた。

　二人は病院からの帰り道だった。マイケルとイルサの体外受精は二日後に迫っていた。ウルスラの排卵日までも、あと何日もない。三人は一緒に病院に行ったが、イルサの気分が悪くなったので、マイケルはイルサを真っ直ぐ家まで送り、それから仕事に戻る道すがら、ウルスラを送ることにしたのだ。

「もちろん」と、マイケルは応えた。「長年、待ち望んできたことだからね」。そしてふざけるように付け加えた。「それにあの部屋に行くのも楽しみだな。ものすごいビデオを用意してくれてるからね」

ウルスラは笑った。「あなたなら、くだらないビデオなんか見なくても、ちゃんとできるわよ」

マイケルも笑った。「できないかもしれない。すべてはきっかけ次第だ。ともかく、簡単なことじゃないよ。もし君が部屋に缶詰めにされて、自分でイクまで出てくるな、もしイクのに失敗したらすべてはおじゃんだ、なんて言われたら――君だって気が重いはずだよ」

ウルスラはマイケルに身を寄せて、いたずらっぽくささやいた。「平気よ。なにしろ私の得意技だから」

二人はすっかり打ち解けて笑い合った。

当日、マイケルは首尾よくやってのけた。凍結精子に頼る必要はなかった。イルサの卵子は全部で七つ、すべて受精に成功して、胚は急速凍結された。ウルスラの排卵は予測より早く、実に体外受精が行われた当日だった。三日後、マイケルとイルサの胚三個が、ウルスラの子宮内に着床させられた。残りの四つの胚は、将来必要になったときに備えて凍結保存された。

数週間後、超音波スキャナーで検査した結果、ウルスラの体内で三つ子が育っていることが確認された。新たにカウンセリングや話し合いを重ねて、三人は胎児の一部を中絶することに同意した。ウルスラの体内には双子を残すことになった。ウルスラは二人もお腹に抱え込むことに気乗りしなかったが、最終的には受け入れた。契約交渉をやり直した結果、当初の二倍の額の一時金と、「父親のいない」ジミーの養育費を五〇%上乗せすることになったからだ。

さらに検査が続いた。それぞれの胎児の羊水から細胞を採取して、遺伝子や発育に異常がないかを調べて、中絶すべき胎児を選ぶ準備をした。三人は病院に呼ばれた。

三人は落ち着かない気分だった。カウンセラーが同席することが分かったとき、不安は一層募った。

「ちょっと問題がありましてね」。一通り挨拶を済ませてから、年輩の女性カウンセラーが切り出した。「ああ、ご心配なく。赤ちゃんは三人とも元気です。ちょっと窮屈な状態ですが、問題はありません」

「それじゃ、なぜ？」と、マイケルが心配そうに聞いた。

「何と言えばいいか……」と、医師は口ごもって、カウンセラーに意味ありげな視線を送ったが、彼女が目を伏せて膝の上のノートを見つめているので、視線を戻した――マイケルにではなく、ウルスラに。

「DNAの配列が、ちょっと妙なんですよ」

「でも、赤ちゃんは大丈夫だって……」。イルサは仲間外れにされた気分で、パニックに陥った。

「それは大丈夫です。つまり、DNAの配列というのは、DNA指紋《フィンガープリント》のことで……。三人全員が同じ両親ではないのですよ」

マイケルの頭脳は高速回転して、たちまち怒りを吐き出した。「つまり、ミスしたんですね。以前に聞いたことがある。僕の精子を使わなかったんだ。他の誰かのと混ぜたんだな、クソ！」

医師はなだめるように言った。「落ち着いて下さい。そういうことではありません。そんなことは絶対にありません。三人とも、あなたの子どもです。あなたは父親です」

「それじゃ、卵子を混ぜたんだわ」と、イルサが言った。「私の卵子をなくしたから、他の誰かのを使ったのね。私の赤ちゃんじゃないのね」

「最後まで言わせて下さい」と、医師が言った。

「じゃあ、早く言って下さい」。マイケルはいらいらしながら言った。「つまり、どういうことなんですか？」

「何と言うべきか……」。医師は考え込んだ。「ともかく、三人ともあなたのお子さんです」と、マイケルに言った。「二人はあなたのお子さんです」と、今度はイルサに言った。「そして一人はあなたのお子さんです」。そう締めくくると、医師は眼鏡越しにウルスラを見つめた。

沈黙が流れ、三人とも必死に考えを巡らせた。ウルスラとマイケルは、黙って素早く視線を交わした。しかし最初に沈黙を破ったのは、イルサだった。

「ごめんなさい。でも、どうしてそんなことが起きたか、理解できないんです」

医師は答えた。「正直言って、私もそうです。しかし、原因はいくつか考えられます。あくまで予想ですが。そのことについては、あとで話し合いましょう――お望みなら。しかし目下の急務は、これからどうするべきかです。先日決めたとおり、数を減らすなら――つまり、どの子を一人――もしくは二人――中絶するかです。通常は一番小さな子、もしくは子宮の中で位置的に問題のある子です。しかし、その場合……」と、イルサを見つめて、「あなたのお子さんは一人しか残りません。正直言って、最も発育が良く、位置的にも望ましいのは」と、今度はウルスラを見て続けた。「あなたのお子さんです。さて、どうしましょう?」

▼誰もが母親になれる時代

この物語は、体外受精（ＩＶＦ）と代理出産の失敗例である。扶養義務に関する設定以外は、二〇世紀の状況にも当てはまる。事実、体外受精や代理出産は、すでに盛んに実施されている。しかし、広く世間に認知されているわけではなく、たとえば代理出産をお金で請け負うことは、米国でなら抵抗感は少ないだろうが、英国やフランスではすんなりとは受け入れられないはずだ。以上の事情を考慮すると、この物語の舞台は、第2章と同じ二〇三五年頃に落ち着くだろう。

不妊は、人類が生殖を始めて以来の悩みの種だ。その解決のために、体外受精や代理出産などの妊娠を手助けするための技術が発達してきた。早晩、この悩みは解決されるだろう。この物語に登場する、三人の協力関係を非難する人はほとんどいないのではないか。同じ状況下なら、たいていの人が代理出産の合理性や魅力を認めるはずだ――もっとも、結末は別だが。

第2部は全部で四章に分かれているが、この第3章では、科学技術のおかげで女性が不妊を克服する過程を詳しく述べたい。次いで第4章では男性の不妊克服について述べる。第5章では、最も奇怪な選択肢ともいうべき、精巣移植を取り上げる。第6章では、究極の解決策――クローニングについて考えたい。

▼妊娠できる・できない

妊娠できるということ

女性の生殖器官を体の外側から順に説明すると、外陰部(膣前庭《ちつぜんてい》、陰唇、陰核)、膣、子宮、二つの卵管、二つの卵巣で構成されている。卵巣以外の各部は連結している。卵巣は他の性器から少し離れるかたちで、最も近い位置にある卵管の開口部とつながっている。この女性器の構造は、初期のサル以来、五千万年前の先祖から変わることなく受け継がれてきた。自然淘汰の結果、膣は陰茎を受け入れて精子を収集するために、子宮は精子の輸送と胎児の保持のために、卵管は卵子と精子が出会いやすくするために、卵巣は卵子を排卵するために、それぞれ適した形状になった。これらが機能するおかげで、女性の九〇%以上が妊娠可能となる。

妊娠可能な女性が避妊措置を取らずにセックスしても、常に妊娠するわけではない。生殖可能なカップルが新婚一ヵ月目で妊娠に至る確率は三分の一に過ぎず、男女ともに健康であっても、妊娠までには平均して四~五ヵ月かかる。人間の生殖活動とは、ごく正常な事例に限っても、実に種々さまざまで適応性に富んだものなのだ。

妊娠能力は、年齢によって大きく左右される。女性が最も妊娠しやすいのは一八、一九歳、それから二〇代半ばまではほぼ同じ能力を保つ。その後、妊娠能力は三五歳くらいまではゆっくりと減退し、次いで四五歳までに急激に下降し、それ以降は閉経に至るまでゆっくりと衰えていく。二五歳以下の女性の場合、避妊措置をとらずに性交渉を続けると、六カ月以内に妊娠する可能性は九〇%、これに対して三五歳以上の女性の場合は二〇%である。こうした能力低下の原因は、排卵できる卵子の数が年齢によって変化するためである。女性が年間に排卵できる卵子の数は、二〇代で五個、三〇歳になるまでに九個に達するが、四〇歳までには五個に減じ、五〇歳ではほとんどゼロとなる。

妊娠能力を有する女性であっても、一時的に妊娠が難しくなる可能性はある。栄養不足、一時的な肥満、恒常的な過労、高熱などは、妊娠能力を減退させる。中でも深刻な影響をもたらすのが、ストレスである。経済的苦境、過密な住環境、事故、家族の病気や死、配偶者の浮気など、理由が何であれ、ストレスは妊娠を妨げる大きな原因であり、あらゆる面で生殖能力に悪影響を及ぼし、流産、受精卵の着床失敗、無排卵、性欲の減退などにつながる恐れがある。

このような不妊の場合なら、状況が改善されストレスが解消されれば、妊娠能力は回復する。しかし、一部の女性を昔から苦しめてきたのが、恒常的な不妊という問題である。

恒常的な不妊

一般に不妊とは、健康な子どもを出産できないこと、もしくは妊娠できないことを意味する。物語に登場するイルサの場合は、子宮に問題があって受胎できない、つまり妊娠自体が不可能だった。通常の手段では、妊娠に至る道は閉ざされていたのである。

WHO（世界保健機関）が一九九〇年に作成した、不妊に関する世界的調査によると、世界人口の一五％が生殖能力を欠いているという。先進国に限ると一〇％、男女ほぼ同数である。つまり六組のカップルのうち一組は、妊娠が不可能か、非常に難しいということになる。不妊症例百件当たり、四〇件は女性に原因が、同じく四〇件は男性に原因があるという。残りは、男女それぞれの条件が相互に作用して不妊を招いているケースである。

不妊とは、生殖プロセスのいずれかの段階で問題が生じた結果と言えるだろう。女性の不妊にはさまざまな症例があるが、最も一般的なのが、卵管の詰まりである。WHOが二五カ国で、一万組を超える不妊症のカップルを対象に行った調査によると、女性の不妊症の約三分の一が、この卵管の詰まりが原因だった。次いで多かったのが、無排卵である。

自然淘汰の結果、最も妊娠能力の高い女性が選りすぐられてきたはずなのに、不妊に苦しむ人々の割合がこれほど高いとは、驚くべきことである。なぜ人類は、このような基本的な問題から解放してもらえなかったのか。不妊の原因には、ごく最近発生したものも多いが、その一方で生物学的な原因も存在する。不妊の主要な原因は、実は太古の昔から受け継がれてきたものなのだ。

不妊と疾病

不妊の原因の大半は、身体的な奇形や現代社会の人為的要因ではなく、疾病である。泌尿生殖器の疾病が卵管の炎症や閉塞を招き、結果として不妊の原因となる。

たいてい、疾病を治療すれば不妊は一時的なもので終わるが、ときとして恒常的な卵管の閉塞、つまり恒常的な不妊を招く恐れもある。子ども時代に罹患して、ほとんど炎症に気付かないまま終息するような、一過性の泌尿生殖器疾病であっても、不幸にして恒常的な不妊につながる場合があるのだ。こうした泌尿生殖器系の疾病以外に、不妊その他の重大な結果を招くのが、性感染症（ＳＴＤ）である。

性感染症にかからない動物はいない。生物としての人類が引き継いだ、最も不愉快な負の遺産とも言うべき、一群の微生物——人間が最も睦《むつ》み合う瞬間を利用すべく進化してきた連中が性感染症の原因だ。すなわち、ウイルス、細菌、クラミジア、マイコプラズマ、菌類、原虫類、昆虫類などである。

性感染症に関する記録は、最古の文献の中にも見られる。モーセの十戒に関連して「エジプトの災い」（おそらく梅毒）の話が伝わっているし、二四〇〇年前にはヒポクラテスが「有痛排尿」（淋病）について書き記している。これ以外の性感染症に関する記録は、比較的新しい。最も有名なエイズ（後天性免疫不全症候群）の最初の記録は、一九五九年にマンチェスターで死亡した英国人船員のものである。

ケジラミのように比較的軽度で済む病原体もあるが、もっと深刻な結果をもたらすものも多い。非淋菌性尿道炎の原因になるマイコプラズマ、淋病や梅毒の原因となる細菌、生殖器の疣《いぼ》やエイズの原因となるウイルスなど、さまざまである。これらの病気は進行すると、適切な治療を行わないかぎり、死に至らないまでも恒常的な不妊を招く危険性が高い。

不妊症の増加

調査によれば、先進国における不妊症の発生件数は、過去三〇年間にわたって増加し続けているという。一九八八年から九五年に限っても、妊娠に関する問題を抱えている出産適齢期の米国人女性の数は、四九〇万人から六一〇万人に跳ね上がった。つまり、二五％の増加である。

この増加には、人為的な側面もある。不妊人口の増加に不妊治療が追いつかないこともある。また、三〇代になるまで出産を遅らせる女性が増えているため、先に述べた加齢による問題が生じている。なお、このことについては第7章で詳しく述べたい。

上記のような原因はあるものの、女性の不妊症の増加は現実の問題である。避妊薬や子宮内避妊器具の使用が増加していることも一因だ。特に子宮内避妊器具は、一時的のみならず恒常的な不妊を招くこともある。また、性感染症の増加も原因の一つだと考えられるが、具体的には確認されていない。

生殖への欲望

イルサの例が示すように、不妊に悩む女性の大半は、いったん生殖のチャンスに恵まれたら、それを逃すまいとするものだ。イルサをはじめとする何百万人もの女性が、自分の遺伝子を受け継ぐ子どもを欲しがったとしても、それを非難することはできないだろう。

避妊措置をとらずに二年間セックスを続けても妊娠しない女性が、医学の助けを借りずに妊娠できる割合は、四件に一件である。現在、不妊症の原因は九〇%まで突き止められている。また、その五〇%は治療可能である。今後も医療技術が進歩し続ければ、いずれあらゆる不妊は解決されるだろう。

子どもをつくることは、四〇億年にわたる進化の歴史を通じて人間の脳と体に刷り込まれてきた、最も基本的な本能である。原始の海に自己増殖する生命体が誕生して以来、人類は生殖衝動を受け継いできた。我々の一人一人が、何世代も続いてきた血統の代表者である。各世代が生殖活動を行わなければ、今こうして我々はここに存在しなかっただろう。受胎の瞬間に、我々の遺伝子が機械的に指示した身体構造、身体成分、行動パターンは、我々が生殖マシン以外の何ものでもないことを意味している。我々のほとんどは、遅かれ早かれ生殖を行い、血筋を後世に残すのである。

人々が子づくりに向かって駆り立てられるように行動し、生殖の危機に瀕しようものなら藁《わら》をもつかむ思いで科学技術に頼るのは当然のことである。進化が人の心をそのようにつくったのであり、外的な要因が生殖を妨げていると感じるほどに、生殖への欲求は強まっていく。しかし、不妊に悩む少数派が新しい技術を歓迎する一方で、そうした問題を持たない多数派はことあるごとに反対し、問題視する。

そこで次に、最も議論の的となっている不妊治療法について考えてみたい。すなわち、排卵誘発剤、体外受精、代理出産である。これらの治療法は、それぞれ異なるタイプの不妊症に対処するために開発されたものであるが、いずれもそろって疑惑の視線を浴びてきた。

▼無排卵、排卵誘発剤、多胎妊娠

無排卵

卵子がなければ、子どもは産まれない。

女性は普通、誕生した時点で百万個、思春期には二五万個の卵子を卵巣内に有している。女性が排卵できる卵子の数は最大でも五百個であることを考えると、多すぎるほどの量である。おおざっぱに言って、二つある卵巣はそれぞれ、二カ月に一個の割合で排卵を行う。つまり、各月経周期ごとに交代で排卵するわけだが、無排卵月経という自然現象のために、排卵のパターンが崩れることもある。

機能が正常に働いているときは、排卵に先立って、卵巣内に何千とある原始卵胞のうち、六～一二個が成熟し始める。一週間後、一個の卵胞が成熟を早め、通常は残りの卵胞は成熟を中止し分解する。排卵の直前には、卵胞は直径一〇～一五ミリにまで成長する。排卵とは、卵巣の壁が破れて、成熟卵胞から卵子が排出されることである。

すでに第2章でも述べたように、排卵のプロセス全体は、視床下部と脳下垂体、そして卵巣が分泌するホルモンによってコントロールされている。これらのホルモンの分泌や卵巣自体に問題があると、排卵は困難となる。ホルモンに問題がある場合は、解決策は明快だ。薬物を投与することにより、正常なホルモンバランスを回復するのである。

排卵誘発剤

現在使用されている排卵誘発剤は数多いが、そのうちのいくつかは、体外受精などの際にも使用されている。

たとえば、クエン酸クロミフェンは卵巣を刺激して、一個もしくは複数個の卵子を排卵させる。この薬剤はまた、月経周期の不安定な女性のためにも処方される。製薬会社によると、クエン酸クロミフェンを投与した場合、六〜八%の確率で多胎妊娠する恐れがあるという。ヒト閉経期性腺刺激ホルモンを排卵誘発剤として頻用した場合も、四〇%の確率で双子を受胎するとのことだ。

こうした排卵誘発剤が一定量を超えて投与されると、一月経周期に一個の卵子を排卵することは、かなり難しくなる。医師も患者も、無排卵よりは複数の卵子を望むものだ。その結果、多胎妊娠の危険性が増すことになる。事実、多胎妊娠の件数は増加傾向にある。

多胎妊娠

自然淘汰の結果、人間の女性は他の霊長類の雌と同様に、通常は一回に一人の子どもを出産する。もっとも生物学的には、双子の出産にも十分に耐えられる。子宮は大きめにできており、乳房が二つあるのもその証拠だ。しかし、三つ子以上となると、機能的にはかなり難しくなる。この問題に関する、進化の理論は明快だ。霊長類は活発に行動するのに、子どもの成長は大人の行動力に追いつかない――となると、大人は常に子どもを抱えて行動することになる。食糧を探したり、危険から逃げるときは、たった一人でも手にあまるだろう。二人以上の子どもを連れて行動することは不可能であり、母親の健康にも深刻な悪影響を及ぼすだろう。

そうは言っても、霊長類の多胎出産は、自然な条件下でも起こり得る。人間の場合、八九件に一件の割合で、双子が出産される。これとは対照的に、通常の妊娠で三つ子が産まれる確率は七九〇〇件に一件、四つ子ともなると七〇万五千件に一件の割合である。一九九七年の時点で最も有名な多胎出産といえば、一九三四年にオハイオ州で生まれたディオンヌ家の女の五つ子であろう。この五つ子の誕生は世界中から祝福を受け、ハリウッド映画も三本制作された。大恐慌のまっただ中にもかかわらず、五つ子人形の売れ行きはシャーリー・テンプル人形を上回った。一九八五年にはカリフォルニア州で七つ子が産まれたが、一人が死産、三人が一九日目までに死亡した。一九九三年には、インディアナ州で七つ子が健康体で誕生した。そして一九九七年のアイオワ州で、多胎出産はクライマックスを迎える。排卵誘発剤を服用していたボビー・マッコヒーは、四人の男の子と三人の女の子を出産した。現在、全員が生存しているただ一組の七つ子である。

しかし、多胎妊娠の問題点を指摘した研究が一九九〇年に発表されると、これがきっかけとなって多胎妊娠に対する不安が広まった。排卵誘発剤やその他の不妊治療の結果、一九八〇年代に四つ子の誕生件数が急増したとの統計結果も発表された。一九八二年から八九年にかけては、このような多胎出産の件数は二倍以上——出産一〇万件当たり一二件から三〇件に——増えた。

出産数が増えたばかりでなく、多胎児の生存率も上昇した。ただし、手厚い医療ケアが前提である。四つ子以上の多胎児を妊娠した母親の半数は、妊娠中に体の不調を訴え、ほぼ全員が出産までに一度は入院している。未熟児が産まれる可能性が高く、子宮内の窮屈な状態は胎児に悪影響を及ぼす。四つ子以上の多胎出産の半数は、妊娠三二週目以前、つまり一月《ひと》以上の早産である。そして三つ子を含めた大多数の出産は、帝王切開で行われている。

成長が未熟であり、子宮内が窮屈であるため、四つ子の半数以上が、出産時の体重は一五〇〇グラム以下である。出産直後に死亡する例も散見する。生命に別状がなかった場合でも、半数以上が一ヵ月以上にわたる集中治療を必要とする。しかも誕生から数年たってからも、脳性小児麻痺を発症する危険性が高い。

三つ子以上の多胎妊娠と診断された女性は、多くの難しい決断を迫られる。中絶するか、妊娠を継続するか。継続するなら、母体にとっても胎児にとっても辛《つら》い治療を受けなければならない。もしくは、物語に登場したウルスラのように、一部の胎児を犠牲にして、他の胎児の命を救うかである。この手術は「選択的堕胎」もしくは「選択的減数」と呼ばれているが、これを英国で実施している病院はごくわずかである。この種の手術は、年間実施件数が公式に記録されていないし、法的な位置づけも明確ではない。現在のところ、妊娠中絶法で対処するのが最善と思われる。

多胎妊娠のために胎児の健康に問題が生じた場合は、長年子どもを待ち望んできた女性に辛い決断を迫ることになる。中絶する胎児を決める際には、客観的な臨床上の理由を示すことが不可欠である。物語の三人が直面したのはほとんど対処不能な事態であり、それはとりもなおさず、代理出産契約の破綻を意味していた。

代理出産をはじめとするさまざまな事情を考えると、ウルスラの立場はにっちもさっちもいかない状況だ。しかし、代理出産よりも、まずはその前提である体外受精について考えてみたい。

▼体外受精——卵子への救いの手

最も一般的な不妊症は、卵管に構造上もしくは組成上の障害があるケースだ。そのために精子が卵子に到達できなかったり、成熟した卵子が子宮に着床できないといった事態が起きる。体外受精は、本来こうした問題を解決するために開発された治療法であり、一九七八年の初例以来、その成功率は年々高まってきた。

　通常、性交中に膣内に注入された精子は、子宮頸管を通って子宮に入り、子宮の助けを借りて卵管に到達する。精子は卵管を三分の二ほど進んだところで、反対側からやってきた卵子と出会い、受精する。受精した卵子はそのまま卵管を進んで子宮に入り、子宮に着床することで、妊娠が始まる。

　この一連の作用の、いずれかの段階がうまくいかない場合に不妊を招くのであり、体外受精などの補助的な生殖技術が必要となってくる。

卵子に到達できない精子

　なんらかの原因で精子と卵子が出会えなければ、必然的に妊娠は不可能である。症例はさまざまだが、子宮頸管や子宮、そしてとりわけ卵管の障害は不妊の主要な原因である。

　正常位での射精をイメージすると、次のようになる。射精された精液が、膣という小部屋の床一面に水たまりをつくると、子宮頸が通常の位置から、膣の小部屋の天井まで下がってきて、精液の水たまりのなかでゆらゆらする。子宮頸の内部には細い管が通っていて、精子はこの管を経由して子宮に入り込む。この子宮頸管は空っぽではなく、その中を粘液がまるで氷河のようにゆっくりと、膣に向かって流れている。

　子宮頸管内部の粘液は、女性の健康にとってきわめて重要である。その主な役割は、精子を通す一方で、バクテリアやウイルスなどの病原体の侵入を阻むことである。このようにバランスを保つ働きができるのは、この粘液の持つ酸性、粘度、流動速度に負うところが大きい。素早く泳げる精子は、氷河のような粘液の流れをさかのぼることができるが、動きの鈍いバクテリアやウイルスは押し戻されてしまう。しかしながら、粘液のこのバランスはきわめてデリケートである。もし粘液の酸性や粘度が高すぎたり、流れが速すぎる場合は、精子も泳ぎ渡ることができないので不妊を招くことになる。一方、酸性や粘度が低すぎたり、流れが遅すぎる場合は、病原体が侵入してしまい、これもまた不妊の原因となってしまう。

子宮頸管を通った精子は、今度は子宮の上部にたどり着いて、卵管に入るための小さな入り口(二つある)を見つけなければならない。この段階で女性器の助けを借りなければ、動きの鈍い精子は入り口に到達できない。精子は蠕《ぜん》動する微細な筋肉の上を、まるで波乗りをするように進んでいく。このとき、子宮に構造上の異常があったり、蠕動をつかさどる神経や筋肉に問題があると、精子は卵管にたどり着けなくなってしまう。これも、不妊の原因の一つである。

精子が卵管に到達しても、卵管が詰まるなどの異常があれば、受精を行うための区域に精子は入れない。つまり、精子と卵子は出会えないことになり、不妊につながる。

子宮に到達できない卵子

卵子の大きさは精子の三万倍である。卵管が多少詰まり気味でも、精子なら通れるが、卵子には無理な場合もある。たとえ精子が卵子を受精させたとしても、その受精卵が子宮にたどり着けないこともあり得る。

排卵時に卵巣がはじけて排出された卵子は、卵管に通じる開口部に向かって、わずかな距離を漂いながら進んでいく。卵管の表面に生えた繊《せん》毛が動いて、体液に波を起こすことで、卵子を運んでいく仕組みだ。卵子を待ち受けているのが開口部の周囲にある突起で、この突起が指のように動いて卵子を卵管の中に導き入れる。卵管に入った卵子は繊毛のつくる波に乗って、子宮まで約八センチの距離を進む。

妊娠能力のある女性の場合、卵子が子宮に到達するまでには約五日かかる。しかし、卵管が詰まっていたりなんらかの障害がある場合は、卵子は子宮に入れない。この卵管の詰まりを解消したり、手術によって障害を取り除くことができないかぎり、妊娠は不可能である――少なくとも、体外受精を利用できないかぎりは。

体外受精の仕組み

生物学的に言って、卵が雌性体の体外で受精することはなんら変わったことではない。実際、多くの生物がそうしている。たとえば、ゴカイやウニなどの海洋性無脊椎動物は、精子と卵子を無造作に放出し、あとは成り行きに任せている。

人間につながる先祖も、三七億年にわたって雌性体の体外で卵を受精させてきた。それなら、いま一度そうできないはずがない。爬虫類に属する我々の先祖が初めて登場したのが、今から約三億二千万年前――それから現在にいたるまでの、比較的短いとも言える時間が経過するうちに、卵を体内で受精させることが普通になったのである。

言うまでもなく、卵子を体内で受精させることが常態である。しかし、二一世紀を迎える今、人類は卵を体外で受精させる道に逆戻りしようとしている。それを可能にしたのが、体外受精だ。

体外受精とは、一個もしくは複数個の卵子を女性の体外で受精させることである。体外受精の技術は、動物を対象にした胎生学の分野では過去数十年にわたって広く活用されてきたが、人間の生殖に応用されて成功を収めたのは一九七〇年代に入ってからである。それ以前は、母親の体外で子どもをつくるなど、絵空事に過ぎなかった。

英国の生理学者J・R・S・ホールデーンは、子宮の外で胎児を育てる技術を予測して、これを体外発生と名付けた。彼は一九二三年の著書『ダイダロス――科学と未来』の中で、体外発生による最初の子どもは一九五一年に産まれるだろうと予測した（実際には、この予言は二七年も早かった）。また、英国の小説家オールダス・ハクスリーは、一九三二年の著書『すばらしい新世界』で、ロンドン中央孵化《ふか》場の様子を生き生きと描いている。この施設は、体外受精用の卵子と精子を試験管に入れて貯蔵しているという設定だった。

体外受精の科学的基礎が築かれたのは、こうしたノンフィクションのはるか以前、一八九〇年にウォルター・ヒープスが、ウサギの胚の移植に成功したときのことである。しかし、哺乳類の卵子を母体外に取り出して受精させたのは、ようやく一九五〇年代になってからのことだ。最初はやはりウサギの卵子が使用された。一九五九年には、体外受精と胚移植を組み合わせた実験が、このときもウサギを使って行われた。体外受精の技術が人間に応用されたのは、七〇年代に入ってからである。そして一九七八年、ついに最初の試験管ベビー、ルイーズ・ブラウンが英国のオールダムで誕生した。

体外受精のやり方は医療機関によって異なるが、通常は薬剤によって排卵を促した上で、やはり薬剤を投与することで複数の卵子を成長させ、なるべく多くの卵子が受精できるようにする。その後、卵胞に針を刺して、成熟した卵子を吸い上げる。超音波や腹腔《ふくこう》鏡を用いて、卵子を回収する方法もある。

女性から卵子を取り出すと、男性が特別の専用室に入って、精子を採取するための射精を行う。その際、ポルノ雑誌やビデオの助けを借りる場合が多い。精液から取り出した精子を、卵管内の粘液と同じ成分の無菌培養液に入れる。

この精子を、特殊な培養液に浸してあった卵子と合わせ、約一八時間そのままの状態で放置する。受精は試験管ではなく、特殊な培養液を入れたシャーレの中で行われる。それから卵子を取り出し、再び特殊な培養液に入れて成熟させ、約四〇時間後に検査する。卵子が受精に成功して順調に育っているようなら、その胚を女性の子宮に移植する。移植後は着床を促すために、女性は定期的に黄体ホルモンの注射を受ける。

一般には、確実な着床を期すために、複数の胚が移植される。しかし、たとえ十数個の卵子が受精していたとしても、子宮に移植されるのはせいぜい二、三個である。四個以上の胚が成長した場合は、後日使用する場合に備えて凍結保存しておくこともできる。

卵子が体外で受精できる確率は八〇～八五％だが、実際に妊娠できる確率は二五％に過ぎず、多くの場合が自然流産に終わる。一回の体外受精で出産に至る確率は、約二〇％である。

こうした低い成功率を改善し、ますます特殊化する症例に対処するために、体外受精の手法にはさまざまな改良が加えられてきた。たとえば配偶子卵管内移植（GIFT、ギフト法）は、卵子と精子の混合物を卵管内に移植して、体内で受精させる方法である（卵管に詰まりが生じている場合は、その詰まっている箇所よりも子宮に近い部分に移植する）。また、初期段階の胚（接合子）を卵管内に移植する、接合子卵管内移植（ZIFT、ジフト法）も行われている。

体外受精の最新の技術は、胚をさらに数日のあいだシャーレで培養する方法である。以前は、受精後一、二日目の脆《もろ》い状態の胚を移植しなければならなかった。胚の代謝が変化するため、栄養を与えても成長しなくなるからだ。しかし、米国で開発された新しい培養液のおかげで、胚を五日目まで体外で成長させて、最も発育の良い胚を選べるようになった。近い将来、移植する胚の数を四、五個から一、二個に減らすことも可能になるだろう。

卵子の保存に関しても、技術革新は目覚ましい。精子の保存は容易なのに対して、卵子を凍結保存する試みは長年にわたって失敗続きだった。しかし一九九七年、米国ジョージア州で、二年以上凍結保存した他人の卵子を使って、ある女性が双子の男の子を出産した。同様の成功例は、イタリア、ドイツ、オーストラリアでも報告されている。卵子の凍結保存には多額の費用がかかり、技術面の信頼性も低いのが現状だが（ジョージア州では当初、全部で二三件の体外受精に凍結卵子を使用したが、出産に至ったのはわずか二件だった）、近い将来、こうした状況は改善されるに違いない。

体外受精の問題点

体外受精のような革新的な技術がさまざまに応用されることには、当然ながら反対がつきものである。体外受精が及ぼす影響について懸念する人々も多い。しかし、体外受精の倫理的問題点については第15章で取り上げることにして、本章ではあくまで医学的な問題に焦点を絞りたい。

まず、体外受精を受ける女性の健康問題がある。排卵のために使用されるゴナドトロピン（性腺刺激ホルモン）は、服用結果の予測がつきにくい強力な薬剤である。服用者の三％が、卵巣に過度の刺激を受けて、致命的な状況に陥る恐れがある。また一部には、卵巣ガンの発症率を高めているのではないかとの懸念もある。しかし、こうした危険性も、不妊治療のためには許容範囲内だと言えるだろう。

重大なのは、体外受精で出生した子どもの健康問題である。特に発育異常の危険性が指摘されている。その最大の原因は、体外受精には精子の選別過程が欠落していることである。自然妊娠の場合、精子は受精までにさまざまなハードルを乗り越えなければならない（このハードルについては、男性に原因のある不妊症を考察する際にあらためて取り上げたい）。ところが体外受精の場合は、精子は卵子に文字通り手渡しされる。精子が液体中で泳ぐ距離を観察したり、遠心分離器にかけるなどといった選別法も行われているが、女性の体内に仕掛けられたハードルには遠く及ばない。体外受精で出生する子どもが、欠陥のある精子の所産である可能性はぬぐいきれず、結果として、発育に異常をきたす恐れが増大する。

英国で一九七八年から八七年にかけて、一六〇〇件の出産を対象に行われた調査によると、体外受精児は未熟児の状態で産まれる確率が高く、そのため通常の妊娠・出産で産まれた子どもに比べて体重が軽いという。もっとも、体外受精では多胎妊娠する場合が多いことも、その原因の一つである。しかし、原因は特定できないが、体外受精の子どもに異常が発生する確率が高いことも事実だ。オーストラリアの調査データによると、体外受精児が二分脊椎や心臓異常などの先天性欠損症を患う確率は、通常の妊娠で産まれた子どもの二～三倍に上る。こうした異常は卵巣ガンと同様、排卵誘発剤が原因である可能性もある。しかし、英国やオーストラリアで行われた体外受精の記録は少なく、こうした違いが偶然の産物かそうではないかを科学的に判断するには至っていない。

体外受精児に関するデータを世界規模で集積するのが理想だが、政府やEC、製薬会社が興味を示さないので、そのための基金を設立するのは難しい。その一方で、気休めかもしれないが、体外受精児と通常妊娠で産まれた子どもとの違いを明確に示すことができない以上、体外受精の危険性も――危険性があるならば、の話ではあるが――それほど大きくはないはずである。

体外受精に関する議論は今後も数十年間は続きそうだが、それはあくまで学術的なものだろう。体外受精は未来の人間の生殖活動に深く根を下ろし、もはやこれを否定することはできないはずだ。体外受精の実施例が、その正当性を裏付けるだろう。米国だけでも三万三千人の子どもが、体外受精とその関連技術を利用して産まれている。一九九四年だけでも七千件の体外受精による出産が報告されている。

体外受精は、実にここまできているのだ。

▼代理出産と人工乳保育

物語に登場したイルサは、いままで妊娠できなかった。イルサの卵子がマイケルの精子を受精できたがどうかははっきりしないし、この際あまり関係がない。なぜなら、イルサの不妊の原因は子宮――つまり卵子を着床させ、妊娠を継続することが不可能なのである。医療の助けを借りないかぎり、イルサは自分の遺伝子を受け継ぐ子どもを産むことはできない。イルサの場合は体外受精だけでは不十分で、代理出産が必要である。

卵子の着床不能

受精は生殖の重要なステップだが、これだけでは妊娠を保障することはできない。通常の場合、受精卵は移植など行わなくても、自然に子宮へ移動する。

卵子は受精の瞬間から分裂を開始し、卵管を下っていく。子宮に到着するときには、約百個の細胞から成る胚盤胞となっている。この細胞のかたまりの到着に備えて、子宮の血流量が増え、その結果、子宮内膜が分厚くなる(約一ミリから三、四ミリへ)。こうした変化をつかさどるのがホルモンである。卵管から子宮に入った胚盤胞が、子宮内膜に着床するまでには二日から四日かかる。胚盤胞は着床を待っている間、子宮内膜の分泌物から栄養を吸収する。この機能もホルモンによってコントロールされている。この間、胚盤胞の表面には栄養芽層という特殊な層が発達する。栄養芽層は酵素を分泌し、子宮内膜の細胞を分解する。急速に増殖する栄養芽層は、さらに子宮内膜を消化・吸収して、胎盤の胎児側を形成する。着床とは、このように子宮内膜を「侵略」することなのである。

子宮に入った胚盤胞が着床するまでの間に、何か問題が生じたら、妊娠は不可能となる。胚は子宮内で死亡するか、子宮を通り抜けてしまう。妊娠能力のある女性でも、常に受精卵を着床できるとはかぎらない。その失敗の頻度を測ることは難しいが、子宮に入った受精卵が着床を始める確率は約五八%と考えられている。結局、着床に成功して妊娠初期の一二日間を生き延びる胚は、わずか四二%に過ぎない。さらに、女性の年齢やストレスの度合いも影響を与えるだろう。

しかし中には、常に着床がうまくいかない女性もいる。子宮に奇形があったりホルモンのバランスが崩れたりすると、妊娠は不可能になる。おそらくイルサは、この種の問題を抱えていたのだろう。

自然流産が原因の不妊

約五分の一の胎児が、妊娠三ヵ月以内に流産となってしまう。母体を動揺させるような事態（たとえば悪夢など）が原因になる場合もあるが、この種の流産の大半は、胎児の成長になんらかの異常があったと考えられる。

胎児の臓器が発達するのは、妊娠初期の三ヵ月間である。その後の妊娠期間は、もっぱら胎児の体の成長が問題となる。それゆえ、あらゆる発育異常の原因は、この三ヵ月間に発生する。母体は胎児の発育異常を巧みに察知する能力を有しており、その場合は通常、直ちに流産を行って、できるだけ早急に再挑戦する準備を整える。そして次回はたいてい、成功するのである。

だが、いつも妊娠初期三ヵ月で流産する女性もいる。常に体内の防御機構が、胎児になんらかの異常があると判断してしまうのだ。もちろん、実際に何度も発育異常が起きるケースもある。しかし大半は、やはり子宮の奇形やホルモンのアンバランスが原因なのだ。妊娠三ヵ月を経過して初めて、健康な赤ちゃんが産まれる確率が高まるのである。流産の原因は事故や病気、ときとして過度のストレスである。

人間の妊娠期間（受胎から出産まで）は、平均約二七〇日である。その間、胎児は羊膜に包まれて羊水の中に浮き、胎盤を通して母体と交感している。子宮頸管の強靱な繊維質の壁が、胎児を子宮内に保持している。出産時には、この壁は柔らかく脆弱になり、恥骨が開き、羊膜が破れて、赤ちゃんは子宮頸管から押し出される。次いで骨の間を通って、膣に沿って体外に出るのである。出産後、胎盤が押し出され、子宮内膜をはじめとする諸器官は非妊娠状態に回復する。陣痛は別として、出産のプロセスはたいていスムーズに進行し、母体は将来の出産にも再び耐えられる。しかしときとして、このプロセスがうまくいかなくて不妊を招くことがある。

生まれつき子宮頸管の壁が脆いなど、子宮に問題がある場合もあるし、事故や病気、もしくは出産そのものが原因となることもある。原因が何であれ、妊娠の最終段階で常に問題が発生するのである。イルサもこうした問題を抱えていたのだろう。体外受精だけでは、イルサの不妊を解消することはできなかった。胚を子宮に移植しても、それが赤ちゃんに育たないのだ。着床に失敗するか、早い段階で流産してしまうだろう。

イルサには排卵する能力はあるし、マイケルも受精能力のある精子をつくることができる。しかし二人が親となるためには、赤ちゃんを九カ月間抱えていてくれる子宮が必要なのだ。つまり、代理出産である。

代理出産の仕組み

代理出産とは、出産後は子どもを別の女性に渡すことを合意した上で、子どもを妊娠する契約を交わすことである。不妊治療の関与しない事例を除いて、人工授精や体外受精が行われることになる。代理出産に至る事情がさまざまであるため、治療方法もまた多様となる。代理出産に関わる人間関係も千差万別である。

基本的なケースでは、代理出産は養子縁組となんら変わりない。不妊に悩むカップルが妊娠能力のある女性と代理出産の契約を結ぶ。契約内容の第一は子どもを産むこと（相手の男性は代理母自身の夫、パートナー、もしくは代理母が選んだ男性）、第二は子どもを契約相手のカップルに引き渡すこと、である。以上のような契約は、精巣や卵巣を欠損しているなどの理由で不妊に悩むカップルが体外受精に頼れない場合は望ましいものである。産まれてくる子どもはカップルの遺伝上の実子ではなく、実質的には養子である。

最も一般的な代理出産は、イルサとマイケルのような例——女性だけが不妊であるケースだ。代理出産の手法や子どもとの遺伝関係は、不妊の程度によって変わってくる。女性に排卵能力がない場合の代理出産契約は、男性に一種の浮気を公認することになる。もっとも、実際に性交するわけではないので、浮気という感じではないかもしれない。受精は人工的な精液注入によって行われる（第4章で詳述する）。実際の性行為でも人工授精でも、結果は同じである。産まれてくる子どもは男性の遺伝上の実子だが、女性にとってはそうではない。男性は実父だが、女性は義母である。

しかし、女性に排卵能力があって、しかも子宮に問題があるために懐妊できない場合は、選択肢も異なってくる。カップルが体外受精でつくった胚を、代理母の子宮に移植するのである。産まれてくる子どもは、カップル二人ともの遺伝上の実子である。イルサとマイケルは、このケースに当てはまる。

法的な手続きをとらずに、私的なかたちで代理出産の契約を結ぶことは、大昔からとは言えないまでも、すでに数世紀にわたって行われてきた。夫が浮気をしてつくった子どもを夫婦が実子として育てるという無数の例が、歴史上繰り返されてきた。これもいわば代理出産である。史上初の体外受精による代理出産は、一九八四年にカリフォルニアで行われた。

人間以外の種による代理出産は、一八九〇年にウォルター・ヒープスがウサギの胚を移植した実験にまでさかのぼる。最近では、異なる種の間での代理出産の実験が、ウマとシマウマを使って実施された。その際、妊娠の確実性を高めるために、胚自体に移植手術が施された。胚は栄養芽層という層に包まれているが、シマウマの胚の栄養芽層をウマのものに取り替えた上で、これを代理母になるウマに移植したのである。この技術は、絶滅の危機に瀕した種の保存に役立つものと期待されている。希少種の雌に多数の胚を生成させ、これを家畜などを代理母に利用して出生させるのである。

人間に関しては、他の霊長類を代理母として利用することは論外とされている。もっとも、そうすることで、議論の焦点となっている諸問題を解決できるかもしれないのだが。同様に、人間が他の霊長類の代理母となることも問題外とされている（しかし、人間と霊長類がそれぞれの代理母となることは、理論上は可能なのだ）。研究者が目指しているのは、霊長類を代理母として利用することではなく、機械を利用した代理出産だ。現在のところ、東京大学がヤギを利用した人工子宮の実験に成功している。

最初の人工子宮の実験は、あまり成果は上がらなかったが、一九六九年にフランスで実施された。このとき、ヒツジの胎児を人工子宮で生かすことができたのは、二日間だけだった。一九九二年に日本で行われた実験では、妊娠期間の四分の三を経過した一二〇日目のヤギの胎児を帝王切開で取り出し、人工羊水を満たしたゴム製の子宮に入れて、一七日後に無事に「出産」させた。

人工子宮の実験は、人工的な代理出産を唯一の目的とするものではない。胎生生理学や、現在は治療の難しい胎児の疾病の研究にも役立てられている。人工子宮の技術を応用できれば、多胎妊娠の最終段階にある妊婦を過度の陣痛から救ったり、事故死した妊婦の胎児が十分に成長していないため、従来の集中治療では救えない場合などにも対応できるだろう。

日本の研究者によれば、ヤギの胎児は妊娠九〇日目から、人間の胎児でも一六週目から、人工子宮に移すことが可能だという。遠からず、妊娠の初期段階から人工子宮を利用できるようになるだろう。『タイム』誌は一九九七／九八年の冬に、人工子宮を利用した体外受精児が最初に誕生するのは二〇二二年になるだろうと予言した。しかし当面は、生身の女性に代理母を務めてもらうのが一般的だろう。だが、その代理母こそ、議論の争点なのだ。

代理出産の問題点

医療技術の助けを借りるさまざまな出産方法の中でも、代理出産はとりわけ強い反発を買っている。もっとも今後は、非難の矛先はクローン技術に向けられていくだろう。代理出産がうまくいかなかった例として、米国とヨーロッパの代表的な事例を一件ずつ挙げて説明しよう。

八〇年代に米国ニュージャージー州で起きた「ベビー・M」事件は、代理出産の失敗例として大々的に報道された初めてのケースである。既婚の生化学者ウィリアム・スターンは遺伝上の実子が欲しいと考えて、メアリー・ベス・ホワイトヘッドと代理母契約を結び、「サービスと経費の対価として一万ドルを支払う」と約束した。ホワイトヘッドはスターンの精子注入を受けて出産、赤ちゃんは生後三日目にスターンの遺伝上の子どもであることが確認された。ところがホワイトヘッドは赤ちゃん――彼女にとっては二人目の娘――の引き渡しを拒んだ。訴訟は約二年間続き、代理母契約そのものは公共の福祉に反するとして無効の決定を受けたが、スターンは子どもの監護権を獲得した。ここで重要なのは、ニュージャージー州最高裁判所が、生物学的見地に立って親権の決定を下したことである。ウィリアム・スターンが父親、メアリー・ベス・ホワイトヘッドが母親であると認定されたのだ。

ヨーロッパでも、やはり八〇年代に「ベビー・コットン」事件が起きた。ある米国人夫婦（夫には生殖能力があったが、妻は不妊だった）が英国人女性キム・コットンと契約を結び、夫の赤ちゃんを産んでもらうことにした。契約は滞りなく履行されたが、代理母出産そのものがメディアの関心を呼ぶことになった。世論の非難（といっても、騒いでいたのは主にメディアなのだが）を受けて、地元当局は赤ちゃんを隔離保護して被後見人と認定し、どうすれば赤ちゃんの最大の利益を図れるかについて判断を下した。結果的には、依頼主夫婦の意向に添うかたちで決定が下された。この事件を受けて、直ちに商業代理出産斡旋法が制定され、営利目的の代理出産仲介業は英国では違法となった。一方、英国初の代理母となったキム・コットンは、広く一般の寄付を募って、不妊に苦しむ人たちのために代理母を斡旋する非営利団体COTS（Childlessness Overcome Through Surrogacy）を設立した。

以上のような事例はメディアの関心を集め、代理出産の禁止や非合法化を求める動きの引き金となった。しかし、冷静に見るならば、これらはごくまれなケースであることが分かるだろう。大部分の代理出産契約は成功裡に履行されているのに、メディアは成功例には関心を示さないのが普通である。

例外的に関心を呼んだのは、元カトリックの尼僧だった代理母である。一九九七年五月、児童福祉の仕事をしていたテレサ・マクラフリン（当時四〇歳）が、代理母として双子を含む五人の子どもを産んでいたことが、大々的に報じられた。マクラフリンは六回妊娠し、二度流産を経験している。彼女が産んだ子どものうち、三人は同じ両親の下で育てられている。

マクラフリンは一八歳で尼僧となり、四年後に還俗している。結婚して息子を一人もうけたが、二年後に離婚した。最初に代理母を務めたのは一九八九年、あるスウェーデン人夫妻のために男の子を出産した。夫妻はその子を正式に養子に迎えている。二年後には英国人夫妻のために女の子を、一九九三年には子どものいないオーストラリア人夫妻のために男の子を出産した。それから二度流産した後、同じオーストラリア人夫妻のために双子（男の子と女の子）を産んだ。報道によれば、このオーストラリア人夫妻は当初六万ポンド（約一千万円）の費用をかけて、米国で不妊治療と代理母探しを行ったが、うまくいかなかったという。

マクラフリンの例は、代理出産にまつわる重要な問題点を端的に示している。第一に重要なのは、この代理母契約に関わった七人全員がなんらかの利益を得ており、一方的に損をした人（生物学的かつ経済的な意味で）はいないという点である。マクラフリンの出産は、すべて人工授精によって実現された

（人工授精に関しては、男性の不妊を論じる際にあらためて取り上げる）。生物学的に言えば、マクラフリンの代理出産は明らかな成功例である。四人の男性との間にもうけた六人の子どもは、すべて彼女の遺伝上の実子である。マクラフリンは代理母として大きく貢献した。ただし、経済的な見返りはたいして大きくはなかった。マクラフリンが受け取ったお金の総額は一万五千ポンド（三〇〇万円弱）、諸経費と妊娠に伴う収入減を補える程度でしかない。なぜなら英国の現行法は、代理出産によって経費以上の利益を得ることは違法としているからだ。これとは対照的に、米国における代理出産には営利的な色彩が濃い。

代理出産を依頼した側について言えば、夫にとっての生物学的利益は明らかである。夫婦の間には子どもが産まれない以上、最小限の浮気は仕方がない。妻については、遺伝上の子どもを得られないという意味では報われないが、少なくとも精神的な満足は得ることができる。また、浮気や離婚を抑制するという利点もある。

マクラフリンの代理出産は、すべてCOTSによって仲介された。実は、マクラフリンはCOTSの初仕事だったのである。一九九七年までに、COTSは二〇八件の代理出産を仲介した。マクラフリンの出産数を最多として、COTSに登録している代理母の中には三人の子どもを代理出産した人たちもいる。確かに、COTSが仲介した代理出産が失敗に終わって、メディアの関心を集めることもある。しかし、大多数の依頼主と代理母は、COTSの存在から利益を得ることはあっても不利益を被ったことはない、というのがCOTS側の主張だ。COTSに相当する米国の機関はCSP（Centre for Surrogate Parenting, Inc）である。CSPは一九九八年三月までに五七九件の代理出産を仲介し、うち一九四件が体外受精によるものである。

代理出産の契約を結んだ人々の大多数が満足しているのに、幸運にも代理母を求める必要のない人々は、なぜこれほどまでに反感を示すのだろうか。その反感は論理性が乏しく、むしろ感情的なものだが、その影響力は否定できない。

過去の代理出産の大半は、養子縁組を前提にしたものか、浮気隠しのためのものだった。それなのに、子どもの誕生に先立って養子縁組を決めるのはいけないこと、結果も分からないままに座して待つのは良いことだと、どうして言えるだろうか。

マクラフリンが代理出産で産んだ五人の子どもは、すべて人工授精の所産であり、実際に性交が行われたわけではない。また、浮気で産まれた子どもと違って、実父と義母によって育てられている（もちろん、代理出産を経なくても、実父と義母が養育に当たるケースはあり得るだろう）。

もし、マクラフリンに代理出産を依頼した三人の男性が、実際に彼女と浮気をしたあげくに、子どもごと見捨てたとしたらどうだろうか。そんな結果の方が一般大衆には受け入れやすいのだろうか。物語に登場するウルスラの妊娠は、明らかにマイケルとの性行為の所産である。たとえ西暦二〇三五年であっても、イルサにとって二人の行為は、人工授精などよりはるかに許しがたいものだろう。

もちろん、代理出産の契約には打算的な側面もある。多くの人々にとって、そのような冷静さは感情的に受け入れがたいものだろう。代理出産と結婚とは別ものだと感じる人が大多数のはずだ。しかし実際には、結婚にも打算はつきものである。そもそも男女の性的関係は、打算の産物ではないのか。代理出産は家族計画よりも打算的であるとは言えないだろう。

世間の不安感が高まるのは、代理出産の契約が破綻したときである。代理母や依頼主の夫婦が契約を破棄しようとすればするほど、世間の同情は高まっていく。当事者たちが悲惨な状況に陥れば陥るほど、世間の見方も悲観的になる。

依頼主の男性にとって、代理出産から受ける心理的葛藤はそれほど大きいものではない。男性の精神構造には、父親になることは、誰か別の人間の体内から出てきた子どもを受け入れることだと考える側面がある。代理母から産まれた子どもを実子として受け入れる際に、精神的アクロバットを試みる必要はほとんどないだろう。マイケルがイルサを裏切ったことからも分かるように、男性にとって代理出産は、一種、浮気にも似た魅力がある。

ときとして代理母が子どもを手放したがらないことも、驚くには当たらない。彼女を突き動かすのは、太古以来の衝動である。女性の心は、自分が産んだ子どもはすべからく自分のものであると感じる。進化の歴史を通じて現在に至るまで、少なくとも一九八四年までは、そうした感じ方は正しかった。現在でも、代理母の大半が子どもの遺伝上の母親である。心とホルモンが共に作用して、子どもと別れがたくなるのである。

ところが一九八四年以降、状況は少しずつ変わってきた。依頼主夫婦の精子と卵子を用いた体外受精を行った上で、代理母が出産するようになったのである。赤ちゃんは遺伝上の母親と産みの母親という、二人の母親を持つようになった。それでも産みの母親は、赤ちゃんは自分のものだと感じる。太古以来の衝動は、現代社会の理屈を軽々と乗り越えてしまう。同様の理由で、遺伝上の母親は自分の母性を納得させるのに苦労する。自分自身が妊娠、出産を経験したわけではないからだ。産みの母も遺伝上の母も、心という太古以来の遺産をねじ伏せようと苦闘する。なんらかの争いが起きても不思議はない。しかし、代理出産に絡んで深刻な係争が生じたとしても、そのことを理由に代理出産の非合法化を求めるのは理不尽である。泥沼の離婚騒動が暴力や殺人を招くこともあるではないか。それでも、結婚を非合法化しようなどとは、誰も考えない。

赤ちゃんに対してより大きな権限を持つのは、代理母か、それとも依頼主夫婦だろうか。離婚調停と同様に、代理出産の係争でも、人間関係や状況を法に則って公正に説明することが求められる。実際、質疑応答の内容も離婚調停と酷似している。契約の合法性、公正な調停案、子どもにとっての最大の利益が焦点となる。とりわけ重要なのが、女性たちの生物学上の権利に優劣をつけることである。最大の権利を持つのは、遺伝上の母か、産みの母か。以上は生物学的な問題だが、代理出産を依頼した契約上の母の権利という、法律上の問題もある。

同様の問題は、男性にも関わってくる。遺伝上の父と、代理出産を依頼した契約上の父と、そのどちらの権利がより優位だろうか。普通、両者は同一人物である場合が多い。それでは遺伝上の母や産みの母（両者が同一人物である場合と、別人である場合に分かれるが）と比べて、遺伝上の父の権利の優劣はどうなるだろうか。今日、父子関係は確実に認定できるが（第1章参照）、これとは対照的に、長年にわたって自動的に認定されてきた母の権利は再考を迫られている。

代理出産には不妊に悩む人々を救う力があるのに、当局や弁護士が問題を公正に解決する能力を欠いているせいで、あまりに多くの人々が代理出産への道を阻まれている。不妊治療の進歩についていけず、問題に対処しきれない政府や法曹界の責任は大きい。

最も不合理なのは、代理母は必要経費以上の報酬を受け取るべきではないと考える政策決定者が一部の国に存在することである。つまり、代理出産は営利目的であってはならない、というのが原則なのだ。まるで報酬を伴う代理出産は売春同然と言わんばかりである。この奇妙な原則については第13章で、不妊治療の費用の問題と合わせて取り上げたい。

哺乳びんの矛盾

代理母が報酬を受けることへの敵意は、代理出産という現象に対する世間の感情的な反応の一面に過ぎない。代理出産を依頼した女性に対しても、子どもを産む責任を他人に押しつけたという敵意がぶつけられる。母親になるなら妊娠と出産の苦労を味わうべきだ、とでも言うようである。生まれつき不妊であることは言い訳にはならない。

生殖に伴う苦労を他人に肩代わりさせることが非難を浴びるのは、これが歴史上初めてではない。子どもを母乳で育てたくない、もしくは育てられない女性が、別の女性に授乳を依頼する乳母の制度は、大昔から現代に至るまで存在しているが、やはり同様の反感を買ってきた。

一七世紀のピューリタンの神学者は説教や道徳本の中で、子どもを母乳で育てない母親を非難した。ただし代理出産とは違って、世間の敵意を受けるのは乳母ではなく、授乳しない母親の方だった。それ以外は、代理出産と乳母の制度は類似点が多い。

神学者や世間の反感にもかかわらず、一八世紀から一九世紀にかけて、多くの女性が乳母を利用した。当時は乳母のなり手が多かったせいもある。一九世紀に入って母乳に関する研究が進み、粉ミルクが手軽に利用できるようになると、母乳離れは一気に進んだ。

非産業化社会では、母親は平均して二・八年間、子どもを母乳で育てる（最長五年に及ぶ社会もある）。これとは対照的に、今日の産業化社会では、大半の母親が母乳保育を敬遠している。たとえば一九九〇年の英国では、母乳保育を試みる母親の割合は、出産直後は約六〇%にのぼったが、出産から二週間経たないうちに五〇%、六週間後には四〇%にまで下がった。九カ月にわたって母乳保育を続けた女性は、一〇人に一人に過ぎない。人工乳を利用する母親が増えるに従って、人工乳保育はごく普通のこととして世の中に受け入れられるようになった。

今日、一七世紀的な意味での反感は過去のものとなっている。実際、数十年前までは、母乳保育は非衛生的で避けるべきだとされていた。最近になって母乳保育を見直そうという動きも見られるが、子どもが二、三歳になるまで母乳で育てることが再び育児の基準になることはないだろう。

それどころか、今日の米国では多くの場所で、母親が乳房から授乳する姿は嫌悪や反感を買う。ある程度以上に成長した子どもに乳房を含ませることは、性的な意味合いが感じられる不適切な行為であるとして、非難を浴びることになる。子どもに乳房を含ませる母親は、ショッピングセンター、レストラン、公園、裁判所から追い出され、公然猥褻罪に問われかねない。乳房からの授乳は公然猥褻罪には当たらないと、わざわざ法律で定めた州もあるくらいだ。その一方で、哺乳びんでの授乳は一般的に受け入れられている。

乳房から授乳したくない、できないとなれば、乳母に肩代わりしてもらうか哺乳びんに頼るしかない。それなら、妊娠・出産ができない、したくない女性は、代理母に肩代わりしてもらうか人工子宮に頼らざるを得ないではないか。すでに、人工乳保育は母親と子どもの双方にとって望ましくないことは分かっているが、代理出産と人工子宮のどちらがより有害かは、現時点では分からない。代理出産は世論の反発と懸念をかき立てているが、哺乳びんは世論の支持を得て、母性本能の反発を買う程度で済んでいる。果たしていつの日か、自分で子どもを妊娠・出産する女性は、世間の反発を買うような時代が来るのだろうか。

代理出産と哺乳びんをめぐる、世論の対照的な反応については、第15章でも取り上げる。

▼体外受精と代理出産――もう一つの「結婚」

本章の冒頭の物語のような状況は、体外受精と代理出産を組み合わせた不妊治療が試みられるようになった一九八四年以降、いつ起きても不思議はない。ただし、ウルスラのように多額の報酬を受け取ることは、いくつかの国では認められていない。

体外受精と代理出産が、社会と人間関係に与える影響については後述する。第2部の目的は、不妊治療の進歩と現状を述べ、不妊という問題を完全に解決するような方向性を示すことである。体外受精と代理出産を組み合わせることで、女性に原因のある不妊は九九％まで解決できるようになるだろう。残り一％の、生まれつき卵巣がなかったり排卵能力を欠いている女性は、二〇世紀中は子どもを望めず、養子を迎えるしかないだろう。しかし、そのような女性でも二一世紀になれば、科学の助けを借りられるかもしれない（第5章、第6章参照）。

女性にとっての不妊という問題は、解決に向かって進みつつある。それでは男性は？　次章で詳しく述べたい。

第4章 男性の場合――人工授精と体外受精

▼第4話 賛否両論

金曜日一四時

男はうんざりして窓の外を眺めていた。せめてこの窓を開けられたら。今年最高に暑い日とあってエアコンも効かない。脇の下にはもう汗がにじんできた。上着を脱いで、袖をまくれたらなあ。そのとき、オフィスのドアが開いて、秘書が入ってきた。白いシャツに黒い巻きスカートの秘書は、黒いストッキングをはいているのに、涼しげできちんとした雰囲気を漂わせていた。

「先生、最初のご夫妻です。ご案内してもいいですか?」

秘書とはいっても臨時雇いだ。常勤の受付係が休暇をとっている間だけの、一週間契約だ。今までにもときどき、このビルで働いていたことはあるが、彼につくのはこれが初めてである。今日が契約の最終日だと思うと、ちょっと残念だった。

「いいよ、どうぞ」。諦めたような声音で応えてから、男はデスクに戻った。こんな暑い夏の日の午後に、何組もの夫婦と話し合わねばならないとは。ほかにいくらでも、やりたいことはあるのに。

「あ、マリリン」と、男は出て行きかけた秘書を呼び止めた。「濃いコーヒーを頼むよ。それと氷水とグラスを三つ」

男は椅子《いす》に座ると、親身な専門家らしい態度をとろうと努めた。ランチにビールを飲まなきゃよかった。相談の途中で居眠りしかねないぞ。毎日が同じことの繰り返しで、チャレンジのしがいもない。

その夫婦は不安そうな様子でおずおずと入ってくると、机の前に座った。

「暑くてすみませんね。よりによって今日みたいな日に、エアコンが効かなくて」

男が話しかけていると、マリリンがコーヒーと氷水を運んできた。

「よかったら上着を脱いで、楽にして下さい」。秘書が出ていくと、男は夫に勧めた。

夫婦が腰を落ち着けている間に、男はあくびをかみ殺しながら、ファイルをチェックした。

「つまり、あなたがたは自分たちでやろうとしたが――素晴らしいことですよ――うまくいかなかったと？」

夫婦はちょっと誇らしい気分になった。少なくとも、自分たちで挑戦したのだから。

「しかし、不思議ですね。お二人の主治医も説明したと思いますが、自然に妊娠できないなんて」と、妻に向かって言った。「お若いし、排卵も安定している。ホルモンの分泌も上々。子宮にも卵管にも問題なし」

「ご主人について言えば」と、今度は夫に言った。「精子はきわめて健康で活発、数も十分だ」

男は少し黙り込んで、さらにファイルをチェックした。「免疫も問題ない。妊娠可能性判定キットも使用。二、三日に一度の割合でセックス」

「いえ、もっとです」と、夫はちょっと憤慨したように言った。

「あ、そうですか」と、男はちょっと笑った。「結構なことです」

男はもう一度黙り込んだ。もったいをつけているのではない。本当に理由が分からないのだ。それから唐突に言った。「ともかく、何の問題もありません。体外受精は可能です。まず、卵子を採取して」と妻に言ってから、夫の向かって「あなたなら特に私たちの手を借りなくても、精子を提供できるでしょう。卵子と精子を混ぜ合わせ、受精した卵子をあなたの子宮に戻す——必ず妊娠できますよ。請け合います。代理母は必要ありませんね？　もちろん、二、三回試す必要はあるでしょうが、ここは成功率が高いのですから。何かご質問は？」

男は説明のスピードを上げながら、このぶんなら次の面接の前に一休みできるかもしれないぞ、と思った。

「子どもの数は選べますか」と、妻が尋ねた。「できれば二人欲しいのですが。二人いれば十分ですし、もう一度苦労する必要もないですから」

「たぶん、大丈夫です。長い目で見れば、経費の節約にもなるでしょう。卵子を二個以上採取でき、二個の受精卵が順調に成熟すれば、それを子宮に戻すことも可能です。以前は成功率が低かったので、受精卵を多めに子宮に戻していましたが、今では技術が進歩したので、望み通りの人数を妊娠できます。しかし、おすすめできるのは二人までです。今でも大多数の人にとっては、危険を未然に防ぐためにも、一人の方が望ましいのです」

夫婦はそれ以上質問しなかった。面接の残り時間は、データについて解説したり、治療を始める時期や支払方法などについて相談した。ブザーで呼び出されたマリリンは、夫妻を出口まで案内した後、戻ってきてテーブルの上を片付けた。コーヒーカップを取り上げようとして身をかがめたマリリンの長い髪が、男の頬をかすめた。男はマリリンが動きやすいように、椅子を後ろに引いた。

「マリリン、子どもはいるの？」

「せかさないで下さいよ。まだ二一歳なんですから」

男は肩をすくめた。「君の年で産む女性は大勢いるよ。欲しくないのかい?」

「それは欲しいけど、今はまだ……」。マリリンはトレーを抱えて、男を見つめた。「魅力的で、お金持ちで、養育費をちゃんと出してくれる人がいれば……考えてもいいわ」

マリリンは口にこそ出さなかったが、男にその気があるなら、喜んで応じるつもりだった。「問題は、一緒に暮らしたいと思う男性に出会えないこと。セックスだけの相手には魅力を感じません。お金持ちなら、私が養育費を狙っていると思うでしょう。今は若い女性にとって生きにくい時代なんです。ところで先生は? お子さんはいるんでしょ?」

「二人。二人とも母親は同じだ」

「一緒に暮らしてらっしゃるの?」

男はうなずいた。「当面はね——別居しようかとは思っているが」

「意外だわ。もっとお子さんは多いかと思ってました」

「私は四〇歳になったばかりだよ。いずれは、もうちょっと種をまくつもりだが——何人もの女性とね。言ってる意味、分かる?」

もちろん、マリリンにはよく分かっていた。「次の方をご案内します」と言うと、ドアの方に滑るように歩いていった。

「頼むよ」

二人は微笑みを交わした。

金曜日一四時半

「あなたは勃起機能障害の治療から始めるつもりだと思っていました」。男はこういう言い方をするのが好きだった。相手は、髪の薄い五〇がらみの気の弱そうな男性だ。「まず、そちらの治療から始めて、様子を見てはどうでしょう。何も急いで子づくりしなくてもいいのでは?」

「私のせいなんです」と、男性の妻が言った。「どうしても赤ちゃんが欲しいのに、私は三五歳、もう若くはありません。今まで先延ばしにしてきたけど、もう待てない。他の誰かとでもいいから、自分の子どもが欲しい。何なら別居してもいい、と夫に言ったんです。でも夫は、私の子どもの父親になりたいって……。こうしたことが夫にプレッシャーをかけているんです。精神的な問題です」

「そうじゃない」と夫が言った。「私はきちんと、その……つまり、タタなくて……。もとから問題はあるんです」

「でも、眠っている間はちゃんと勃起できてるわ」と妻は言うと、男の方を振り向いた。「彼、夢精だってするんですよ」

男はここらで口を挟むことにした。「ええ、治療を受ければ間違いなく治るでしょう。しかし体外受精となると、問題はどうやってあなたの精子を採取するかです。つまり、インポテンツでもマスターベーションはできるか、ということです。お話を聞くかぎり、勃起は可能なようですね。体外受精を行う際に、精液を出せそうですか?」

夫は居心地が悪そうに、もぞもぞした。性的な問題をあからさまに論じるのに慣れていないのだ。他人に役立たず扱いされるなら、なおさらだ。

「早漏気味ですけど」と、妻が口を挟んだ。彼女の方が抵抗感はなさそうだ。「でも、ちゃんとイクことはできます」

「結構です。早漏だろうと、イケないよりは安上がり……あ、つまりですね、自力で射精した方が費用はかからないのです。人工授精を行うか、それとも最初から体外受精を試みるかは、患者さん次第です。はっきり言って、いくら費用をかけるつもりかによります。精巣から直接に精子を採取して、授精を行うことも可能です。費用はよぶんにかかるし、達成感は得られないかもしれませんが、何が何でも予定通りに射精しなければならないというプレッシャーからは解放されるでしょう」

夫婦との面接が終わると、マリリンが資料を片付けに来た。

男が部屋の中を歩き回って、足のこりをほぐしていると、マリリンはデスクの端に腰掛けた。巻きスカートのスリットが、挑発的に大きく割れた。

「子どもができない人たちの手助けをすればするほど、将来のトラブルの種をまいているとは思いませんか？ 誰もが不妊やインポテンツを治したいわけではないでしょう？」

「問題あるかな？」むき出しになった太ももから努めて目をそらしながら言った。「生殖のための科学技術がある以上、独力では子づくりできなくても問題ないだろう？」

マリリンが答える前に、次の夫婦が受付に来た気配がした。マリリンはデスクから滑り降りると、スカートを直した。男に体をすり寄せるようにして通り過ぎると、手の届く距離で立ち止まった。

「問題ありよ。私はセックスが好き。世の中の男みんながタタなくなっちゃったらと思うと、ぞっとするわ」

男は笑って答えなかった。その代わり、次の面接が終わったらコーヒーのお代わりとビスケットを少々運んでくれと頼んだ。「一緒におしゃべりしようじゃないか」

金曜日一五時

「なるほど、お二人とも二〇代で避妊手術を受けていると……」。男はファイルを読みながら言った。「ごく一般的な精管切除術」と、大学の講師をしているという四〇代前半の男性に目を向けてから、「ごく一般的な卵管結紮術《けっさつ》」と、三〇代後半の著名な女性ジャーナリストを見つめた。二人とも、テレビでよく見かける顔だ。「そして、もう子づくりする時期だと決心されたわけですね」

夫婦はうなずいた。

「何の問題もありません。ただし、カットしていたパイプを開いて自力で子づくりに挑戦するか、それとも最初から体外受精にするか、決めなければなりません。卵子と精子の凍結保存はなしと……。でも心配いりません。お二人の精巣と卵巣から、精子と卵子を取り出せば大丈夫」

「どちらがいいでしょうか?」と、女性が尋ねた。

「体外受精をおすすめします。避妊手術の成果を無駄にしないで済みますし、将来、望まない妊娠を防ぐこともできます」

約一〇分後、夫婦はようやく治療のスケジュールを決めると帰っていった。入れ違いに、マリリンがコーヒーとビスケットを運んできた。男は自分の座り心地のよい椅子をマリリンに譲ると、窓辺にたたずんで市街を見下ろした。

「今週はパイプカットしたお客さんばかりね」。マリリンは靴を脱ぎ飛ばして、足をデスクに載せた。

男は肩をすくめた。「誰もがすることだ。精子を出さない、卵子を子宮に入れない。単純さ。望まない妊娠もなし、堕胎もなし。体外受精を使えば、受精卵を子宮に送り込める。これ以上都合のよいやり方はないんじゃないか? もちろん、彼らがパイプカットを受けたのは昔だし――二〇三五年頃じゃないかな——当時はまだ、外科手術する必要があった。まったく、古臭いやり方だよ。それでも、今でも十分に役に立っている」

「子どもは全部、体外受精でつくるべきだと思っているみたいね。一緒にセックスも廃止するつもりでしょ」

「とんでもない。そういうことを言ってるんじゃないよ。私もセックスは好きだ……そう、君と同じくらいね。私は生殖とセックスを分けて考えようとしているんだ。人間はみんな、思春期にパイプカットを受けて、子どもは体外受精でつくるべきだ」

「誰もができることじゃないわ。体外受精は恐ろしくお金がかかるもの」

「安くなってきているよ。それに、政府が助成金を出すようになるだろう。考えてもごらん。遺伝性の病気は、胚を子宮に移植する前にチェックできる。妊娠はすべて計画的に行える。堕胎の必要もなければ、重病人を長期間ケアする必要もない。不妊治療も要らなくなる。生殖できるできないの区別はなくなるからね。お金を節約できるってわけさ」

男は窓辺を離れて、マリリンに歩み寄った。マリリンは相変わらず足をデスクに載せて、椅子にもたれている。頭の高さは、ちょうど男のウエストのあたりだ。頭の後ろで手を組んで、いたずらっぽく笑いながら男を見上げている。

「あなたはどうなの？　二人のお子さんは、どうやってつくったの？　パイプカットしてるの？」

男はその誘導尋問にピンときて、短く答えた。「いいや。昔ながらのやり方でね」

マリリンはさらにからかうように言った。「じゃあ、インポじゃないんだ」

そのぶしつけな言い方を面白がって、男はにやにや笑いながら首を横に振った。ちょうどそのとき、受付の電話が鳴った。マリリンは男の胸元をつついてから立ち上がった。「確認できてよかったわ」。そして、靴を履かずにストッキングのままで駆け出した。

金曜日一五時四五分〜一七時

男はさらに二組の夫婦と面接した。最初の夫婦は、妻が子どもの頃の病気が原因で卵管がふさがっており、夫の精子には推進力が欠けていた。二番目の夫婦は、妻は検査結果を見るかぎりは健康体だが、夫は精子をつくることができなかった。しかし、組織を採取して調べてみたところ、精巣は精子を途中まで生成していることが分かった。

「大丈夫ですよ」が、男の返事だった。最初の夫婦には「最も優れた精子を、卵子に直接挿入します」と説明した。夫は検査のときと同じように、精子を提供しさえすればよい。二番目の夫婦の場合は、夫の精巣のほんの一部を採取して、細胞――男は「若い精子」という言い方をした――を手に入れればよい。費用はかかるが、うまくいくだろう。

マリリンは最後の面接相手の資料を運んでくると、首をかしげた。「精子や精巣、卵管に問題があるってことは、遺伝的な欠陥じゃないの?」

「中にはそういう人もいる。でも、大多数は病気のせい――運が悪かっただけさ」

マリリンは今度もデスクの端に腰掛けた。午後の仕事はもうすぐ終わる。男は解放感に浸った。

「あなたのやってることのせいで、未来の人たちは体外受精でしか子どもをつくれなくなるんじゃないの?」

男はまごついた。言ってることは攻撃的だが、ボディーランゲージは誘惑的だ。椅子をちょっと動かしただけで、足がくっつきそうじゃないか。

「そんなこと絶対にない。遺伝的不妊、つまり遺伝子に問題があるケースについては、多くのことが分かっている。体外受精の素晴らしいところは、いったん卵子と精子を試験管に入れたら、不妊の原因になっている遺伝子とか、余計なものを取り除けるってことだ。遺伝子工学をちょっと応用するだけでね。受精を体外で行うかぎり、できないことは何もないんだ」

しかし、マリリンは返事をしない。そこで話題を変えることにした。

「ともかく、今日で最後だね。これからもときどき手伝ってもらいたいが。仕事の後、空いてるかな？」

「ええ」

「最後の面接をしている間に、向かいの店でワインを調達してきてくれないか。もちろん、私のつけで。なんなら二本買ってきてくれ。二人でパーティーしよう。体外受精や私の仕事の気にくわない点を洗いざらい聞こうじゃないか」

金曜日一七時半

最後に面接した夫婦は、特異なケースだった。夫は車椅子を使っていた。下半身の大怪我《けが》で生殖器を切除していた。

男は資料をぱらぱらめくりながら言った。「精巣組織がわずかに残っていますが、精子が生成されている兆候は見られません。我々にできるのは、あなたの精子をつくることです。まず、あなたの身体から——胸がいいでしょう——細胞を採取します。その細胞核から染色体を半分取り出して、卵子に直接注入します。簡単です。精巣なんて要らないんですよ」

金曜日一八時一〇分

「ワインは？」マリリンがオフィスを片付けているのを眺めながら、男は上着とネクタイを取った。

「買ってきたわ。お望みの通り二本ね。冷蔵庫に入れてある」

男は戸棚に隠してあったグラスを二個取り出すと、待合室に行った。マリリンもぴったりくっついてくる。

「始める前に、見ておきたい場所があるんだけど」

「どこ?」

マリリンはちょっと照れくさそうに笑った。「マスターベーション・ルーム。ずっと、男の人が自分でやる場所って、どんなだろうと思ってたの」

男は冷蔵庫からワインを取り出した。「いいよ。これも持っていこう。このビルで一番居心地のよい部屋じゃないかな。きっと驚くよ」

エレベーターで二階下に降りると、研究所フロアである。カーペット敷きの廊下を進んでいくと、どん詰まりに何の標識も出ていないドアがあった。男は鍵を開けてマリリンを先に入れると、照明をつけた。

「わあ、ベッドがある」。マリリンはベッドの端に腰掛けると、マットレスの具合を確かめるようにぽんぽんと跳ねた。

「バスルームもある。並みの五つ星ホテルには負けないよ。ルームサービスだって頼めるんだ。近所の終夜営業のレストランと契約しているからね。出入りは守衛がチェックする」

「どうして、そこまで?」マリリンは信じられないといった調子で尋ねた。「ものすごくお金がかかるでしょうに」

「体外受精、とりわけ配偶子卵管内移植を行うためには、受精能力のより高い精子——つまり、マスターベーションよりも、セックスで射精された精液に含まれる精子の方が望ましいんだ。だから夫婦でここに数時間か、なんなら一晩中でもこもってもらう。プレッシャーをかけられると射精できない男性は、驚くほど多いんだよ」

マリリンはポルノ雑誌が散らばっているソファにかがみ込み、ちょっとページをめくってから、ぽいと放り出した。

「ビデオは?」

男はモニターを指さした。「お好きなのをどうぞ」

マリリンは、断るように手を挙げた。「まずワインをちょうだい。シャワーを浴びてもいいかしら。それから一緒に見ましょうよ」

そこまで言ってから、マリリンはちょっとはにかんでみせた。「もし、時間があれば」

男は微笑んだ。「ちゃんと一晩、空けてあるよ」

「あなたがそんなこと言うなんて」。マリリンはバスルームに姿を消した。

土曜日九時

「体外受精でも無理なことはあるわ」。朝食を食べながら、マリリンが言った。二人は裸のまま、ベッドに座っていた。マリリンはオレンジジフィズを飲み終わると、二人分のコーヒーを注いだ。

「どういうこと?」

体外受精について話すのは、昨夜マリリンがバスルームに姿を消して以来、これが初めてだ。マリリンはバスルームから出てくるとき、一応は服を着ていた。しかし、ワインを一気にあおって、ハードコア・ビデオを五分も見ると、それでもう十分だった。一回戦、二回戦、それから夜食、さらに一回。抱き合って眠ってから、早朝にもう一回。そして朝食を注文したのだった。その間、とりとめもないことを話していた――体外受精以外の話題を。

「すぐに妊娠ってわけにはいかないもの。今までにどれくらい多くの子どもが、行きずりのセックスで産まれたと思う?」

「さあね。いずれにせよ、父親でもない男に養われるか、貧乏な母親一人に育てられるかのどちらかだろうよ」

「信じられない、あなた年はいくつ? 九〇歳のおじいさんじゃあるまいし。父子鑑定があるでしょ。父親がはっきりしない子どももはいないし、父親から養育費をもらえない子どももいないわ。子づくりのためには、半年がかりで面接やテストを受けるより、手っ取り早くセックスした方がいいと思わない? ――私たちがしたみたいに」

マリリンはちょっとためらった。思わず本心を漏らしてしまったのだ。「もし、私が妊娠したら、どう思う?」おずおずと尋ねた。本当は、彼の気持ちなんてどうでもいい。うまく妊娠できたかどうかが問題なのだ。今週の初めに彼に会ったときから、「すぐに妊娠」することを企んでいたのだから。妊娠可能性判定キットは、今日が赤信号だと告げていた。この部屋も、ベッドも、ルームサービスも、別に驚きではなかった。ここで働き始めてすぐに、他の受付係や秘書から聞き出していた。彼の年収も、子どもの数も知っている。たった二人だし、お金に余裕があるはずだ。たとえ余裕がなくても、十分にセクシーな男だ。こんなチャンス、めったにないわ。

男はうなずいた。「嬉しいよ。君は?」

マリリンはちょっと考えるふりをしてから、うなずいた。

男は朝食の残りを片付け始めた。

「ちょっと! 私はまだ食べ終わってないのよ」

「すぐにもう一度やった方がいいんじゃない？」男は毛布をめくって、マリリンの体にキスしようとした。「念には念を入れて。あれだけじゃ、うまくいってないかもしれないよ」

キスをしながら、体をまさぐりだす。今はまだ、二人の子どもたちがどうやって産まれたか、本当のことを話すべきときじゃない。男はパイプカットしていた——かれこれ一〇年になる。子どもたちは体外受精でつくった。これからもそうするつもりだ。セックスしただけで子どもが産まれるようなことにならないのは、本当にありがたいことだ。自分は養育費狙いの女どもにとって、格好のターゲットなのだから。もっとも、そういった連中には大いに楽しませてもらっている——無傷のままで。

お楽しみを再開しながら、男は心の中で唱えた。体外受精、万歳！

▼誰もが父親になれる時代

この物語の舞台は二〇五〇年頃、第3章の第3話よりも、ほんの少し未来である。第3話の頃に比べると体外受精（ＩＶＦ）の成功率は向上し、二、三回治療を受ければ、確実に子どもが産まれるまでになっている。多胎妊娠の問題も解消された。健康な男の中には、養育費狙いの誘惑から逃れる方法を心得ている人々もいる。さらに重要なのは、男性にとって、もはや不妊という問題は存在しなくなった、ということだ。たとえ精巣がなくても、遺伝上の子どもをつくれるのだ。

現代人にとって不妊という問題は、困惑と苦悩を巻き起こす、生物学上の負の遺産である。もっとも、解決できる日は近い。不妊に悩む男性の大多数にとって、人工授精や体外受精は、おおいに期待できる新しい治療法だ。二一世紀の早い時点で、男性の不妊は解決し、女性の不妊もこれに続くだろう。しかし、この第4話が示唆するように、科学技術の助けを借りた妊娠が、人間の生殖活動に及ぼす影響は、まだ明らかになっていない。本来、特殊な治療方法として開発された生殖テクノロジーは、ごく日常的に使用されることになるだろう。

未来の状況について考える前に、現在、男性を対象に行われている不妊治療について言及したい。

▼性交不能（インポテンツ）と人工授精

人間の男性の生殖システムは、他の哺乳類と同様、主に三つのプロセスに分かれる。一、二つの精巣で精子を生成する。二、前立腺や精囊《のう》などの腺《せん》で精漿《しょう》を生成する。三、精子と精漿が混じり合ったもの（精液）を、陰茎を通して雌の膣《ちつ》に注入する。これら三つのプロセスは、さまざまな器官によって一つにつなぎ合わされている。

かつて妊娠プロセスの開始は、男性が勃起できるかどうかにかかっていた。夫が勃起できなければ、夫婦の間に子どもは産まれなかった。勃起は通常、血液が急に陰茎に流入することによって起きる。ある筋肉が弛緩することによって、血液が動脈を通じて流れ込み、その一方で静脈がきつく締まっているために、血液が流出できなくなるのである。この血液の流入もしくは流出に問題があると、性交不能が起きる。たとえば、血液の流入速度が流出速度よりも遅い場合がある。また、持続勃起といって、血液の流入量が流出量を上回るために、苦痛を伴う過度の勃起が起きる場合もある。いずれのケースも、性交は困難となる。

性交不能（インポテンツ）

性交不能（インポテンツ）、つまり陰茎勃起不全は、五〇代から六〇代の男性の約半数近くに見られる、ごく一般的な症状である。男性の約一〇％――米国に当てはめると一千万人以上――が、一度はインポテンツを経験しているという。比較的若い男性にとっては、ストレスを感じたときなどに陥る、一時的な症状である場合が多い。その一方で、恒常的にインポテンツのままの男性もいる。男性にとってはきわめて辛《つら》い状態であり、抑鬱《うつ》感や自己嫌悪を伴うことが多い。

一九七〇年代には、インポテンツの約九〇％は心因性のものだと考えられていた。しかし九〇年代になると、大多数のインポテンツは心理的というより身体的な障害に起因するものであることが解明された。現在では、心因性のインポテンツは全体の一〇％に過ぎないと考えられている。陰茎を充血させる際の引き金となる、一酸化窒素を生成できないのが原因である、という説が一般的である。

一酸化窒素は、陰茎の中心部の海綿体を弛緩させる。陰茎が柔らかいときは、海綿体は収縮状態であり、血液は洞様血管（血管の一部が拡張して袋状になった部分）から閉め出されている。性的な興奮が起きると、脳から神経を通じて信号が送られてきて、海綿体で一酸化窒素が生成される。すると血液が洞様血管に流れ込み、陰茎を充血させる。射精を行ったり、性的な興味が減退した場合は、脳は一酸化窒素の生成を促す信号を停止する。信号が停止されると、海綿体は収縮し、血液が流れ出して、陰茎は柔らかい状態に戻る。

長年、患者に負担をかけない効果的な治療方法が模索されてきた。特に望ましいのは、経口摂取できる薬剤（その最新の例がバイアグラ）や、陰茎に直接塗布できるクリームなどである。その一方で、プロスタグランジンE1の注入や勃起補助装置の装着など、負担を強いる治療法も広く実施されてきた。しかし、セックスは無理であっても、問題が生殖となると、インポテンツに悩む男性にも選択肢はある。それが、人工授精である。

人工授精

人工授精は、最も古くから行われている妊娠促進技術である。すなわち、集めた精子を注射器その他の適当な器具を用いて、女性の生殖器に注入する方法であるが、配偶者の精子を注入する場合（ＡＩＨ、配偶者間人工授精）と、匿名のドナーの精子を注入する場合（ＡＩＤ、非配偶者間人工授精）がある。すでに一七九〇年に、ジョン・ハンターというスコットランド人の床屋兼外科医が、織物商の妻を夫の精子を使って妊娠させるのに成功している。

人工授精が人間に応用されたのは二世紀も前であるが、最近までは、ウシ、ウマ、ブタなど他の動物に限られていた。単体もしくは複数の雄から集めた精子をいったん凍結し、後に解凍して、雌を受精させるのである。今日では、人間の精子も凍結保存されているが、妊娠に至る成功率は約一〇％と、集めたばかりの新鮮な精子を使用した場合の三分の二程度だ。

人工授精が最も望ましいのは、マスターベーションによる射精は可能だが性交はできない場合、つまり物語に登場した二組目の夫婦のようなケースである。また、大手術に先立ち、万一生殖能力を失う事態に備えて、精液を凍結保存しておいた場合にも、人工授精は有効である。しかし、全く射精できなかったり、射精できても精子に受精能力が欠如している場合は、満足のいく結果は得られない。それでも人工授精を選ぶなら、ＡＩＤしか選択肢はない。この方法では、女性は自分の遺伝上の実子を得られるが、男性には何の助けにもならない。

当然ながら、人工授精は大いに議論を呼んだ。最大の懸念は先天的障害児、もしくは成長過程でなんらかの障害を負う子どもが産まれるのではないか、ということだった。精子の注入が間接的であること、精子を凍結すること、精子をガラス容器や注射器に入れて化学薬品にさらすことによって、精子のＤＮＡに損傷を与え、胎児に深刻な悪影響を及ぼすのではないかと懸念された。最適の精子を選別する女性の機能も、通常ほどは厳格に作用しないのではないかとの恐れもあった。しかし、こうした疑念も、今では沈静化している。人間であれ、家畜であれ、凍結精子を利用しても、先天性異常の発生率が高まる恐れはない。人工授精で産まれた子どもの精神的・社会的問題の発生率が、通常よりも高いという証拠もない。

人工授精は、たいていの人にとっては面白半分の、一部の人にとっては真剣そのものの議論を巻き起こした。さまざまな立場の倫理学者が、処女の懐妊が許されるかどうかを議論したのである。この議論は一九九〇年前後に最も白熱した。心理学者、精神科医、政治家、ジャーナリストが不快感を示した。英国のヨーク大主教をはじめとするキリスト教界の指導者たちは、聖母マリアの独占権が奪われることを恐れた。しかし、処女懐妊が非合法化されることはなかった。実際、簡単な注入器と、肉体関係はなくても男性の協力者さえいれば、女性は自分で人工授精できるのだから。すでに一〇年を経過して、処女論議は一段落したようである。

多くの人々が心配したのはむしろ、人工授精によって意図しない近親相姦が起こり得るのではないか、という問題である。人工授精が夫婦間で行われるかぎりはその恐れはないが、七〇年代にＡＩＤが増加し、九〇年代に人工授精を求める独身女性が増えると、この問題は高い関心を呼ぶようになった。ノーベル賞受賞者などの有名人の精子を求める女性が増えれば増えるほど、認可を受けた専門家であっても、誰と誰が親子関係にあるかが分からなくなるのではないか。

この優生学と近親相姦の問題は、未来の生殖にとってもきわめて重要ではあるが、後であらためて詳述するとして、本章ではあくまで男性の不妊の問題に集中したい。未来の不妊治療では、人工授精はもはや主流とはなり得ないだろう。いずれ、体外受精がとって代わり、世界的規模で利用されることになるだろう。

▽体外受精——精子への救いの手

六組に一組のカップルが不妊もしくは妊娠困難に苦しんでいるが、その三〇%から五〇%が男性に原因があると言われている。体外受精は元来、女性の不妊治療のために開発された方法だが、男性の不妊治療に応用されるケースも増えつつある。不妊の原因がインポテンツではなく、精子の生成や輸送に問題がある場合には、体外受精は有効である。

ホルモン異常、性器の構造上の異常、アルコールや薬物の濫用、病気（特に泌尿生殖器系の疾病）など、男性の不妊の原因も、女性同様にさまざまである。体外受精をどう応用するかは、不妊の症状による。最新のテクノロジーのおかげで、かなり深刻な不妊にも対応できるようになってきた。男性の不妊治療としての体外受精を論じるには、まず、精子がどのようにしてできるかを明らかにする必要がある。射精に関する問題から始め、最後には精子の生成過程の初期段階に原因のある不妊についても述べたい。

精子の数が少ない場合——通常の体外受精

精液に含まれる精子の数が少ないために、通常の性交では妊娠に至らないケースがある。体外受精は少ない精子でも十分に行えるので、精子の数の少ない男性の不妊治療には有効な方法であり、盛んに行われている。

通常の体外受精では、男性はマスターベーションで射精し、その精子をペトリ皿上で卵子と受精させる。体外受精は女性の不妊治療のために開発された方法なので、男性ができるかぎり受精能力の高い精液を射精することが求められる。男性がこの治療に適しているかどうかを判定するには、三日ほど禁欲した後にマスターベーションで射精した精液を調べる。通常は約三億個の精子が含まれており、その六〇％が「正常」な状態で、半数以上が活発に泳いでいる。つまり、以上のような特徴を備えている精液は、受精能力があるということになる。しかし、そのような精液でも、なんらかの原因で卵子が受精しないこともある。

物語で医師が述べているように、マスターベーションで採取した精液よりも、特殊なコンドームを使って性交中に採取した精液を使った方が、体外受精や配偶子卵管内移植（ＧＩＦＴ）の成功率が高い。自然淘汰の結果、男性はマスターベーションによって、古い不要な精子を排出するようになった。一定期間の禁欲の後、マスターベーションの衝動が起きるのはそのためである。今日ではまだ、体外受精のための精子を集める方法としては、マスターベーションが一般的である。しかし将来、医療機関同士の競争が激しくなれば、物語の登場したような特別仕様の精液採取室が普及するかもしれない。

卵子の周りに集結する精子の数量も、体外受精の成否を左右する。多すぎても少なすぎてもだめで、ちょうどよい数量でなければならない。驚くべきことに、同じ瞬間に受精能力を有する精子の数は、全体の一％に満たない。ペトリ皿の上では、各卵子がそれぞれ、少なくとも一個の精子を受精できればよい。精子が多すぎると、受精できない卵子も出てくる。提供された精子すべてを使用することはないのである。

また、精子が多すぎると、卵子が一個以上の精子を同時に受精する危険性もある。通常、受精した卵子は数秒内に表面に化学反応を起こして、後からやって来た精子が侵入できないようにする。卵子がこの化学反応を起こす前に二個以上の精子が侵入することを、多精子受精というが、この現象が起きると、卵子は受精できなかったかのように死滅することになる。

医療機関によって異なるが、卵子一個当たりに加える精子の数は約二万五千個である。卵子が一〇個ある場合は、精子は二五万個ということになる。ものすごい数にも思えるが、男性が一回に射精する精子の千分の一程度に過ぎない。残りは通常、廃棄処分される。

以上のような理由から、精子の数の少ない男性でも体外受精を受けられる。八〇年代に体外受精を受けたカップルのうち、不妊の原因が男性にあるケースは、女性が原因であるケースと同等か、それ以上の数に上った。

精子の数が少なくなる主な原因は、精子を精巣(睾丸)から陰茎に運ぶ、生殖器の管(精巣上体、精管、尿道など)の詰まりにある。精巣で生成された精子は、精巣の表面に張りつくように走っている精巣上体(副睾丸)という管に入り、ここで成熟し、貯蔵される。各精巣はそれぞれ一つの精巣上体を備えている。精子は過度の熱を受けると損なわれるため、精巣上体はできるかぎり温度を下げる構造になっている。精巣上体は精巣の上部から後方に向かって走っており、複雑に絡み合っている。

精巣上体に入った精子は、コンベヤーに乗ったかのように、じっと射精を待つことになる。射精が行われるたびに、前へ前へと進んでいく。新たに成熟した精子は、列の最後尾につく。精子が精巣上体で待機する期間は、ほぼ二週間である。

精子は精巣上体の中で成熟を完了し、それから陰茎への最後の旅を開始する。精巣上体は精巣の後方で真っ直ぐになり、精管となる。精管は二本あり、両方とも尿道につながっている。尿道は膀胱から出て、陰茎の中を通り、陰茎の先端に開口している。精巣上体から出た精管は、精巣の裏側を上部に向かって走り、陰茎の付け根近くのくぼみから体内に入ると、今度は腎臓から膀胱に伸びる管を取り巻くように走り、ついには膀胱に沿って下り、尿道が膀胱から分かれる地点で尿道に合流する。それから尿道が通過する前立腺というクルミ大の器官では、精液の大半が生成される。精子は最長で五日前後を精管内で滞留する。その期間の長さは、射精が行われる間隔によって左右される。精子が尿道に入るのは、射精の直前である。

そういうわけで通常、尿道には精子は入っていない。マスターベーションや性交の初期段階でもそうである。性的な興奮が一定レベルを超えると、精子が二本の精管から流れ出し、尿道に入る。通常は膀胱から尿が漏れるのを防いでいる括約筋が、このときは精子が膀胱に入るのを防ぐ。射精に備えて尿道は装塡状態に、つまり精漿《しょう》が前立腺から尿道に流れ込む。次いで筋肉が収縮し、精漿と精子が混じり合った液体（精液）が、尿道に沿って幾度も噴出し、女性の体内へと入るのである。

精子の数を減少させる機能不全はさまざまである。膀胱の括約筋が弱いために、精子が陰茎から噴出されずに膀胱内に入ってしまうのも一例だが、一番ありがちなのは、精巣上体や精管のどこかが詰まっている症例である。二つの精巣のどちらかに詰まりが生じれば、射精される精子の量は半分になってしまう。両方が詰まっていれば、精子はゼロになる。避妊のための精管切除は、この原則に基づいている。精管は前立腺を通っているので、自然に詰まりが生じる場合、前立腺が疾病に冒されている可能性がある。

また、詰まりが精子の流れを遅らせるため、射精時には精子が古くなって、活性を欠く場合もある。古くなって死んだ精子は、白血球によって取り除かれる。通常、精巣上体や精管内に存在する白血球はわずかだが、取り除かなければならない精子が増えると、白血球の数も激増する。死滅する精子の数と、それにともなう白血球の数が増加すると、男性の健康と生殖能力に悪影響を及ぼす免疫反応を引き起こすこともある。

精子の詰まりは、詰まった部分を外科手術でバイパスすれば、解消できる場合も多い（ちょうど、避妊手術の反対である）。いずれにせよ、体外受精はわずかな量の精子で行えるので、精子の数が少ない男性にとっては適切な処置である。

しかし、精子を全く生成できない場合は、通常の体外受精では対処できない。そうした男性が父親になれる可能性はほとんどなかった——少なくとも、精巣から精子を抽出する技術が九〇年代に開発されるまでは。

精子が詰まって出ない場合——精巣内精子回収法（TESE）

精巣上体には精子がいっぱいあるのに、精管が詰まっているせいで、精子を全く射精できないことがある。そうした場合は、ずばり、精巣から直接に精子を取り出すのである。

驚くべきことだが、精子は射精時には受精能力が減退する。精子の中には、早くも精巣上体に入った直後から受精能力を備えているものもある。精子が一団となって精巣上体の中を進んでいくうちに、ますます多くの精子が受精能力を獲得していく。最も受精能力の高い精子が存在するのは精巣上体の終わり、精管に入る直前の部分である。このとき、二百個に一個の精子は、ペトリ皿上で卵子を受精させる能力を持っている。しかし、いったん精子が精漿に混じると、射精されて女性の体内に入るときには、一時的に受精能力が落ちてしまう。

その原因は、精漿を構成する大きな分子が、精子を覆ってしまうからだと考えられる。精子はこれによって保護され、女性の体内を旅することができる。その旅の途上で、精子の表面についた分子は次第にはがれていく。そして精子はもう一度、受精能力を取り戻す（この過程を、受精能獲得と呼ぶ）。

通常の体外受精では、精子を洗浄、培養して、これに薬品を加えて受精能力を高める。どのような処置を施すにせよ、精巣上体から採取した精子は、射精された精液から採取した精子に比べて、より高い（もしくは、少なくとも同等の）受精能力を備えている。以上のような理由から、米国ミズーリ州やベルギーのブリュッセルで開発されたのが、精巣から精子を抽出する技術（TESE、精巣内精子回収法）である。この治療法を用いれば、精管が詰まっている部分よりも精巣に近い部位から、健康で活発な精子を採取して、体外受精を行うことができる。TESEでは体に針を刺すことになるし、費用も高い。成功率も通常の体外受精よりは劣る。それでも、精子が詰まって出ない男性とっては、有効な治療法である。

過去または現在の疾病のために、輸精システムに障害がある男性にとって、TESEは期待できる治療法だ。また、避妊手術の成果はそのまま維持して、なおかつ子どもの欲しい男性にとっても、有効な方法である。しかし、精子の数が極端に少ない男性、もしくは精子が不活発な男性（両方の特徴を同時に備えている男性もいる）には、役に立たない。こうした男性は、卵の細胞質内に精子一個を注入する方法（ICSI、卵細胞質内精子注入法）の開発を待たねばならなかった。

精子の数が極端に少ないか、もしくは精子が不活発な場合――卵細胞質内精子注入法（ICSI）

ICSIは九〇年代になって新たに開発された、男性の不妊治療を目的とした体外受精の一形態だ。特に対象とするのは、精子の数が極端に少ないか全く生成できない男性、もしくは精子が不活発であったり精子に受精能力が欠けている男性である。これらの問題は、精子と卵子に顕微操作を施すことで解決できる。しかし、一体何が原因で、こんな深刻な症状を招くのだろうか。

生殖能力のある男性の精巣は、きわめて活発に活動している。内部では細胞が分裂し、成熟して精子となる。その生成能力は驚異的で、二〇代から三〇代にかけてのピーク時には、一日当たり三億個の精子がつくられる。つまり、心臓がドクンと鳴るたびに、千個の精子が生成される計算だ。だからといって、精子の生成速度が速いわけではない。精子の生成――最初の細胞分裂から射精まで――には約七二日間、二カ月あまりの時間がかかる。

精子を生成するのは、精祖細胞（幹細胞）である。精巣内の数百万個の精祖細胞が分裂して細胞を生成し、それらの細胞がさらに成長して、精子として成熟する。精祖細胞は人間が生きているかぎり、特殊な哺育細胞（セルトリ細胞）から栄養補給を受けて分裂を続ける。精祖細胞は、精細管という細い管の壁につらなっている。生成された若い精子は、この精細管の中に入って、ゆっくりと移動する。精細管は次第にまとまって、より大きくて長い管になっていき、やがて精巣上体に達する。

精管の詰まりが原因ではなく、精子をほとんど生成できないために、射精した精液に精子が含まれていない場合がある。おそらく、精祖細胞が全く分裂できないか、分裂が不十分なためであろう。もしくは精子の成熟が、いずれかの段階で止まってしまったのかもしれない。精細管の一部でしか、精子が生成されないこともある。結果として、射精された精液からも、精巣からも、体外受精を行えるだけの受精能力のある精子を採取できないのである。

こうなると、精子と卵子を同じペトリ皿に入れるだけでは不十分である。この場合、精子の数は関係ない。なんらかの原因で、精子が卵子の中に入っていけないのである。

受精前の卵子は、三重の防護壁に囲まれた要塞のようなもので、受精のためには精子はこれらの壁を突破しなければならない。一番外側の防護壁に当たる卵丘（細胞層）は、卵子が卵巣にある段階から卵子を包んでいる、分厚い細胞の層である。卵丘の下には、透明帯という比較的に分厚い層がある。透明帯の下には、少し空間を置いて、卵黄膜という破れやすい最後の障壁がある。

精子は卵丘に頭から突っ込んでいく。卵丘の下の透明帯に達すると、精子頭部の側面から分泌する化学物質で、透明帯に付着する。この付着した部分を梃子《てこ》のように使い、同時に先端のトゲも利用して、透明帯に突っ込んでいく。尾を激しく振って、推進力をつける。透明帯を突き抜けて、その下の空間を通り、卵黄膜に達すると、卵子は精子を迎え入れる。精子はそのDNAを解き放ち、卵子の核と融合する。

精巣で精子を生成できても、その精子に受精能力が欠けているケースもある。原因はさまざまで、精子の尾の推進力が不十分だったり、頭部からうまく化学物質が分泌されなくて、トゲを露出できないこともある。トゲが露出されなければ、透明帯を破れないので、受精の最終段階を完了できなくなってしまう。

しかし、たった一つでも精子があれば、たとえその精子に受精能力が欠けていても、体外受精は可能だ。卵子の外壁に器具や薬品で穴を開けたり、針を突き刺すなどして、精子を直接、卵子に注入するのである。この治療法は当初、卵子の外壁の下の空間に精子を注入したので、囲卵腔内精子注入法（SUZI）と呼ばれていたが、最近では卵子中心部の細胞質に直接、精子を注入できるようになったので、卵細胞質内精子注入法（ICSI）という呼称で知られるようになった。

ICSIはブリュッセル自由大学の研究者の尽力により、一九九二年に導入された。政府の規制を受けることなく、最低限度の安全データをもとに実験した結果、五〇%の卵子が受精に成功し、しかもその受精卵の状態は、従来の体外受精と比べても遜色ない良好なものだった。ICSIは、精子の数が少ないために生じる問題をやすやすと片付けてしまった。原則として、一つの精子さえあれば、たとえその精子が受精能力を欠いていたとしても、ICSIを行うことはできる。精子に細胞核があるかぎり、受精は可能なのだ。精子が一つ以上ある場合は、どれを使うか決めなければならないが、そうした技術的な問題もいずれは解決されるだろう。

ICSIとTESEを組み合わせることで、男性の不妊は九八%まで解決できるようになった。しかし、残り二%の男性（米国では約八千人）は、精巣内でも成熟した精子を生成できない。精細管の内部で精子の成長が止まってしまい、成熟できないのである。しかし今日では、こうした男性さえ治療は可能だ。最新の体外受精技術を応用すれば、成熟した精子は必要ないのである。

成熟した精子を生成できない場合――円形精子細胞卵子内注入法（ROSIおよびROSNI）

精子になる前の、球形でしっぽのない雄性生殖細胞でも、卵子を受精させることができ、健康な子どもが産まれることを証明する実験が、一九九三年に日本で、最初はハムスターを、次いでネズミを使って行われた。これによって、成熟した精子を生成できない男性でも、ICSIを受けられることが分かった。

精子の生成過程のどの段階で、雄性生殖細胞が受精能力を獲得するのかは、ずっと解明されないままだった。通常なら、精子に成熟しないかぎり、雄性生殖細胞が卵子の中に迎え入れられることはない。しかし近年の実験の結果、卵子に注入された雄性生殖細胞のDNAが、卵子のDNAと融合できれば、健康な人間が産まれることが明らかになった。それでは、雄性生殖細胞はどの段階で、受精能力を獲得するのだろうか。この疑問を明らかにするために、まず、細胞が生成される初期段階について説明したい。

先に述べたように、精子は精祖細胞として、精細管の壁の中で誕生する。精祖細胞は分裂を繰り返しながら増加していき、第一次精母細胞へと成長する。

この時点で、すべての生殖細胞には、他の細胞と同様、二組の染色体が含まれている。一つは母親から、一つは父親から受け継いだ染色体である。しかし、第一次精母細胞が分裂して第二次精母細胞を形成する段階になると、染色体の数が半減する、いわゆる減数分裂が起きる。この減数分裂は、染色体の数を半分に減らすだけではなく、父親と母親のDNAを混ぜ合わせる。その結果、第二次精母細胞はその一つ一つが、父親の遺伝子と母親の遺伝子を変則的に含有することになる。

第二次精母細胞はさらに分裂を続け、最後から二番目の段階に当たる、精子細胞となる。精子細胞の外見は、精子とは程遠く、他の細胞と同じ様に円形をしている。精子細胞が成熟して精子になるのは、精細管に蓄えられて、精巣内を移動し始めるときである。

減数分裂は、生殖過程においてきわめて重要な意味を持つ。精子と受精する前の卵子も、染色体の数は半減しており、受精することによって、染色体数が復元するからである。円形精子細胞は減数分裂直後の段階なので、卵子内に入っても、染色体の数が多すぎる接合子を生成することはない（染色体が多すぎると成長できないのだ）。ネズミを使って日本で行われた実験の結果、円形精子細胞にも受精能力があることが分かった。その直後に行われた、日本その他各国の実験では、円形精子細胞を用いて、ハムスターとウサギを誕生させた。それからほんの数カ月後の一九九五年、円形精子細胞を人間に用いた最初の妊娠、翌九六年には最初の出産が報告されている。こうして、男性にとっての不妊の終焉が、いよいよ視野に入ってきた。

この不妊治療で使われた技術は、ROSNIとROSIである。ROSNIとは、円形精子細胞核卵子内注入法の略称である。つまり、成熟した精子を生成できない男性から、円形精子細胞を摘出して溶解し、その細胞核を卵子に注入するのである。ROSIはROSNIに似ているが、細胞核ではなく円形精子細胞そのものを卵子に注入する方法である。

ROSNIとROSIには、解決すべき課題も残っている。精子を生成できない男性は、精子細胞を生成することもできない場合が多いからである。しかし、そうした男性にとっても希望は見えてきている。精母細胞を培養して減数分裂を促し、精子細胞をつくる方法が、現在実験中である。この方法が成功すれば、精細管中に第一次精母細胞が存在するかぎり、遺伝上の実子を得ることは可能になる。

男性の不妊に終止符を打つための最終段階は、物語に登場した車椅子の男性のような、精母細胞を生成できない、つまり、精巣そのものがない男性を対象にした治療である。しかし遠からず、細胞に減数分裂を起こさせ、染色体の数を半減させることが可能になるだろう。そうした半数体は、体のどの細胞からも得ることができる。半数体を使って、卵子を受精させれば、男性の不妊は真に過去のものとなるだろう。

懸念

ＩＣＳＩをはじめとする治療法は、従来の体外受精以上に世論の関心を呼んだ。しかし、ＩＣＳＩで産まれた子どもになんらかの問題が生じるかどうかが分かるまでには、しばらく時間がかかる。確かにＩＣＳＩでは、たった一個の精子を卵子と否応なく受精させるので、遺伝的異常を次世代にそのまま手渡してしまう恐れが高い。

また、注入という手法自体が悪影響を及ぼす危険性もある。「針」が卵子や精子を傷つけたり、卵子の膜や病原体などの「異物」が卵子に入ってしまう恐れがある。最も重大なのは、精子の質と選択の問題である。ＩＣＳＩでは、人間が精子を選ぶ。これに対して、通常の生殖では、女性の体が精子を選ぶのに重要な役割を果たす。研究室で顕微鏡を使って選ぶよりも、女性の体は自然淘汰のおかげで、「良い」精子を確実に判定できると思われる。

男性が射精した精子の九九％は、女性の卵管にたどり着くことさえできない。膣内に射精された精子が次のステップに進むまでには、子宮頸管が精液に浸されている間のごく短い時間しか残されていない。平均して半数の精子が、ここで脱落する。精液から抜け出して頸部の粘液に入ることができた精子も、第二の品質管理を受ける。子宮の壁から分泌された白血球が精子を攻撃し、飲み込んで消化してしまうのだ。ピーク時には、精子と同じ数ほどの白血球が分泌されるが、射精後二四時間以内には分泌活動も沈静化する。この掃討作戦の結果、わずかな数だけの精子が残る。

白血球は無差別殺戮を行うわけではなく、残すべき精子を選択している。一部の精子は、白血球に対して免疫があるかに見える。正確な仕組みは分からないが、おそらく白血球は精子の遺伝的異常を見分けることができるのだろう。異常なしと判定された精子だけが通過を許され、残りは殺されるのである。生き残って卵子に出会えた精子も、受精するためには最後のハードルを越えなければならない。

ＩＣＳＩは、以上のような競争と淘汰を精子から奪ってしまう。精子の遺伝的異常は、そのまま子どもに受け継がれてしまう。従来の体外受精なら、卵子と精子の間に多少なりとも自然な出会いがあり、欠陥のある精子が受精することを難しくする。しかしＩＣＳＩは、この最後のハードルさえ取り去ってしまう。

ＩＣＳＩには、さらに心配な点がある。現在、男性の不妊の大半は、遺伝的な問題を原因とするものではない。これは自然淘汰のおかげである。しかし、マリリンが物語の中で述べたように、不妊治療の技術進歩はこうした状況をすっかり変えてしまうかもしれない。ＩＣＳＩや、特にＲＯＳＩを必要とする男性は、通常の体外受精で十分な男性よりも、遺伝的原因から不妊に陥った恐れが高い。たとえば、精子の数が極端に少ない男性の二〇％は、Ｙ染色体の遺伝子の一つが欠けていることが最近になって明らかとなった。これをＹ染色体無精子因子（ＡＺＦ）といい、ＩＣＳＩによって受け継がれると、父親同様に不妊の息子が産まれる恐れがある。

ＩＣＳＩの先進地であるブリュッセルで、この手法を用いて産まれた数百人の子どもたちは、自然な生殖で産まれた子どもよりも、決して先天性異常の発生率が高いわけではない。しかし、もっと成長して大人になってから、なんらかの遺伝的異常が発生する恐れはある。最近の研究によれば、ＩＣＳＩで産まれた子どもは心臓疾患や先天性口蓋《こうがい》破裂を発症する危険性が高いという。しかし現在のところ、発症率は比較的低いようである。

ＩＣＳＩは動物実験を経ずに導入されたという点で、従来の医療が受けてきた審議とは扱いを異にしている。長期にわたって観察調査を行わなければ、精子注入法の危険性は判定できないだろう。世界中の不妊に苦しむ男性たちは、当面は幸運を祈るよりほかない。

▽体外受精は避妊の手段？

第4話に登場した不妊治療には、未来の予測も多少含まれている。主人公のクリニックを訪れた顧客たちの中で、車椅子の男性が受ける治療法だけは、現在のところ実現されていない。このこと以外にも、人間の性生活を今後数十年間に大きく変貌させるような、きわめて皮肉な現象を読み取ることができる。この問題は後に改めて取り上げるとして、ここではそのパラドックスを指摘しておきたい。

体外受精をはじめとする治療法は、当初は女性の不妊治療のために開発され、次いで男性の不妊治療にも応用されるようになった。それが今や、料金を払いさえすれば、誰もが利用できる日常的な技術、それも避妊のための手段になろうとしている。

この驚くべき（というより悪夢のような？）可能性については、後で詳しく検証したい。いずれにせよ、二一世紀の早い時点で、男性にとっても女性にとっても、不妊という問題はもはや存在しなくなるだろう。

第5章　代理精巣と代理卵巣

▼第5話　男とネズミ

「バシャバシャやるんじゃない。父さんがずぶぬれになるじゃないか」。二人の子どもたちはアザラシごっこの真っ最中だ。今日は木曜日。男はいつもの夜のように、子どもたちを風呂に入れて、ベッドで寝る前のお話をしてやる。その間、妻は母親業の息抜きに、数時間の外出を楽しんでいる。バシャバシャの元凶は二歳になる娘だ。止められるものなら止めてみろとばかりに、大声を上げて父親の気を引こうとしている。もっとも、妹の乱暴を利用して遊んでいるのは、四歳になる息子の方だ。危うくかんしゃくを起こしかけて、男はバスタブの栓を抜いた。子どもたちにさっさと出るように促す。

「まずお前からだ」

息子は滴をぽたぽた垂らしながら、バスタブの縁をよじ登って出てくると、男がタオルで拭いてやっている間じゅう、くすくす笑っていた。「ほら、静かにしなさい。検査するから」

息子はおとなしくなった。週に一度の恒例行事には慣れている。父親は息子の陰嚢《のう》にそっと指を当て、睾丸を調べ始めた。「もうちょっと、足を開いて」。息子の性器をつついたり押したりしながら、後ろから前へ、今はまだ固い小さな陰茎の下まで、優しく触れていった。男の指は、息子の左側の睾丸の上で、少しのあいだ止まった。大理石の球に触れるように、そっとなで回す。

馬鹿げたことだとは分かっていた。六歳になった男の子でも、しこりが見つかることはめったにない。しかし、ここ数十年来、睾丸（精巣）ガンの発生率は上昇を続け、患者の低年齢化が進んでいる。彼自身、たったの二〇歳だったのだ。一年近く続いた痛みのもとを探ろうとして左の睾丸に触れたとき、深く根を下ろしたしこりに気が付いたのは。もし、息子が発症するとしても、できるかぎり早期に発見してやりたい。

「痛くなかったね」。息子は首を横に振った。「よし、服を着てベッドに行きなさい。父さんはチビちゃんの始末をするから」

三〇分後、息子をベッドに入れて、寝る前のお話をしてから、男は娘をつれて一階に降りた。今、娘を寝かしつけようとしても無駄だ。あと二時間かそこらしたら、走り回って騒いでいる最中に、娘は突然ソファーか床の上で眠り込んでしまうのだ。それからベッドに運べばいい。

「ネズミちゃんを見に行こうか？」愛娘専用の歌うような声で、男は尋ねた。娘は「はい」を覚えたばかりだ。その声があんまりかわいいので、娘の返事を聞くためだけに、ついつい質問をしてしまう。

この大きな屋敷の、かつてワイン蔵だった地下室で、男はネズミを飼っている。換気扇はフル回転しているが、ドアを開けると、それと分かる臭いがする。何十匹もいるネズミたちは、誰がやってきたのか確かめる前に取りあえず隠れようと、カサコソ足音を立てた。

部屋は半分以上、ネズミに占領されていた。すべてのケージが透明なアクリルチューブでつながれていて、まるで巨大な迷路のようになっている。水平なチューブ、垂直なチューブ。足場が組んであるので、さまざまな方向にチューブを走らせることができる。巣の数は最大五〇まで、チューブの総延長は三百メートルに達する。細心の注意を払って設計してあるので、部屋を自由に歩き回ることもできる。

男はこの部屋を説明するのに飽きた試しがない。

　男はネズミが好きだった。それが彼の義務だった。子どもたちもネズミが好きだった。それが子どもたちの義務でもあった。父と子は、ネズミたちが透明なチューブをつたってあちらこちらに移動する様を、何時間も飽かず眺めるのだった。

「母さんネズミを見ようか？」男は腕の中の娘に尋ねた。

「ハーイ！」娘はかわいい声で歌うように返事をすると、熱心にうなずいて、向かうべき方向に顔を向けた。娘にも、父親の言っている意味がよく分かるのだ。

　ほかのケージから少し離れた一角で、父と娘はしばらく佇《たたず》んだ。お腹に赤ちゃんのいるネズミが、丸くなって眠っている。その姿を、娘は興奮しながら指差した。男は微笑んだ。いつか娘に、いや、他の誰かに話す日が来るのだろうか。

　二時間後、娘は人形と一緒に、ソファーの上で薄い毛布を被って眠り込んでいた。男はそのかわいい寝顔を見ながら、こんな素晴らしい子どもたち二人に恵まれた自分の運に、あらためて驚嘆するのだった。本当に、ネズミはなんて素晴らしいんだろう。

　睾丸にしこりを見つけてからの数カ月間は地獄だった。最初の数週間は、医者に相談すべきか悩んだ。自分を安心させようとして、熱心に本を読み、インターネットで検索し、図書館に行った。確かに睾丸（精巣）ガンの患者は増加しているが、二〇代で発症する例はあまりない。しばらくの間は、これは単なる腫れ物なんだと自分に言い聞かせて、そう信じようとした。しかし、しこりが大きくなり、痛みが激しさを増すにつれて、そんな考えは気休めに過ぎないことが分かってきた。放っておけばおくほど、事態は悪化するに決まっていた。

　ついに病院に行ったとき、恐れが的中していることを知った。かなり進行したガンである可能性を示唆された。組織を取って調べる必要があったが、もし本当にガンなら、直ちに処置しなければならない。決断を迫られて、カウンセリングを受けることにした。そのカウンセラーに、男は恋をしたのだ。面接はまだ二回目だった。手術後に睾丸の大きさをどの程度に整形するかという、最悪の事態に備えた相談さえ、まだだったのに。男はカウンセラーと相談を続けた。将来子どもは欲しいか。それも性交によってもうけたいなら、「ネズミ」という選択肢についてはどう思うか。

「ネズミ」のことはよく知っていた。知らない人間がいるだろうか？　世間が大騒ぎしたのは一〇年も前だが、その治療法は現在も議論の的である。「自然に反する」として反対する人々がマスコミに登場すると、功名心に駆られた賛成派、反対派がしばらくの間は激しく議論を戦わせるが、次の年になると騒ぎは潮を引いたように収まるのだった。カウンセラーの説明によれば、この治療法を選ぶ男性の数は増えており、産まれた子どもも健康に育っているという。カウンセラーは努めて中立の立場をとろうとしていたが、彼女が賛成派であることは明らかだった。

彼女のような知的で魅力的な女性が、この治療法を受けた男性を恋人としても、自分の子どもの父親としても認めてくれるという事実に、男は勇気づけられた。実際、男は彼女に正直に尋ねたのだ。そして彼女の答えは、男に何をすべきか確信させた。まず、万一に備えて、精子と精祖細胞を凍結保存する。将来、性交によって子どもをもうけるチャンスは失いたくない。目立つのは嫌なので、睾丸を整形する際は大きくなり過ぎないようにしたい。そしてもちろん、「ネズミ」を選択する――最悪の事態に備えて。

そして、最悪の事態がやってきた。やはりガンだった。麻酔から覚めると、彼の陰嚢には中サイズの「模造品」が入っていた。何年もすれば、女の子たちは偽物だとはつゆ知らず、なで回してくれるだろう。

初めてネズミのコロニーを見せてもらったのは、手術の一カ月前で、放射線治療や化学療法のせいで気分が悪い時期だった。しかし半年後には、コロニーの様子にすっかり魅せられて、毎週のように訪れるまでになった。ネズミたちこそ、男の未来の生殖を守り育ててくれる存在だった。精巣の九〇％を手術で切除したが、そこからガン組織を取り除くと、わずかながら健全な組織が残り、それらは凍結保存された。その七カ月後には、男の貴重な細胞を一〇匹の雄のネズミの精巣に注入するという決定が下された。男の目の前で、彼の精子の子守役たちがケージの中を走り回っている――男が子どもをつくる日に備えて。ネズミが自分の一部を体内に宿しているなんて、信じられない思いだった。しかし医師は、男の精巣組織が確かにそこにあると断言した。それどころか、男の精巣組織は健全なままで生き続け、健全な精子を生み出している。たとえ精巣組織が男の体内に残されていたとしても、ガンの治療を受けてしまうと、もはや健全な精子は生み出せないのである。

あるとき、男がコロニーを訪れると、一匹のネズミに麻酔がかけられた。ネズミは小さな電極を体の要所に取り付けられて、射精した。男は顕微鏡でネズミの精液を見せられた。ネズミの精子に混じった自分自身の精子を見つけるのは簡単だった。ネズミの精子の頭部はカギ型だが、彼の精子は楕円形で、まるで櫂《かい》でこいでいるように生き生きと動いていた。自分の精子がカギ型精子の群れに混じって、勢いよく動いている様を、男は驚きながら見つめていた。

「もし、この連中の一匹が雌とセックスしたら、どうなるんです？」自分が怪物のようなネズミ人間の父親になる図を想像しながら、男は尋ねた。「僕の精子はどうなりますか？」

「おそらく、しばらくの間は生きて泳ぎ回っているでしょう」。医師は、同じ質問に何十回も答えてきたと言わんばかりの笑みを浮かべた。「卵子に出会うかもしれません。しかし、ネズミの卵子を受精させる確率は、ネズミの精子の方がはるかに高いのです。万が一にも、あなたの精子が受精させることになったとしても、その卵子は成長できずに死んでしまいます」

手術から一年後、ネズミたちは殺された。摘出されたネズミの精巣は、男の陰嚢内に移植され、男の生殖管とネズミの生殖管がつなぎ合わされた。医師団の説明によれば、すでにガンの痕跡はすっかり取り除かれているので、精巣を取り戻しても——といってもネズミの精巣だが——大丈夫ということだった。

拒絶反応を抑える治療のせいで、しばらくは気分が悪かったが、自分のためにネズミがどんな目にあったか考えて我慢した。男の組織を体内に入れられて、あげくに精巣を提供するために殺されたのだ。それから三カ月たつと毎週クリニックに通って、精子が生成されているか、生殖管がちゃんとつながっているか、検査を受けることになった。

最初の数回は、成果が上がらなかった。もう射精なんてできないんじゃないか。強くマスターベーションしすぎたら、つぎはぎだらけの睾丸が壊れるんじゃないか。まだ少し痛みが残っているせいもあって、とても勃起できなかった。しかし、夢精を経験したおかげで恐怖が少し和らぎ、自宅でマイペースで励んでいると、やがて自信を取り戻し、クリニック通いが楽しみになってきた。特別室に閉じこもって、雑誌やビデオを眺めていると、しこりを見つける以前の性欲の炎が次第に回復し始めた。

当初は精液中に全く見つからなかった精子が、少しずつ増え始め、ついにはたっぷりと生成されるようになった(初めて顕微鏡で見せてもらったとき、少なくとも男の目にはそう映った)。大半はネズミの精子だったが、彼の精子もたくさん含まれていることは疑いもなかった。医者の説明によれば、健康なときの百分の一程度ということだったが、性交で父親となるには十分な数だった。

男は傍らで眠っている幼い女の子の頭をなでた。この子が何よりの証拠だ。医師から全快の太鼓判を押されてから三年後、現在の妻と出会い、子づくりを始めた。二年後、妻は息子を身ごもった。信じられないほど簡単だった。避妊せずにセックスしてから、わずか五カ月後のことだったからだ。

その五カ月の間に、男は再びカウンセラーにアドバイスを求めた。妻に自分の事情を説明するべきか、決めかねていたのだ。妻が愛撫してくれる陰嚢は、一部は自分のものだが一部はネズミのもの、そして大半はスポンジでできている。妻にはそのことを知る権利があるはずだった。また、自分たちの子づくりには平均的カップルよりも時間がかかること、それもかなり長い時間がかかることも、妻は知るべきだった。しかし、何にも増して知るべきは、彼が妻の体内に射精する精液には、多くのネズミの精子が混じっていることだった。カウンセラーは、最後に決定を下すのは男自身だと言いながらも、妻には話さないでおくことを勧めた。少なくとも、妻が妊娠するまでは。できれば永遠に。「誰もが理解してくれるわけではないわ」と、カウンセラーは警告した。結局、男は妻に話さなかった。妻が妊娠したときは、必ずしも正直である必要はないと思った。

妻が妊娠すると、今度は別の心配にかられて、男は再びカウンセラーを訪れた。こんなに簡単に妊娠するなんて、変じゃないか？ 妻は自由な精神の持ち主だった。男性を惹きつける魅力を備え、実際、多くの男性と暮らしてきた。もしかしたら、自分の子どもではないのでは？ あんなに苦労したのに、結局自分には生殖能力がないのでは？ カウンセラーは男をなだめ、冷静になるよう忠告した。今回も、彼女の忠告は正しかった。所定の父子鑑定の結果、息子は紛れもなく男の実子であることが証明された。そして四年後に産まれた娘も、同様に実子だった。ネズミたちは立派に役に立ってくれた。そこで男は、彼なりのやり方でネズミたちに報いるように努力している。

息子が産まれてすぐに、男は雌のネズミを買ってきた。その雌ネズミが産んだ子どもたちが、このコロニーの始まりだ。妻はときどき、男がネズミたちと過ごすことを嫉妬する。しかし妻は男の事情を知らないし、子どもたちもネズミが好きなこともあって、我慢してくれている。妻は気付いていない——

ネズミたちが夫の人生で果たした役割にも、自分の嫉妬にはあながち根拠がないわけではないことにも。

娘が寝入ってすぐ、妻が夜の外出から帰宅した。しかし男は、一時間しないうちに寝室に行くから、先に寝ていてくれと言い訳をした。あの母親ネズミが子どもを産んでいないかチェックしたかったし、それ以外にも用事があったのだ。妻はぶつぶつ言いながら布団に潜り込んだ。

男は地下のネズミ部屋に入って、ドアを閉めた。母親ネズミのケージに真っ直ぐ歩み寄ると、思わず歓声を上げた。「マイ・ベイビー！」子どもたちが産まれていた。母親の陰に隠れて数は分からないが、その裸のピンクのかたまりを母親ネズミがなめてやっている様子を、男は父親じみた誇りを感じながら眺めた。

数分後、男は別のケージに移動した。数日前、コロニーから隔離して設置したケージだ。そのケージの中の雌ネズミは、挨拶するように近寄ってくると、鼻をひくつかせて、感情のない目で男を見つめた。そろそろいいだろう、と男は思った。ウサギの毛皮でできた手袋をはめ、その手をケージに突っ込んだ。雌ネズミを追い回しながら、その背中を撫でてやる。しばらくすると、雌ネズミは床にしゃがみ込んで動かなくなり、あたかも雄のネズミを誘うかのように、交尾の姿勢をとった。

男は微笑みを浮かべると、部屋の隅に行って、ビーカーとピペット、そして小さなコルク栓を戸棚から取り出した。それからズボンとパンツを降ろして、マスターベーションを始めた。ジャスト三分で、男はビーカーの中に射精した。精液をピペットに取ると、男はじれている雌ネズミの方に引き返した。慣れた手つきで、雌ネズミをケージから取り出すと、その膣《ちつ》にピペットの精液を注入した。精液がこぼれないようにコルクの栓を挿入してから、雌ネズミをケージに戻した。

最初の雌ネズミも、買ってきたときは妊娠していなかった。男が自分の精液に混じったネズミの精子を使って妊娠させたのだ。このコロニーのネズミたちはすべて、一〇年前に男の精巣組織を体内に取り込むことで男の生殖を手助けしてくれた、あのネズミたちの子孫だった。彼らのためにも、せめて同じことをしてやろう——男はそう心に決めたのだった。

▽精巣のない人生

第4話に登場した車椅子《いす》の男性は事故で精巣（睾丸）を失ったが、この物語の主人公はガンで精巣を失った。精子を生成できなくなり、性交で子どもをつくれないという点では、両者は同じである。

突然の事故の場合は、あらかじめ計画を立てておくことができない。第4話の車椅子の男性も、事故で精巣を失ったのでなければ、担当医は男性の精巣組織を凍結保存しておくこともできただろう。そうすれば、ネズミを使って精子をつくれるので、人為的に減数分裂を起こして半数体をつくりだす必要はなかったはずだ。

この物語の主人公は、あらかじめカウンセリングを受けて計画を立てられたという点では恵まれている。ネズミを使う以外にも、精子と精祖細胞を凍結保存しておくなど、主人公はさまざまな状況に備えている。主人公の選択は彼の性格を暗示するものではあるが、同時に、彼が生きている時代の雰囲気を表したものでもある。物語の舞台は第4話と同じ二〇五〇年頃だが、性交で子どもをつくることは、相変わらず重視されているようだ（たとえ別の手段を選べる場合でも）。

二〇五〇年頃には、人々の生殖に対する姿勢は大きく変化すると予測されるが、そのことについては後ほど詳述する。本章では、精巣を失う男性の数が増えた結果、ネズミに己の精巣を託す男性の数も増えるという状況について、焦点を絞りたい。

▼減る精子、増えるガン

一九九二年、コペンハーゲン大学の研究者たちは、世界に向けて警鐘を鳴らした。一九三〇年までさかのぼってデータを分析した結果、男性の精子の数が二〇世紀後半に入ってから激減しているというのだ。その後、パリやエディンバラなどの研究機関からも、六〇年代以降、精子の数が減少しているとの報告があった。これらの研究のほとんどはマスターベーションによる精液を調べたものだが、英国のマンチェスター大学は性交によって射精される精液中の精子の数も減少しているとの研究結果を発表した。

これらの研究結果がきっかけとなって、悪夢のような未来のシナリオが取り沙汰されるようになった。P・D・ジェームズの『ザ・チルドレン・オブ・メン』も、その一例である。ジェームズはこの作品で、精子の劣化が進んだために、二一世紀初頭には、通常の方法で子どもをつくれる人間はほとんどいなくなってしまう状況を描いている。田園地帯では野生動物も姿を消す。すでに一九九〇年代にその兆候は見られたが、単なる環境汚染がこれほど恐ろしい結果を招くとは、ほとんど誰も予想しなかった。何の対策もとられないうちに、すべては手遅れとなる——そんなストーリーだ。

九〇年代の科学者が未来の荒廃に気が付かなかった原因の一つとして、必ずしもすべての研究が精子の減少を報告していたわけではなかったことが挙げられる。フィンランド、フランス（トゥールーズ）、米国では減少の報告はなかった。米国人男性などはむしろ、欧州の男性に比べると精子の数は良好だった。シアトルのワシントン大学が一九七二年から九三年まで学生を対象に行った調査によると、精子の数に減少は見られなかった。また、ミネソタ、ニューヨーク市、カリフォルニアの各地で、避妊手術を受けた男性が手術前に凍結保存した精液を調べた結果、精子の数はニューヨーク市では大幅増、ミネソタとカリフォルニアでも微増していることが明らかになった。

このように研究結果が錯綜しているために、危機を叫ぶ科学者もいれば杞憂だとする科学者もいるのである。

しかし、一九九七年一月にフィンランドで、先進国の男性の精子の数がやはり減少していることを裏付ける研究結果が報告された。その信頼性の高さは、それまでの研究とは異なり、精子の数を正確に数えるという技術的な困難を回避した点にある。ヘルシンキ大学の研究者が調べたのは、八一年から九一年までの期間に突然死した中年男性の精巣組織だった。八一年に死亡した男性の五六%は、精子の生成が正常だったが、九一年にはこの数字が二七%にまで激減している。精巣の平均重量も減少しており、その一方で、精子の生成には関係のない繊維組織の割合はむしろ増えている。

どうやら精子の数は確かに減少しているようである。加えて第5話が示唆したように、一九三〇年以来、生殖器のガンや奇形、停留睾丸（睾丸が陰嚢に降下していない状態）など、男性の生殖に関わる深刻な健康問題が増加している。とりわけ、精巣ガンの発生率は年々増加しており、デンマークでは若者の一%が発症しているという。

こうした状況の原因は、まだ特定されていない。下水に流された女性の尿に含まれている化学物質、産業廃棄物なども犯人扱いされているが、最大の原因だと考えられているのは、エストロゲンやその類似の女性ホルモンが、環境中に異常に高い割合で存在することである。最近では、「エストロゲンの海に消える男性」といった見出しが紙面をにぎわせている。

性ホルモンに似た特徴があったり、性ホルモンに影響を与える化学物質は山ほどある。化学物質の長ったらしい名称や、ややこしい頭文字にうんざりしている人々にとっては、まさに悪夢である。問題があるとされている物質には、ごく普通に産業界で使われているものや、多環芳香族炭化水素（PAH）、ポリ塩化ビフェニル（PCB）、ダイオキシンなどが含まれる。この他にも、プラスチックの可塑剤や染料・接着剤の原料として使われているフタレイン、合成洗剤などで表面活性剤として使われるフェノール類（ポリオキシエチレンアルキルフェノールの分解製品であるオクチルフェノールやノニルフェノールなど）も、影響を疑われている。ＤＤＴ、アルドリン、ディルドリンなどの有機塩素殺虫剤も有害とされている。

英国とデンマークの共同研究によれば、環境中のエストロゲンをはじめとする六つのホルモンが、男の胎児の生殖器の発育に悪影響を及ぼすと思われる。将来、精子の生成をつかさどる哺育細胞も影響を受けることになる。これらの六つのホルモンは、環境中の類似の化学物質と同様に発ガン性を有し、精巣ガンの増加の原因であるとも考えられる。

しかし、エストロゲンが原因だと決めつけることには問題がある。妊娠中の女性の血管には、大量のエストロゲンが存在する。つまり、自然な状態でも、胎児はエストロゲンにさらされているのである。同様に、エストロゲンに似た性質の物質を含む食品もたくさんある。日本の大豆食品もその一例だが、日本で不妊の発生率が高まっている兆候は見られないし、日本のガン発生率は世界でも低い方である。それどころか栄養学者によれば、植物性エストロゲンを豊富に含んだ食品には、女性の乳ガンの発生を抑える効果があるとされている。

人間をはじめとする哺乳類は、母体内でエストロゲンにさらされることに慣れている。しかし、自然淘汰の仕組みも、ホルモンに似た働きをする人工の物質には対応しきれない。ＤＤＴやフタレインなどの、体内の脂肪に蓄積される化学物質は危険であり、天然の植物性エストロゲンとは分けて考えるべきである。これらの化学物質が海や川に流れれば、魚や藻に摂取されて蓄積し、食物に含まれる量は何千倍にもなる。体内の脂肪に蓄積されていた汚染が、妊娠初期に脂肪が分解されることで、血液中に解き放たれる恐れもある。

妊娠初期に過度の合成ホルモンを摂取した場合の悪影響は、すでに把握されている。一九四〇年代から七〇年代後半にかけて、世界中の約二三〇万人の妊婦が流産防止剤として、合成エストロゲンを処方された。その結果産まれた子どもは、生殖器のガンの発生率が高く、不妊を引き起こすその他の問題の発生率も高いことが分かっている。これは、薬から受けた直接の影響とも考えられるし、自然の状態では流産するはずの問題のある胎児が、そのまま産まれてしまったとも考えられる。

現状では、環境ホルモンが精子の減少や精巣ガンの増加に関係しているかどうかは分からない。大多数の政府は、疑わしい化学物質の禁止は時期尚早としている。確かに、ある種の物質が生殖に影響を与えるからといって、ありふれた化学物質も同じように影響を与えるとはかぎらない。因果関係を科学的に裏付けることは容易ではなく、集められた証拠にも不確実性がつきまとっている。

いずれにせよ、この物語の主人公をはじめとする、未来の男性たちの生殖に関わる健康は、ますます危うくなっていくだろう。そうなれば、技術進歩の最も奇怪な成果——代理精巣も歓迎されるに違いない。

▽代理精巣

一九九六年五月、ペンシルベニア大学とテキサス大学の共同研究チームは、マウス（小型のネズミ）にラット（比較的大型のネズミ、第5話に登場したのはこちらである）の精子を「生成させる」ことに成功したと、『ネイチャー』誌に発表した。その論文では、この実験を足がかりとして、いずれはすべての哺乳類を対象に、異種間の精子生成を行えるようになるだろうとの観測が述べられた。

実験は、ラットの精巣の精祖細胞（幹細胞）を、特殊なマウスの精巣に移植して行われた。マウスは、異種の細胞を受け入れて、完全なラットの精子になるまで栄養を与えて育て上げた。精巣内で精祖細胞を育てるのは、特殊な哺育細胞（セルトリ細胞）である。研究者たちはラットの精祖細胞を育てるにはラットの哺育細胞が必要だと考えて、哺育細胞も一緒に移植した。しかし実際には、ラットばかりでなくマウスの哺育細胞も、ラットの精祖細胞に栄養を与えることが分かった。

実験の成功の要因は、マウスの特殊性にあった。使用されたマウスは免疫不全、つまり免疫が弱くて、ラットの精子という異物を排除できなかったのである。第5話のタイトル「男とネズミ」は、むしろ「男とマウス」とすべきかもしれない。『ネイチャー』誌に論文を発表する以前に、同じ研究チームはラット同士での精巣細胞の移植にも成功していた。将来、異種間での精巣組織移植が盛んになれば、マウスよりも大きいラットの精巣の方が、受け入れ容器として適していると言えるだろう。しかし、一九九八年に初めて申請された、人間の精祖細胞を他種に移植する実験では、マウスを代理精巣として使うことを提案していた。

精巣組織ではなく、精祖細胞を移植するのは、「管」の問題を回避するためである。移植された精祖細胞は、受け入れ側の精巣の精細管の壁に連なることができる。これに対して、精巣組織を移植してしまうと、この微細な精細管を外科手術でつなぎ合わすことはできないので、精子は出口を失って射精は不可能となる。受け入れ側の精細管をそのまま活用する方が合理的である。

精巣をそっくりそのまま移植するなら、ちょうど心臓移植と同じように、血管をつなぎ合わせればよい。物語で、男からネズミに移植するときは精祖細胞を使ったのに、ネズミから男に移植するときは精巣をそっくりそのまま使ったのは、そうした理由からである。ネズミの精巣の細管が送り込んだネズミと人間の精子は、人間の精巣上体と精管を経て、ついには射精のために陰茎に至る。この技術で問題となるのは、人間が自分の精子と一緒にネズミの精子も射精してしまう、という点だ。

実際には、ネズミの精子を我慢する必要はなく、人間の精祖細胞を注入する前に、薬品を使ってネズミの精子を生成する能力を殺すことができる。この処置を受けると、ネズミは人間の精子だけを生成するようになる。しかし薬品を使うことで、人間の精子、特に遺伝子が悪影響を受ける恐れがある。それゆえ、不愉快なことではあるが、ネズミの精子はそのままにしておいた方がより安全な選択と言える。

男性にとって、ネズミの精巣を移植されることは嫌悪感をかき立てるだろう。女性にしても、夫の精巣がネズミのもので、夫の精子と一緒にネズミの精子も自分の体内に入るなんて、考えただけでゾッとするだろう。しかし「精巣」と考えるからゾッとするのであって、要は人間以外の種の臓器を移植されるということなのだ。

現実には、この「異種間移植」は実現されていない。しかし、技術は着々と進歩している。一九九二年にはB型肝炎の患者に対して、肝臓の提供を待つ間の一時的措置として、この患者の体に五匹のブタの肝臓を次々とつなぎ合わせる処置が行われた。この患者は命が助かり、回復している。また、一九九五年には、エイズ患者の男性がヒヒの骨髄の移植を受けて、一時的に回復した。結局この患者は死亡したが、直接の死因は移植手術ではない。

一九九八年に米国で行われた世論調査の結果、回答者の四分の三が、愛する人が人間からの臓器や組織の提供を受けられない場合は、異種からの臓器移植を検討すると答えている。回答者は、ブタよりはヒヒやチンパンジーの方が望ましいと答えている。もちろん、ネズミの精巣なんて、質問にも上らなかった。

異種間移植を医療手段として確立するためには、多くの障害を取り除かねばならないが、とりわけ重要なのは、免疫の問題と、異種からのウイルス感染である。現在検討されているのは、遺伝子操作で生み出した、ウイルスに全く感染していないブタの心臓や肝臓を、移植用臓器として利用する方法だ。ネズミの精巣を人間の陰嚢に移植する手術も、原理は同じである。確かに、ネズミのウイルスが精巣や精子を経由して人間に感染する危険はある。ICSIやROSIの場合と同様に、ネズミの精巣が人間の精子のDNAになんらかの影響を及ぼし、発達障害の原因となることも懸念される。ICSIやROSIに関して言えば、これらの技術で誕生した子どもたちの発育を見守るしか、その危険性を判定する道はない。

物語では、主人公は妻を性交で妊娠させられるほど、十分な量の精子を生成できたことになっているが、これはあくまで希望的観測に基づく設定だ。実際の実験では、マウスの精巣で生成されたラットの精子の数はわずかだった。この精子でラットの雌を妊娠させることも、マウスの精巣をラットに移植することも試みられてはいない。オーストラリアのメルボルンにある研究所は、異種間移植を人間にも応用することを申請したが、この研究所で初めて、マウスの精巣で生成されたラットの精子を使ってラットの卵子を受精させる実験が行われる予定である。もちろん、マウスの精巣をラットに移植して性交させるようなことはせず、体外受精かICSIが適用されるだろう。人間の場合も、体外受精かICSIが主流となるだろう。ネズミの精巣の移植を受けてでも、普通に精子を生成したいと望む人が出てくるかどうかは、今のところは分からない。結局のところ、技術発展のタイミング次第だろう（第5話に加え、第6〜8話も参照のこと）。

ネズミの精子が体内に入ることに女性は嫌悪を感じるだろうが、実のところは通常の場合と大差ないのである。射精のたびに、ウイルス、バクテリア、原虫などが、男性の陰茎や精液を介して女性の体内に入る。子宮と子宮頸管から白血球が分泌されるのは、こうした侵入者を撃退するためでもある（同時に、男性の精子の大半も殺されることになるが）。ネズミの精子も、外部から侵入した細胞類の一つであり、その大部分は射精から数時間以内に白血球によって殺される。

異種の精子が体内に入ることへの女性の不快感を忘れてはならないが、その一方で、そうしたことを不快に思わない女性もいる。ごくわずかではあるが、獣姦によって異種の精液の射精を受けた経験のある女性も存在する（一九四〇年代にキンゼーが米国で行った調査ではその人数は一％未満、犬を相手にするケースが多かった）。

▽代理卵巣

本章のテーマは男性の不妊治療だが、同様の治療法は女性のためにも開発されつつある。子宮を摘出しなければならない女性の卵子を凍結保存することはすでに行われているが、卵子を含む卵巣組織の凍結保存も可能となるだろう。この治療法が確立されれば、成熟した卵子を生成できない女児が放射線治療を受ける場合などに適用できる。摘出した卵巣組織を体内に戻して、いずれは妊娠できるようにする。すでにヒツジを使った実験は行われているが、人間に関してはまだである。

最新の実験は、やはりマウスを「孵卵器《ふらん》」として利用している。代理精巣の実験と同じように、ヒツジの未成熟卵子が免疫不全のマウスに移植された。マウスの卵巣で、ヒツジの卵子は健全な状態で成熟することができた。この技術は、動物の希少種保存に役立つだろう。しかし理論上は、人間の卵子も同じやり方で成熟させることは可能なのである（第7話参照）。

▽悪夢の生殖

物語が示唆するように、ネズミを使った不妊治療は、主として放射線療法や化学療法を受けたために正常な精子をつくれなくなった男性に適用されるだろう。このような治療は、精祖細胞を殺傷するか、深刻な突然変異を招くなどして、男性の生殖能力を奪う恐れがある。冷凍した精祖細胞を、使用する準備が整うまで無期限に保存しておくことは、すでに可能である。物語で描かれているように、精祖細胞を一匹もしくは複数のネズミの精巣に注入し、その精巣が精子を生成すれば、主人公の男性が必要としたようなやり方で役立てることができるかもしれない。

しかし、これ以外の利用方法もある。精子を生成できない原因が、精祖細胞ではなく哺育細胞にある場合も、ネズミを使えば、ネズミの哺育細胞に人間の精子への栄養補給を行わせることができる。その意味で、代理精巣はROSIに代わる治療法ともなるだろう。

ネズミを使った代理精巣は、主として人間を対象とすることになるだろうが、人間以外にも、「貴重」な雄のために利用されるかもしれない。競走馬や純血種のイヌが、ガン治療などの不妊につながる療法を受けるときである。また、先に述べたように、絶滅の危機に瀕した稀少動物の繁殖にも利用できるだろう。ただし、人間の場合と異なり、ネズミの精巣を移植する必要はない。ネズミに電極を取り付けて射精させ、その精子を利用してICSIや胚移植を行えばよい。

人間や動物の精祖細胞に栄養補給するために、ネズミの精巣を利用する際の問題点は、ネズミの寿命の短さである。ネズミが死ねば、注入された精祖細胞も失われる。もっとも、凍結保存しておいた精祖細胞を、次々に若いネズミに注入していくことも可能である。

その場合も、精子はすぐには手に入らず、約三ヵ月も待たなければならないという欠点がある。それなら、ネズミよりも寿命の長い動物の精巣を利用するのも一手である。そうすれば、その動物が生きているかぎり、精子は手に入る。たとえば、候補として考えられるのはゾウだが、ゾウの精巣は体内の奥深いところにあるので利用しにくい。

そういう意味では、異種の精子の子守役として打ってつけなのは、実に人間自身ということになる。しかし、どれほど貴重な動物であっても、その精子をボランティアで体内に養う男性はほとんどいないだろう。

しかし、いつの時代も技術が進歩して社会が変化すると、必ず逸脱した行動をとる少数派がいる。この物語の主人公もその一人だ。一九四〇年代に行われたキンゼーの調査によれば、農園で育った男性の五人に一人が、家畜と性交した経験を持つという。それならば、お気に入りの雄ヒツジに代わって雌ヒツジに子どもを産ませるヒツジ飼い、雄イヌに代わって雌イヌと交わるブリーダー、死んだ夫や恋人の精祖細胞を仕込んだペットの雄イヌと交わって、亡き人の子どもを産もうとする女性なども出てくるのだろうか。

こうした妄想はさておき、ネズミを使った代理精巣は、突然に精巣を失った男性にも生殖の道を開いてくれるはずだ。もっとも、ネズミの精巣を移植するよりは、ICSIの方が主流だろう。未来の不妊治療には、しかし、この代理精巣以外にも選択肢が残されているのだ。

第6章 クローン

▼第6話 復活

「だっこ！」二歳の娘は両手を広げて、母親にむしゃぶりついた。

女はじっと座ったまま、ほんの二秒ほど我慢した。たった今、叱ったばかりなのだ。ソファーの上でジャンプしちゃいけません！ その同じソファーに座って、女は熱いコーヒーを飲もうとしていた。「やめなさい、フィー！」カップから茶色い液体が飛び散って、洗いたてのスカートを汚した。娘は無視して、さらに三回飛び跳ねた。跳ねるたびに、長いブロンドの髪が踊る。「やめなさい！」今度はもっときつく言う。「言ったでしょ？ ソファーの上でジャンプしちゃだめ！」

ようやく娘は飛び跳ねるのを止めた。顔をクシャクシャッと歪めたかと思うと、泣き出した。もちろん嘘泣きだ。こうすれば、ママはあっと言う間に後悔して笑いかけてくれる。そのときこそ「だっこ！」を言えばいい。母と娘が抱き合うと、またもやコーヒーがこぼれかけた。

女はそろそろとコーヒーカップを床に置いた。まったく、二歳児が首にかじりついていたのでは、何をするのも楽じゃない。ようやく娘を抱きしめて、頬にキスしてやる――ああ、生きててよかった。

三時間後、お風呂に入ってパジャマに着替えた娘はベッドに潜り込んで、クリームの肌を桃色に染めた顔をのぞかせた。

「お話はこれで最後よ、遅いからね。何がいい?」

「うーんとね」。幼い娘は考え込んだ。それから『ダックとディル』と、舌足らずの声で勢い込んで言った。

女は本のページをめくった。読み始める前に、娘の笑顔に目を留める。突然の感慨にとらわれるのは、こんな時だ。わくわくしながら自分を見つめる娘の顔――夜具に縁どられたその顔は、思わず狼狽するほど死んだ夫に似ていた。まさにミニチュア版だ。

女は気を取り直して、ゆっくり読み始めた。挿し絵を一枚一枚、辛抱強く見せてやる。娘はジャックとジルが丘を降りてくる絵が大好きだ。でも、どうしてダックは王冠をかぶってないの? 娘が納得するまで、何度もお話を聞かせて、絵を見せなければならなかった。

娘の部屋を出ると、まず台所と居間を片付けた。散乱したおもちゃをきちんと元の箱に戻し、ぶつぶつ文句を言いながら、娘がなくしたおもちゃのかけらを捜す。ようやくソファーに戻り、雑誌を取り上げた。やれやれ。

女は今も、七年前に死んだ夫と暮らした家に住んでいる。母娘二人には大きすぎるが、売る気になれなかった。娘は別にして、この家は愛する人につながる唯一の存在なのだ。夫が今もそこにいるように感じて、安心できる。

夫が生きていたら、どんなに娘のことを自慢しただろう。しかし、夫は娘の顔を見ることはできなかった。夫が見たのは、妊娠一四週目の超音波画像だけだった。あとは死の床で妻のお腹に手を当てて、娘の胎動を感じただけ――それが、夫が味わえた最後の感動だった。

「あの新聞屋!」女がののしったのは、二時間後だった。電気を消してベッドに入ろうとしていたとき、正面の窓から開いている門が見えたのだ。その観音開きの鉄製の門扉を、女は車を出し入れするたびにきちんと閉めていた。三年前にこの門扉を取り付けて以来、女は強迫観念に駆られるように門を閉め続けてきた。門を閉め忘れた郵便配達人や新聞屋がののしられたのは、一度や二度ではなかった。

門を開けたままでは、眠れやしない。靴を履いてコートを羽織ると、女は門を閉めに行った。自分が閉め出されないように注意しながら、きちんとロックする。玄関から門までは急な坂道で、霜も降りている。転ばないようにそろそろと歩いた。鉄の扉は冷えきって、女の指を凍えさせた。

翌朝、母と娘はいつものようにゆっくり朝食をとった。外は嵐で雨と風が強く、台所の窓からのぞいている娘は、木々の揺れる様子にすっかり夢中になった。

「トーストを食べなさい。いい子だから。買い物に行くのよ」

娘は皿を押しのけた。顔はバターとチョコレートスプレッドでべたべただ。嫌々をして、トーストの代わりに飲み物に手を伸ばす。娘は言われた通りにした試しがない――少なくとも、一回言われただけでは。しかし、その様子があまりかわいいので、母親が本気で怒ることはめったになかった。

「いいわ、本当に欲しくないのね。じゃあ、お顔をきれいにして、お洋服を着ましょう」

娘を幼児用の椅子から抱き上げると、娘は母親の首に抱きついた。間違いなく、女の髪はバターとチョコレートだらけだ。

身支度には一時間もかかった。娘は真っ赤なレインコート、母親はボタンがたくさん付いたロングコートを着た。車は玄関から数歩のところに停めてある。玄関を閉めようとしたとき、強風がドアを叩きつけ、そのものすごい音に母娘は飛び上がった。娘はすっかり興奮して笑い出した。

「早く乗りなさい。ママが濡れるでしょ」

娘には母親の懇願が聞こえなかった。門の前の道路を大型トラックが通り過ぎ、その轟音にかき消されたのだ。さらに車が二台。どっちにしろ、娘は雨と風にすっかり興奮して、おとなしく車に乗る気になれなかった。

「走っちゃだめ!」娘の気配を察して女は言った。いつもの——女の大嫌いなゲームだ。だからこそ、門が必要なのだ。大丈夫、娘が門にたどりつくまでには捕まえられる。あれは思い出の中だけの出来事だ。

「フィー、お願いよ、乗ってちょうだい」

娘は聞いていなかった。「ワーイ」。興奮して叫ぶと、坂道を駆け出した。「ママ見て! ダックとディルみたいでしょ」。ママが捕まえてくれるのを期待しながら、思い切り走る。門の外の危険など、娘の頭にはまったく浮かばなかった。

女が娘を追いかけようとしたとき、強風に巻き上げられたコートのすそが、車のドアにはさまった。女は走り出そうとして、つんのめった。ドアを開けるのにかかった時間はほんの数秒、それが命取りだった。女が走り出したとき、娘は門まで半分の距離に達していた。門は……開いていた! 郵便屋の仕業だ。

「止まって!」娘を捕まえられないと気付いて、女は金切り声を挙げた。「フィー! フィー! フェニックス!!」

女の目に、門を真っ直ぐに抜けて道路に走り込む、小さな赤い姿が映った。激しいブレーキ音が左右から響いた。その瞬間、娘の姿が消えた。スリップしてきたバンが、女の前をふさぐように急停止した。さらにブレーキ。金属がひしゃげ、ガラスの割れる音。後続車が追突したのだ。女はバンの向こう側に回り込んだ。お腹から内臓が飛び出しそうだ。うそよ。またこんなことが、私に、あの子に、起きるなんて。

女は、目の前の光景をすぐには信じられなかった。娘は道路の真ん中に立っていた——恐怖に泣き叫びながら、しかし無傷で。女は娘にむしゃぶりついて抱き上げた。ドライバーたちの怒りと安堵の罵声も、女の耳には入らなかった。娘を抱えて門に走り込む。母と娘はぐしょ濡れのコートを着たまま、ソファーにくずおれた。二度と離れまいとするかのようにしっかりと抱き合い、恐怖と安堵の涙を流した。女の心に、さまざまな思いが渦巻いた。この家を売ろう。もっと安全なところに引っ越すのだ。こんなことが起こらないための門なのに。郵便屋め！ 新聞屋め！ フェニックスなんて名前を付けるべきではなかったのだ。少なくとも、二度目の時は。でも、娘の名前を付けたのは夫だった。夫は、この名前にまつわる死の臭いに気付かなかったのだ。

突然、奇妙な考えが頭に浮かび、消し去ることができなくなった。フェニックスは三歳を越えて生き続けることができない運命なのだ。この子の遺伝子には死が仕込まれている。それなら、もう一度やるまでだ。最初にクローンを依頼したときも迷いはなかった。今日だって迷わないだろう。四年前、女は救急車の中で決心したのだ。死亡を確認する救急隊員の傍らに横たわる、めちゃめちゃに破壊された最初のフェニックスの体……。女は頼み込んだ。娘の細胞を保存して生かし続けてほしい——クローンが可能になる日まで。

女はカウンセリングを受けて、さまざまな意見に耳を傾けた。過去は忘れなさい。娘さんは安らかに眠らせてあげるべきです。もう一度、やり直しなさい。でも、女にはできなかった。フェニックスを、そしてフェニックスの父親を愛している。あの子を死なせるわけにはいかない。もし、方法があるなら——そう、あるではないか。女は一度だって、後悔しなかった。なるほど、フェニックス−1とフェニックス−2は同じではないだろう。しかし、それは些細なことだ。誰がどう見ても、二人のフェニックスはまったく同じ、美しくて愛らしい娘なのだ。育つのに少し余計に時間がかかるだけ——本当なら七歳になっているはずのフェニックスは、ようやく三歳になるところだ。
女はフェニックスをかたく、あらんかぎりの力を込めて抱きしめて、すすり泣いた。「ママを抱いてちょうだい、お願いよ」

▼クローン——恐怖とファンタジーの未来図

物語の舞台は、二〇五〇年頃である。驚くべき結末——フェニックスはクローンだった。しかし、決して悪夢のような存在ではない。生き生きとした愛らしい女の子で、母親に溺愛されている。

SF的な生殖技術の中でも、とりわけクローンは人々の想像力をかき立ててきた。小説家も大衆も、クローン人間のグロテスクさに注目した。遺伝的にまったく同じ人間が産み出される、数々の恐ろしいシナリオが書かれてきた。たとえば、第3章でも触れた『すばらしい新世界』（一九三二年）では、ロンドン中央孵化《ふか》場でα《アルファ》、β《ベータ》、ε《イプシロン》の三タイプのクローン人間が何百人と産み出される様子が描かれている。クローン体の一部を培養して、鏡に映った自分の姿が歩き出したような人間をつくる——それが従来のクローンのイメージである。

このようなイメージは、クローン技術の現状とは程遠い。この物語が示唆するように、クローン技術は破滅ではなく、恩恵をもたらすものとなるだろう。

▼クローン技術

現在、クローン人間の実現に向けて開発途上にある技術は、体の一部を培養する方法とはまったく異なる。自分と年齢、外見、性格が全く同じ人間が、突然に誕生することはあり得ない。子どもの頃にクローンの兄弟でもつくっておかないかぎり、大人になってからでは遅すぎるのだ。むしろ、最もありそうなのは、クローンの娘や息子をつくること——遺伝的に自分と全く同じ人間を、一世代遅れで創造することである（第10話参照）。クローンといえども、胚として生命を得て、代理母を介して誕生する。

クローンをつくりだすために最初に利用されたのは、大人のヒツジである。一九九七年二月二七日付の『ネイチャー』誌は、スコットランドの研究チームが初のクローンヒツジを誕生させることに成功したと報じた。「ドリー」と名付けられたヒツジは、次のようにしてつくられた。

クローンのもとになったヒツジ（これをクローンマザーという）は、六歳のフィン・ドーセット種の雌である。出産を三カ月後に控えた時点で、乳腺細胞を採取し、これを培養液で増殖させた。クローンをつくるために必要な遺伝情報は、これらの乳腺細胞の細胞核に含まれているが、乳腺細胞のままでは遺伝情報を発動させることはできない。そこで卵母細胞（未成熟な卵子）に、この乳腺細胞の細胞核を移植する。

卵母細胞は、スコティッシュ・ブラックフェイスという別の種類のヒツジから採取された。産まれてくるヒツジが乳腺細胞を提供したヒツジのクローンであることをはっきりと見分けるために、意図的に別種のヒツジを使用したのである。性腺刺激ホルモン放出ホルモンを注入すると、その二八〜三三時間後に卵母細胞を採取することができる。当然ながら、これらの卵母細胞にはブラックフェイス種の遺伝情報が含まれている。そこで、卵母細胞から細胞核を抜き取って、代わりにクローンマザーの細胞核を植えつけるのである。

通常なら、卵母細胞は受精することで成熟し、胚に成長する。しかし、カルシウムや電気的刺激を与えて、あたかも受精したかのように成熟させることも可能だ。ドリーの場合は卵母細胞の成熟ばかりでなく、細胞核の移植にも電気的刺激が用いられた。ブラックフェイス種がホルモンを注入されてから三四〜三六時間後には、クローンマザーの細胞核を植えつけられた卵母細胞が成熟を開始した。

卵母細胞が成熟して胚になると、この胚を生きたヒツジの卵管に移植し、胚を安定させるために卵管の両端を結び止めた。六日後、良好な状態で成熟している胚を、ブラックフェイス種の代理母の子宮に移植し、あとは自然に出産させた。

この最初の実験は確実性のきわめて低いものだった。乳腺細胞の細胞核を移植された二七七個の卵母細胞から、産まれたヒツジはたったの一匹である。流産や胎児の異常も多く発生した。しかし、二六日目の胚の細胞を用いた場合は三匹、九日目の胚では四匹の子どもが産まれた。つまり、細胞が若ければ若いほど、成功率も高くなるわけだ。数年以内には、大人のヒツジの細胞からより確実にクローンをつくれるようになるだろう。

クローン技術は、さまざまな科学的疑問の解明にも役立った。特に注目すべきは、遺伝子の働きの差異に関する細胞分化の問題である。人体を構成するすべての細胞には、全く同じ遺伝子の組み合わせが含まれている。しかし、肝臓の細胞では、肝臓の働きをつかさどる遺伝子以外は活動せず、同様に筋肉の細胞では、筋肉の活動をつかさどる遺伝子だけが働く。そして一度切れたスイッチが再び入ることはない――これが従来の考え方だった。

しかしこの理論だと、大人の個体から採取した細胞ではクローンをつくれないことになってしまう。遺伝子の出す指示は体の部位によって異なることになるからだ。これでは一つの個体をつくりあげるのに必要なすべての遺伝情報を得ることはできない。クローンをつくるには、胚の細胞を利用するしかないと思われていたのも、そのためである。胚の細胞ならすべての遺伝子にスイッチが入った状態だからだ。確かに、胚の細胞を使った方がより確実にクローンをつくることができる。しかし、クローンヒツジ、ドリーの存在は、いったんスイッチを切られた遺伝子にもう一度スイッチを入れることも可能であることを証明した。細胞に「初期化」と呼ばれる処置を施して、細胞分裂の特定の段階で卵母細胞に移植すれば、すべての遺伝子にスイッチを入れることができる。

理論上は、この技術を人間に応用することも可能である。すでにサルを使った実験は成功している。ただし、実験に使われたのはごく初期の胚で、まだ八〜一六個しかない細胞の一つが利用された。

クローン人間が実現されるのは、いつ頃だろうか。一九九八年にシカゴで行われた試み〔シカゴ在住の科学者が、不妊に悩む人のためにクローン技術を使って赤ちゃんをつくる、クローンクリニックの構想を発表した＝訳者注〕は、失敗に終わったものの、不妊治療としてのクローンを予感させた。クローンほど、不妊治療として確実なものはないだろう。すべての人間は細胞をもっているから、あとは卵母細胞を提供してもらって、代理母に産んでもらえばよい。クローンによる生殖と、配偶子による通常の生殖の違いは、前者は一人の人間だけが親であり、親子の遺伝子は一〇〇％一致するのに対して、後者は二人の人間が親であり、親子の遺伝子の一致は五〇％ずつであるということだ。クローンは男にとっても女にとっても、不妊に終止符を打つ手段となるだろう。すべての人間は生殖できるのだ。

▼自然界のクローン

生物学的な意味で言えば、クローンはごく普通のことである。植物の群落や珊瑚礁は、クローンの群れである。こうした動植物のクローンの多くは、根や神経の循環システムを共有している（もちろん例外はあり、ヒドラ属の腔腸《こうちょう》動物は、個々が独立して生きている）。クローンは生き残るための手段であると同時に、生殖の手段でもある。たとえばヒトデは切り刻まれても、その一片一片がもとのヒトデと遺伝的に全く同じ個体に成長する。

人間に関して言えば、約六〇億人の世界人口のうち約四八〇〇万人がクローン、つまり一卵性双生児である。クローンは人間の個性や尊厳を損なうとして非難する人々はこの事実に留意すべきだろう。

双子と言っても、同じ接合子から産まれた一卵性の双子がクローンであって、二卵性の双子はこれに当たらない。一卵性の双子は、妊娠初期に接合子が二つに分かれ、別々の個体として育ったものである。一卵性の三つ子、四つ子、五つ子も同様であるが、双子に比べればきわめてまれである。一卵性の双子であっても、遺伝的素質も全く同じというわけではない。接合子が分裂したあとに、突然変異が起きる可能性があるからだ。一卵性双生児に関する最近の研究によると、一人だけが精神分裂病などを発症した場合、二人のDNA塩基配列には決定的な違いが見られることがあるという。

この物語のフェニックスー1とフェニックスー2は、同じ人間ではない。むしろ、一卵性双生児に近い。もちろん、四年という時間が二人を隔てており、一人は死んで一人は生きている。クローンは双子と同様、遺伝的には同一でも、外見や行動までが全く同じということにはならないだろう。その理由は二つある。

第一の理由は、クローン細胞の培養中もしくは胎児の発育の初期段階で突然変異が起きる可能性だ。受精卵の細胞核に含まれている遺伝子が、その成長のすべてを完全にコントロールできるとはかぎらない。細胞核を取り巻く細胞質も、影響を与える可能性がある。二つもしくは三つのクローン卵子を生成する場合、遺伝子配列は同じでも、それぞれの卵母細胞の成分は異なっている。結果として、完璧に同じクローンはあり得ないのである。むしろ一卵性双生児の方が、卵母細胞の成分も同じである分、クローンよりも相似性が高いと言えるだろう。

以上のような突然変異の可能性に比べると、第二の理由はより明確である。すなわち、教育や経験こそがその人間の成長と個性を左右する、ということだ。複数のクローンが一緒に育ったとしたら、非常によく似ることは確かだが、完全に同一にはならないだろう。食事、病歴、経験の違いが、外見や行動に大きな影響を及ぼすからだ。たとえば、二人のクローンのうち、片方だけがイヌに嚙まれたとする。

イヌに噛まれた経験を持つクローンは、イヌを恐れるようになるだろうし、もし不幸にもそれが原因で、後遺症の残るような病気に感染したら、二人のクローンの外見と精神は大きく異なってくるだろう。ここまで極端な例でなくても、わずかな経験の差が、遺伝的には同一の二人に明らかな差異を生み出すだすことは大いにあり得る。

だからといって、遺伝子がコントロールを失ったわけではないし、環境的な要因が遺伝子の命令を無視して、遺伝子が阻止すべき差異を生み出したわけでもない。異なる環境が原因で差異が生じるのは、遺伝子の命令は概して絶対的なものではなく、条件に左右されるからである。遺伝子が命じるのは、状況に応じたやり方で行動し、成長することである。人間は犬に噛まれるなどの不快な経験をすると、その後は用心深くなるように、遺伝的にプログラムされている。二人のクローンが犬に対して異なる態度をとるのは、まさに遺伝子のなせる業――互いにきわめて共通点の多い遺伝子のなせる業なのである。

もし、一卵性双生児が別々に育ち、異なる環境で異なる経験をしたら、その差異はますます大きくなる。クローンも同じである。フェニックス―2はフェニックス―1の四年後に産まれているのだから、両者の経験は全く異なる。少なくとも、別々に育った一卵性双生児と同じくらいの差異は認められるだろう。

▼クローンの問題点

初のクローン実験が報道されると、クローン技術が悪用されたらどうなるか、という未来予測が盛んに行われた。独裁者が自分のクローンを大量につくって世界を征服する、金持ちが臓器移植用に自分のクローンをつくる、有名人の体の一部を手に入れたファンが自分専用のクローンをつくる、などといった不気味な予測も登場した。死んだアイドル、たとえばエルビス・プレスリーを復活させるなどといった極端な話も飛び出したが、もちろん、クローンには生きた細胞が必要なのであって、細胞が死んでいては無理である。

　こうした想像は世論の関心と不安をかき立てたので、クローン技術の有益性は無視され、やみくもな反対ばかりが目立つようになった。穏健派は、倫理的な問題に決着がつくまでは実験を控えることを提案したが、強硬派は、強姦や児童虐待や殺人への懲罰と同程度の厳しさをもって禁止すべきだと主張した。問題の焦点は、クローンは人間の人格と尊厳を侵害する、自然の摂理に反した技術なのか、ということだ。

　人間の人格と尊厳の問題は、第15章で取り上げることにして、ここでは「自然の摂理」について考えてみたい。

　現在のクローン技術は、きわめて信頼性の低いものである。ドリーは試行錯誤の末、数多くの流産や胎生異常を乗り越えてようやく誕生した、成体細胞（分化した細胞）からつくられた唯一のクローンである。しかし、いずれは体外受精やＩＣＳＩと同様に急速に実用化が進むだろう。

　成体細胞からクローンをつくりだすために多大な時間と資金を注ぎ込んできたパイオニアたちにとって、報酬は大きなものではなかった。実験ができること自体が報酬だったのである。現在、クローン技術は主として、望ましい資質を備えた家畜を大量に生産することを目的に、開発の途上にある。たとえば、肉や乳の生産量を上げることも、その目的の一部だ。その他にも、遺伝子工学（第8章参照）を応用して、有益な成分を含む乳を分泌する個体をつくりだした後、その個体を短期間に低コストで生産することも目指している。そのためには、成体細胞ではなく、胚の細胞を利用した方が、迅速かつ簡便に、コストを抑えて、確実に目標を実現できる。クローン技術の開発努力は、主としてこうした分野に向けられている。しかし、人間生殖の主要な二つの目的、すなわち不妊の解消や、物語のような事故や病気で死んだ子どもの双子をつくるためには、胚の細胞からクローンをつくる技術はほとんど役に立たない。そのためには、成体細胞を使わなければならない。

ドリーの実験が報告されてから一年後の一九九八年、ドリーが本当に成体細胞からつくられたのか疑問視する見解が、一部の科学者から示された。残念ながら、実験を行ったスコットランドの研究チームは、ドリーとクローンマザーの遺伝子指紋を比較することを怠っていたので、ドリーが本当にクローンであるかどうか、絶対的な確証が得られなかった。しかも実験当時、クローンマザーは妊娠していたので、ドリーがクローンマザーの成体細胞からではなく、胎児の胚細胞から産まれた可能性も捨てきれなかった。ドリーがクローンではないかもしれない可能性は、スコットランドの研究チームは報告書でほとんど言及していなかったものの、せいぜい百万分の一くらいだった。しかし、その後しばらくの間、科学界では結論を出すための議論が続いた。しかし一九九八年末には、すべての科学的検証が終了し、スコットランドの研究チームは名誉を回復できた。ドリーは紛れもなく、クローンだった。

クローンが成体細胞から産まれたことを証明する最大の決め手は、他の研究所もドリーと同様の実験に成功したことだ。ただし、一九九八年三月の時点では、フランスの研究チームがウシの成体細胞からつくったクローンを妊娠中期の段階まで成長させたという中間報告書が『ネイチャー』誌に報告されたのが、唯一肯定的な証拠だった。使用されたのは、生後二週間の子ウシの皮膚の細胞——子ウシといえども、立派な成体細胞であり、議論を沈静化させるには十分な証拠だった。さらに同年七月には、分化した細胞を用いてマウスのクローンがつくられたことが発表された。こうして、ドリーの仲間たちが増え始めた。

成体細胞を使ったクローン実験は、人間以外の動物ではごく普通に行われるようになった。それでは、いつから人間を対象とするクローン実験を始めるか——それが問題である。

▼クローンの未来

将来、クローン技術が人間の生殖手段のひとつとなることは、まず間違いない。そのためにはクローンという刺激的な言葉を使わずに、人工的双子化といった穏当な言い方に変える必要があるだろう。現状を打開する糸口となるのは、やはり物語で描いたような出来事だろう。不慮の事故で幼い子供を失った母親に、死んだ子どものクローンをいわば双子の兄弟姉妹として返してあげることには、世間の理解が得られるのではないか。子どもの生命を医療で救うことと大差ないと言えるだろう。

第二の突破口は、不妊治療としてのクローン技術である。精巣のない男性、卵巣のない女性が子どもをつくるためにクローン技術を応用するのだ。純然たるクローン以外にも選択肢がないことはないが（第11章参照）、別の選択肢にもクローン技術は応用されている。一般に言って、新しい技術がいったん容認されたら、同様の技術は次々と受け入れられていくものだ。

現在、オーストラリア、英国、デンマーク、ドイツ、スペインの各国では、人間を対象としたクローン実験は禁止されている。この他にも一九九八年に欧州一九カ国が、生殖を目的とした人間のクローン実験を禁止する国際協定に署名した。日本の科学技術庁も、人間のクローンを法的に禁止することを検討している。

米国は、一九九八年時点では人間のクローンを禁止していないが、連邦政府の基金を人間の胚（胎児）の研究に使うことは長らく禁止されている。結果として、体外受精もクローン技術も、その開発に従事してきたのは私的な研究機関である。クローンヒツジ、ドリーが誕生した時点では、クローン技術の研究機関や研究そのものに対する規制は全くなかったが、その後間もなく、人間のクローン実験を五年間凍結する法案が提出された。

米国は現在、この問題に関して論争の真っ最中である。全国カトリック司教会議などの宗教系圧力団体は、人間のクローンの全面禁止を主張している。その一方で、バイオテクノロジー産業や産科医学協会などは、そうした禁止の動きに歯止めをかけようとしている。中間的な解決策として、移植や出産を目的としない範囲内で研究を許可すべきだとの見解も示されている。この見解を採用すれば、人間の胚のクローン研究を（あくまで私的な研究機関においてであるが）合法的に行うことが可能になるだろう。

英国では、治療のためのクローンと生殖のためのクローンを分けて考えようという動きが見られる。英国の法律によれば、受精後一四日未満の人間の胚は、実験に使ってもよいことになっている。同じ法律をクローンにも適用するなら、人体組織の再生を目指す、治療のためのクローン実験に道を開くことになるだろう。そうなれば、臓器移植技術の発展にも大いに貢献できる。破壊された組織をクローン技術で再生して移植できれば、拒絶反応の問題も起きずに済む。

九〇年代のクローン反対運動は、そのワンパターンな点でも、三〇年代の人工授精、七〇年代の体外受精への反対運動と同じであり、一七世紀の人々が乳母制度に示した反感と大差ない。二一世紀初頭の状況がどうであれ、ときの経過とともに、クローン反対運動も同じ様な結末を迎えるだろう。人間にとってクローン技術は究極の不妊治療であり、必ずいつかは実現されるに違いない。問題は、それがいつになるかである。二〇年か三〇年、ひょっとしたら百年かかるかもしれない。しかし、クローンが人間生殖の一形態となる日は必ずやってくる――人工乳保育が、人工授精が、そして体外受精が当たり前になったように。

治療を目的としたクローン研究は二〇〇〇年頃までに、不妊治療を目的としたクローン研究は二〇三〇年頃までに着手されるだろう。その後の進展を左右するのは、社会の変化――「生殖レストラン」がどれだけ早く登場するかである。

第 3 部　生殖パートナー選び

第7章　避妊カフェテリア

▼第7話　貧者の選択肢

女は怒っていた。男は取り付く島もなかった。

「あの娘《こ》と本気で話してよ。世間じゃ、私があんたにやりたい放題させてると思ってるわ」

女のくわえタバコが上下に揺れて、灰が廊下の床に落ちた。男は逃げ腰のまま、ドアのところで振り返った。

「どうしろってんだ？　あいつは俺の娘じゃないし、俺の言うことなんか聞くもんか。まあ、おまえら二人ともそうだけどな。あいつは自分でうまくやるよ。キーキーわめくな。俺は仕事に行くんだぞ」

男は外に出ながら、女を睨み返した。「このブタ小屋の掃除もできないか？　家事の一つもやれよ」

男はドアをたたきつけた。彼女、モーリーンは憤懣を込めて、濡れ雑巾を投げつけた。雑巾は一瞬、頭の高さでドアにへばりつき、数インチ滑ってから、葉っぱがこびりついた泥だらけのマットの上に落ちた。そのマットは、同じくらい汚れてすりきれた廊下のカーペットを気休め程度に覆っている。抗議の意味を込めて、彼女は雑巾をそのままにした。

モーリーンは冬の朝が大嫌いだった。時刻は午前六時。同棲相手の男は、毎朝自分が仕事に出かける前に、朝食を用意しろと言う。しかも、モーリーンが電灯をつけっ放しにしないように、あちこちの電球を外してしまった。セントラルヒーティングはもう何年も壊れたままだ。

モーリーンはベッドにもどろうと、咳込みながらゆっくりと階段を上っていった。ティーンエージャーの息子たち二人が起きて学校へ行くまでには、あと一時間はある。それに、ベッドの中だけは暖かい。スリッパを脱ぎ、寝巻きの上にガウンを着たままでベッドに入った。コーヒーの染みがついたサイドテーブルの上の灰皿でタバコをもみ消した。

娘のトレーシーのことを考えると眠れなかった。娘は、男との言い争いの種だ。娘は家族の中で、さらには友人たちの家族も含めて、初めて大学まで進学した人間だ。猛勉強と強い信念のたまものだった。そして今もこの猛勉強と強い信念のおかげで、大学に踏みとどまっている。

男は娘が一四歳になると、自分の食い扶持ぐらい稼げと言って、娘にアルバイトをさせた。たいていは週末だったが、ときには夜や早朝の仕事もあった。それでも娘は学業をおろそかにせず、抜群の成績を収めた。そして大学へ行きたいと言いだしたのだ。一体どうして、とモーリーンは思ったものだ。高校を卒業したらすぐにお金を稼げばいいのに。成績がいいんだから、きっといい仕事が見つかるだろう。どうしてあと何年も待つのよ?

だが娘の決意は固く、自分で自分の面倒を見ていた。大学に入っても、娘には息つく暇もなかった。母親のモーリーンは学費を援助してやれない。勉強を続けたければ、娘が自分でなんとかするしかない。誇らしいことに、娘は立派にやっている。でも何を犠牲にして? 仕事、勉強、仕事、勉強。他には何もしてないじゃないの。

「体壊すわよ」。最後に娘に会ったとき、そう言ってやった。

モーリーンはベッドの上に身を起こしてガウンの胸元をかき合わせたが、ちっとも暖かくならなかった。無意識にタバコに手を伸ばして、火をつけた。

一生懸命働いて勉強しているだけでもたいへんなのに、ブロックバンク――BBのために貯金するなんて馬鹿な話だ。まったく、BBだなんて！　自分たちのような女は、卵管結紮《けっさつ》術に大金を払ったりしないものだ。自分の娘ぐらい外見が良ければ、年寄りで金持ちの絶倫男をたらしこんで子どもを産んで、養育費をせしめたものだ。自分が若い頃は、子どもを産むことが労働者階級の女性の最強の武器だった。自分があの人との間にトレーシーを授からなかったら、今ごろ家族はどうなっていたことやら……。

踊り場の向こうでドアが開く音が聞こえた。やがてトイレのあたりで、おならの音が鳴り響いた。息子の一人が起きたのだろうか、なにやらごそごそしている。息子がBBのために貯金するなんてことがあるだろうか。問題はそこなのだ。娘の考えていることは想像がつく。今どき、BBしていない金持ち男なんて、めったにお目にかかれない。そうなると、たらしこんで子どもの養育費をせしめることのできる男といえば、BBするだけの金のない貧乏人、ようするに、まともに養育費を払えない連中だけだ。さっき飛び出していった男がいい例だ。あいつの子どもを二度もはらんだあげくが、このあり様だ。

ドアが閉まり、息子はベッドに戻っていった。後でたたき起こして、学校へ送り出さねばならない。息子は学校では気楽にやっている。まったく、娘とは大違いだ。それにしても、いつまで名ばかりの娘でいるつもりだろう。大学に入ってからは一度しか会っていないし、もう別人のようだ。付き合っている連中から中流階級の理想を吹き込まれているのだ。BBなんて馬鹿を言って。モーリーンはタバコを吸いながら思った。やがてタバコがなくなると、少しでも暖まろうと掛け布団の中に滑り込んだ。

百マイル離れた場所で、トレーシーも寒さに震えていた。最低の家賃に最低の設備の部屋で、友達と一緒に四人で住んでいる。共同のキッチンとバスルームに、居間兼寝室の個室が付いた簡素な部屋だ。

トレーシーはガウンにくるまって、バスルームから自分の部屋に戻った。まだ早いのでルームメイトは誰も起きていない。みんな彼女と同じ学生だが、両親の仕送りを受けている。

部屋に戻ると、その日の分の避妊薬を飲んだ。ナイトガウンを脱ぎ、すばやく裸身を覆う。恥ずかしいからというより、ともかく寒いのだ。

「おいトレーシー」と、ベッドカバーの下から声が上がった。「この次は僕の部屋で寝ようよ。凍傷で、アソコがとれちまった」

ジーンズをはきながらトレーシーは笑った。「文句言わないの。起きて服を着てよ。私は行かなくちゃ」。三〇分後には、新聞販売店の早番の仕事を始めるのだ。

トレーシーが詮索するように見つめる中、ロジャーはしぶしぶとベッドから這い出した。本当だ。ロジャーのアソコはほとんど見えない。対照的に、彼の吐く息は部屋の冷気のせいでよく見えた。

二人は昼休みにカフェテリアで会った。トレーシーは二時間働き、それから二つの講義に出席した。ロジャーは自分の暖かいアパートに戻り、午前中いっぱい寝て、ようやく前の晩の性的奉仕の疲労から回復した。彼が講義をさぼるのはこれが初めてではない。

「僕のところへ越してこいよ。あんなボロアパートで暮らせるわけないじゃないか」

トレーシーは肩をすくめた。「家賃を払えないわ」

「払えなくてもいい。払う必要ないさ」

「ヴァギナで払えってわけ」

「そんな言い方ないだろ。本当に愛してるんだ。分かってるだろ。毎晩一緒にいたいんだ。アレするときだけじゃなく。アパートの家賃は僕一人でも二人で変わらない。君はお金を節約したらいい。どれか仕事を辞めろよ。そしたらもっと一緒にいられる」

トレーシーは首を横に振った。「BBのお金を貯めるまでは、仕事を減らすつもりないわ。あんたはいいわよ。第二次性徴期に入る前に済ませたんだから。精液はもう凍結保存されているし。あんたが有名になったら、群がる女の子の中からラッキーな子を選んで開封すればいいんだもの」

ロジャーは気弱な笑みを浮かべた。トレーシーに痛いところを突かれたのだ。

「それまでは、やり放題。罠にはまる心配もない。私もそうなりたいの。自分でコントロールしたいのよ。母さんと同じ間違いは絶対しない。貧乏は恐ろしいわよ。セックス＝《イコール》赤ん坊なんだから。ちんけな策略を巡らせて、引っかける男と振る男を見分けて。でも、どんなに惚れた相手でも、セックスしちゃだめ。そうした相手はたいてい、過ちの尻拭いをするお金を持ってないんだから」

「ちょっと待てよ。避妊すりゃいいじゃないか」

「避妊？　あんたに何が分かるの？　コンドームしたことある？　ないでしょ。あんたみたいな連中はする必要ないもの。もうエイズだって治るし、それから、えーと、どんな性病があったっけ？　すごく昔からあるやつ」

「梅毒？」期待を込めて、ロジャーは尋ねた。ロジャーもトレーシーも、一応は生理学専攻なのだ。知ってなきゃ恥ずかしいよな。でもそれは歴史であって、医学的知識とは言えない。

「そう、それ。他には？」

ロジャーは首を横に振った。覚えているのは、恐ろしくつづりが難しいということだけだ。

「とにかく、病気の心配がなくなって以来、お金持ちがコンドームをする必要はなくなったわ。それに、しょっちゅうピルを飲んでいる気持ちが分かる？　あんたは血栓症やガンを心配しないでしょ」

「そりゃ、あれだけ飲んでりゃ何か起きるだろ」。ロジャーは横柄に言った。「よく無造作に山ほどホルモン剤を飲めるよな。僕は絶対に男性用ピルは飲まないし、あの手の注射も打たない。いつか必ず副作用が出るから。君の言うとおり、避妊はBBできない人のためのものさ。でも、養育費の罠にはまるよりはましだ」

いつの間にか正反対のことを言っているのに気付いて、ロジャーはちょっと口ごもった。

「貧乏は恐ろしいよ、確かに。でも、僕と付き合うかぎりは、ピルを飲む必要ないだろ。そうさ、僕はBBしてる。そのことを後悔したことはない。君はピルを止めて体を休ませろよ」

「BB、素敵なBB」。トレーシーは男性向けのヌード雑誌に載っていた、身も蓋もない広告を口ずさんだ。「……するのと同じくらい簡単」

ロジャーはにやっとした。あの悪名高い広告――もちろん、女性版もあった。ただし「同じくらい簡単」ではなく、「ずっと簡単」だったが。どうして、「ずっと簡単」なんだろう？

トレーシーは熱いコーヒーをすすり、ちょっとの間、とげとげした態度を和らげた。「確かに薬は止めるべきね。もう五年も飲んでるから。私は母さんに似ている。セックス好きの淫乱よ。でも、赤ん坊は産みたくない。母さんは横になって足を開いて二〇代を過ごしたって、継父《あいつ》が言ってた。まったく、どうやって私の父親を捜し当てたんだか。たぶん、一番金持ちの男を名指しして、あとは運を天に任せたのね。父子鑑定テストは、母さんの人生のハイライトよ。でも、あいつとつるんだせいで、人生は滅茶苦茶。以来、私の養育費をアルコールとタバコに注ぎ込んできた。もし、私が用心深くなかったら、母さんと同じ道を歩いてたわ。学校の駐輪場で初体験して以来、自分の性欲が怖くてたまらない。相手はちょっといかした男だったけど、私はたった一二歳。私ってノーと言えない質なのね。好きなのよ、アレが。あんたを好きなのと同じくらい」。皮肉を込めて言う。「ピルを止めたら、きっと一発で妊娠よ。しかも相手は貧乏人に決まってる」

ロジャーは傷ついた。ちょっとくらい、貞淑なところを見せてくれてもいいのに。でも、それがトレーシーだ。意志が固くて、束縛を嫌う。だから、彼女を愛しているのだ。

「堕《お》ろせばいい。君の人生を滅茶苦茶にするような貧乏人の子を産んでやる必要ないよ」

「本当に何も分かっちゃいないわね。お金持ちのパパとママ、素敵なアパート、素敵な生活、脳天気な性格。中絶なんてご免よ。誰もがすることでもね。私には分別もあるし、意志は固い方よ。でも、お腹の赤ちゃんを殺す気にはなれない。どっちにしろ、中絶だってお金がかかる。相手の男が養育費を払えない貧乏人なら、中絶の費用だって払えないに決まってるわ」

「分かった。ピルを止めなくていいし、僕しか愛してないなんて言わなくてもいいさ」

「ごめんね」。トレーシーはロジャーの手を握った。「こういう女なのよ」

「ともかく、僕のところに越してこいよ。冷蔵庫から脱出して、お金を節約しろよ。僕は君と裸で寝たい。エスキモーみたいに服を着たままは嫌だ。母さんは君と一度しか会ってないけど、君のことは気に入ってる。もし、僕たちがパートナーになるなら——いつかは子づくりのパートナーになるって、母さんも認めてくれたら、母さんは君にBBのお金を貸してくれるかもしれない。試してみる価値はあるよ」

トレーシーは首を横に振ったものの、こう答えた。「いいわ。あんたが私を自分のものみたいに扱わなければ、一緒に暮らすわ。楽しいだろうし。でも、何も約束はしない。誰からもお金はもらわない。たとえBBのためでも。お金は自分で稼ぐ。母さんみたいな惨めな境遇から抜け出すには、自分の力でやるしかない。やろうと思えばできるってことを、母さんに対して、自分自身に対して証明するわ。そのとき初めて安心できるのよ。達成感を味わえるのよ」

トレーシーとロジャーは卒業まで一緒に暮らした。その間、お互いに一度も浮気をしなかったことは、彼ら自身にとっても驚きだった。トレーシーは優秀な成績を収めた。博士課程に進んで、皮肉なことに、長期間にわたる避妊が女性の体に及ぼす影響について研究した。一方、ロジャーは平凡な成績で、遠くの街で平凡な仕事に就くことになった。二人は別れた。

　トレーシーは必死に働いたが、学部生の間はかつかつで、BBのために貯金するどころではなかった。大学院生になってからやっと時間に余裕ができて、お金を稼げるようになった。ところがそのお金も、母のモーリーンが肺ガンの治療を受けることで消え失せた。モーリーンは健康保険に入っていなかったので、国の補助を受けるより先に危うく死ぬところだった。トレーシーは一カ月の間逡巡した後、必死で稼いだ金を差し出した。しかし無駄だった。症状が現れてから一年と経たずに、モーリーンは死んだ――娘の貯金を使い果たして。母親の葬式を最後に、トレーシーは家族とは二度と会わなかった。

　博士号で武装したトレーシーは、さる病院付属の生物医学研究所で良いポジションを獲得し、避妊の副作用の研究を続けた。トレーシー自身には何の兆候も見られなかったが、実験の結果は否定的なものだった。

　トレーシーは一人で暮らした。性の冒険相手は、同僚、医学生、臨時雇いの医師など、たいていは一夜限りの関係だった。どの独身男もBBをしていたが、トレーシーは強迫観念に駆られて妊娠を恐れた。相変わらず毎朝ピルを服用し、病気で飲めないときはセックスを慎み、もしくは相手の男にコンドームを強要した。

　三三歳の時、転機が訪れた。ようやくBBできるだけのお金が貯まる頃、一〇歳年上の婦人科医長と恋に落ちたのだ。トレーシーは長年のポリシーを捨てて、彼から経済的な援助を受けることにした。喜んで彼の生活パートナーとなり、その一カ月後には、子づくりのパートナーになりたいと心から望むようになった。当然ながら、パートナーは一〇代の頃にBBを受けていたので、子どもは体外受精でもうけることにした。同時に、トレーシーはパートナーにお金を足してもらって、ついに卵管結紮《けっさつ》を受けた。卵子は凍結保存することにした。

ところが、凍結保存に先立つ検査で、卵巣にガンが見つかった。もっとも、子づくりに支障はなかった。トレーシーの配偶子（卵子）を人工的につくるか、トレーシーのクローンをつくるか、どちらかを選ぶことになった。トレーシーはクローンを拒絶し、自分自身の細胞質と細胞核を使って、パートナーとの実子をつくることを望んだ。

トレーシーの卵巣は除去され、わずかに残った健全な組織はマウスに移植された。マウスは六個という、十分な数の卵子を生成した。トレーシーの健康状態は自身での出産に耐えられなかったので、代理母を雇った。しかし、二人目はトレーシー自身が出産した。

トレーシーはその一〇年後に世を去った。しかし遺言で、BBを受けるためのお金を二人の子どもに残した。子どもたちが家族計画を立てるとき、自分のように古臭い避妊法に頼って苦しむことがないようにしたい――それがトレーシーの願いだった。

▼家族計画の今昔

この物語の舞台は、二〇五〇年頃である。すでにクローン技術と代理卵巣は不妊症治療の一環として確立され、ブロックバンク（BB）も本格的に普及している。トレーシーは野心家ではあるが、二〇世紀末の二五年間を生きた女性なら誰もが抱えていた問題を背負った、ごく普通の女性である。トレーシーの姿勢は、多くの現代女性に共通する二つの特徴を示している。すなわち、困難を乗り越えてキャリアを築き、金と地位を得ようと奮闘する一方で、三〇代まで出産を遅らせるために避妊する。そして、いざ出産となると、二人の子どもを立て続けに産む。それまでの間は、昔ながらのやり方で生殖のための配偶者探しに没頭する。

本書第3部のテーマは、人間の生殖の持つ三つの側面、すなわち、初産時の年齢、家族構成、配偶者探しである。将来女性は何人子どもを産むのだろうか？　家族を持つ年齢を何歳まで遅らせるのだろうか？　どうやって配偶者を見つけるのか？

自分にふさわしい配偶者を見つけることは、常に重要である。結局のところ、配偶者探しに成功するか失敗するかが人生を左右する。しかし配偶者を探すことには、常に危険が伴う。相手に対する深い関心と従順さを示そうとするあまり、しばしば立て続けに性行為に走ることになるからである。現在でも、女性は望まない妊娠のリスクを冒し、男性は望まない子の養育のリスクを冒す。そして男女ともに性行為が原因で病気に感染するリスクを冒している。

過去一世紀を通じて、人々はこうした危険から身を守るために、ますます避妊に頼るようになった。効率的で安全で簡単な避妊法が、常に求められている。現在のさまざまな避妊法は、まさに二〇世紀バイオテクノロジーの偉大な成果である。しかし、つぶさに調べてみると、依然として改良の余地もある。ここで取り上げたBBシステムは将来、人気のある避妊法となるかもしれない。

第3部では、将来の避妊技術が富裕層と非富裕層にもたらす影響が対比されている。同時に、未来の生殖が抱える最大のアイロニーにも焦点を当てている。つまり、本来は子どもを授かるために開発された体外受精（IVF）が、欲しくなるまで子どもをつくらないための手段として、最も裕福な人々に利用されるようになるということだ。このアイロニーについては、すでに第4章でも取り上げたが、本章ではさらに詳しく論じたい。

大多数の人々は、家族計画や避妊は現代の産物だと思っている。人間の体は次から次へと子どもをつくりたがり、それを防ぐ唯一の方法は、意識的に避妊技術を利用することだと決めこんでいる。そうした人々にとってはショッキングなことだろうが、実のところ、狩猟採集時代の先祖は現代的な避妊技術を知らなくても、生涯に産む子どもの数を三、四人に抑えていたし、アンダマン島人の女性は二八歳ぐらいになるまで第一子の出産を遅らせていた。いま、予測もつかない何かが起きようとしている。将来を予測したければ、最近の出来事、そして過去の出来事を理解しなければならない。

▼子ども二人の家族

二〇世紀の世界的な傾向として、一家族の構成人数は次第に減り始めた。世紀も半ばになると、際限のない人口爆発にも歯止めがかかり始めた。国連の予測によると、世界の人口は二〇〇〇年頃は六二億人だが、二〇二五年頃に七五億人、そして二一〇〇年には一〇四億人に達し、以降は緩やかな増加に転じて、二二〇〇年頃には一一〇億人程度で安定するという。

この予測からも分かるように、家族規模の縮小は今後も続き、二一〇〇年頃には人口の置き換え水準、すなわち、女性一人当たり子ども二人程度にまで落ち込むことになるだろう。女性一人当たりの出産人数は、三〇年前は六人だったが、今日では三・五人にまで減っている。特に先進工業国では、すでに二人程度である。しかし、第三世界の多くの国々では出産人数はいぜんとして高く、たとえばサハラ以南のアフリカ諸国では六人、インド亜大陸では四人である。

家族規模の縮小は、先進国ではすでに一九世紀（フランスでは早くも一八世紀）から始まっているが、第三世界では始まったばかりである。しかし世界的傾向として、環境の近代化は死亡率の低下をもたらし、その十数年後には出生率の低下をもたらすものである。

出生率の低下は、不妊の蔓延を意味するのではない。生存環境や健康環境が改善されたのだから、女性の出産数が上がってもよさそうなものだが、むしろ低下しているのは、生物学的に言ってパラドックスに満ちた反応にも思える。しかし、ここで間違えてはならないのは、最適の人数を産むことが最大の成功であり、多すぎても少なすぎても望ましくない、ということだ。女性一人当たりの子どもの数より、むしろ孫の数を比較してみれば、このことはよく分かる。

子どもの数が少なすぎれば、たとえ子ども全員に孫ができたとしても、孫の数は多くはないだろう。しかし、多すぎる子どもは家庭環境を悪化させ、子どもたちの健康、生殖能力、個人としての魅力を損なうことになる。それなら、孫が少ない方がましである。

結局、環境に応じて最適の出産人数が決まってくる。幼児死亡率が高ければ、多くの子どもを産む必要がある。死亡率が低ければ、子ども一人当たりの養育の質を高めた方が望ましい。家庭の資産を消費しすぎないためにも、少子化は必然的な現象である。

子どもの成人する率が高い先進諸国の女性は、大家族を持ちたがらない。平均的な子どもの数も二人である。同様に子どもの生存率の高かったのが、狩猟採集で生きていた我々の祖先であり、家族規模は子ども三～四人程度だった。

太古と現代の間にはさまれた、農耕主体の時代と産業化以前の時代では、幼児の死亡率は高かった。第三世界諸国では、生殖能力のある女性一人当たりの平均出産人数は、かつては七人だった。先進諸国でも、産業化時代初期（たとえば英国のビクトリア時代）では、大家族が普通だった。子どもの数は平均七人、家族全体の人数は一〇人を越えた。しかしさまざまな病気のせいで、一夜にして子ども全員が死ぬようなことも珍しくなかった。古い墓碑を読めば、そのことが分かるだろう。

一九九四年にカイロで開催された国際人口開発会議でも強調されたように、最も効果的な産児制限の方策は、生活水準の向上と幼児死亡率の低下である。この二つが少しでも達成されれば、女性は自然に子どもの人数を減らすようになる。そのことは、幼児の死亡率と出生率が連動してきた歴史が証明している。現代的な意味での避妊は、人間がより意図的に出産のプロセスをコントロールしているだけのことである。

しかし、特に先進国の出生率に関して言えば、低下の度が過ぎるのではないかとの疑問も出てきている。一人っ子化が進み、これに拍車をかけているのが、初産年齢の高年齢化である。これでは万一、事故で子どもを失えば、子孫を残せないことになる。中国では「一人っ子政策」で、一家族当たりの子どもの数を一・六人にまで縮小した（ただし、不妊人口はゼロと計算している）。しかし、たとえ強制されていても、女性はたった一人の子どもしか産まないことをためらうのである。

以上のような理由から、未来の女性が欲しがる子どもの数は、約二人ということになるだろう。次の問題は、その子どもをいつ産むかである。

▽三〇代からの子づくり

二〇世紀末が近づくにつれて、三〇代になるまで子どもを産まない女性が増えてきた。八〇年代のイングランドとウェールズでは、三〇代後半の女性の出産率は一・五倍近く上昇した。これに対して、二〇代前半の女性の出産率は、五分の一にまで低下した。これは英国に限った現象ではなく、米国でも三〇代前半の女性の出産率は五倍、三〇代後半の女性の場合も一・五倍まで上昇した。しかも、三〇代で初めて出産を経験する女性が多いのである。この現象は、テクノロジーが自然を侵している証拠だろうか。それとも、女性の本能が二〇世紀末の環境に適応した結果だろうか。答えは「イエス」であり、「ノー」でもある。

生物学的な見地からすれば、高齢出産には賛否両論がある。しかし、高齢出産のメリット、デメリットを左右するのは、女性にとっての出産環境のバランスシートである。二一世紀末にはこのバランスシートが変化して、生物学的に言っても出産を遅らせることは望ましくなってきている。

出産を遅らせることのメリットとしては、人生経験が豊富なので、若い母親よりも上手にストレスを回避し、自身と子どもの健康をより良好に保つことができる。また、社会的地位も比較的高く、経済的余裕もあるので、子どもに充実した養育を与えることができる。一方、デメリットとしては、妊娠能力の衰え（物語のトレーシーもその一例。ただし、彼女の場合は未来のテクノロジーのおかげで乗り越えられた）、閉経までの時間が短く、持てる子どもの数が限られていること、子どもの成人時には六〇歳近くになってしまうことなどが挙げられる。

特に深刻なのは、妊娠能力を脅かす危険性である。トレーシーほど極端ではないにしても、高齢出産は若い年代での出産に比べると危険性が高い。流産、妊娠中の健康障害、産まれてくる子どもの先天性障害などの諸問題は、出産年齢が高くなるほど発生率も高くなる。しかし、いずれの危険性もきわめて高いというわけではなく、むしろ低下しつつある。たとえば、一九九〇年の統計によると、四〇代の女性の出産時死亡率は二〇代女性の一〇倍以上ということになっているが、これを具体的な数字で表すと、高齢出産の女性は一〇万人当たり五四人、若い女性は同じく一〇万人当たり五人が亡くなっているということに過ぎないのだ。年齢の高い女性には高血圧や糖尿病が比較的多いことも、こうした数字の原因だと考えられる。特に高血圧は、母体にとっても胎児にとっても危険である。しかし、その危険性も数十年前に比べれば、ずっと低くなっている。

臀位《でんい》分娩、つまり逆子も、高齢出産には比較的多い。また、流産の危険性も高い。ニューヨークで行われた調査によれば、三〇歳以下の流産は一〇％を少し越える程度だが、三七歳では一五％、四五歳では四五％にまで跳ね上がる。胎児が明らかに正常な場合でも、年齢が高くなるほど流産の率が上がるということは、加齢が子宮になんらかの影響を与えていることは確かである。また、出産時の年齢が高いほど胎児の染色体異常も増加し、そうした異常のある胎児の大半は流産に至る。

母体の加齢に従って胎児の染色体異常が増えるのは、やはり加齢によって卵子の異常も増えるためである。三五歳を越えると、卵子の三分の一に染色体異常が見られるとの研究報告もある。ダウン症候群（二一番染色体が余分にある異常）や、その他の染色体異常が原因の障害も、出産年齢が高くなるほど発生率が上がる。たとえばダウン症候群の子どもが産まれる率は、母親が二五歳では一五〇〇人に一人だが、四〇歳で百人に一人、四五歳では三〇人に一人となる。自然な流産以外にも、羊水や漿膜絨毛《しょうまくじゅうもう》の検査の結果、異常が見つかって中絶するケースもある。一九八九年には、四〇歳以上の母体で見つかったダウン症候群の胎児の三分の二が中絶に至ったという。

三〇歳を過ぎると、妊娠末期の流産も増える。三五歳を越えると、子どもの出生体重が軽すぎたり、早産に至る危険性もわずかながら高くなる。

以上のような危険性のリストを突きつけられると、出産を三〇代半ばまで遅らせることを検討している女性は、意気阻喪するかもしれない。だが、深刻に考えすぎる必要はない。これらの危険は、実際にはそれほど発生率の高いものではない。出産を遅らせることは、先に述べたとおり、多くの現代女性にとって危険性を乗り越えるだけの価値ある選択なのだ。

特に現代社会では、子どもが享受できる栄養と環境は、富によって大きく左右される。二一世紀末の英国でさえ、貧困家庭の出身で、第二次性徴以前に死に至る子どもの数は、裕福層の二倍に達するという。歴史や進化の過程を振り返ると、富の持つ意味はより明確になるだろう。我々が持てる時間の半分を子育てに費やすのが一番望ましいとしたら、残りの半分で資産形成に励むことになる。おのずと資産の重要性が分かるだろう。現代社会では、まず資産を得てから子づくりに取り組むのが、最良の道なのだ。

このような状況を受けて、将来にはどのような変化が生じるのだろうか。

現在、注目すべき傾向は三つある。まず第一に、医療の進歩のおかげで、高齢出産に伴う危険は軽減された。第二に、子どもの人数は二人が最適になった。その方が、家族を維持するための時間が短くて済むからだ。第三に、女性はますます経済力を増してきた。経済的に自立した女性が増加し、夫婦の間でも、妻の経済的寄与の比重は高まっている。つまり以前にも増して、富と地位を築いてから子づくりに取りかかる方が、女性にとっては有利なのである。

この傾向は、二一世紀になっても当面は続くだろう。そうなると、第二子以降の子づくりが問題になってくる。子づくりを遅らせる傾向が強まる一方で、女性の生殖能力が加齢によって減退するのも事実だからだ。しかし、この問題もいずれ解決されるだろう（第14章参照）。さまざまな可能性を考慮すると、女性が四〇代になるまで出産を遅らせるのは、遠い未来の話ではないだろう。

現状では、四〇歳を過ぎて出産する女性の数は比較的少ない。たとえば英国で、一九六四年に出産した四〇歳以上の女性の数は、今日のほぼ三倍である。もちろん、一九六四年当時の四〇代女性のほとんどは、すでに何人も子どもを産んでいるからこうした差が出てくるのであり、今日では四〇代の初産が増えている。

▼人工乳保育と連続出産

初産を遅らせた現代女性は、短期間で家族構成を完成させなければならない。一方、避妊については賛否両論があるが、絶対確実な避妊方法はない（この問題に関しては、後に言及する）。逆説的ではあるが、二〇世紀の女性は科学技術に頼るあまり、最も効果的で「自然」な避妊まで捨ててしまった。実は、子育てと避妊という異質な行為は、本来は深く関連し合っている。

他の霊長類と同様、人間も授乳期間中は妊娠する可能性が低い。出産後、月経が再開するまでには約六カ月かかる。再開後の最初の月経周期も、授乳を行っていれば妊娠の可能性はほとんどない。さらにその後の三回の周期も、妊娠の可能性は五〇％程度である。チリで行われた調査によれば、出産後六カ月以内に妊娠した事例は、母乳保育を行っている女性では皆無だったのに対し、母乳保育を行っていない女性の場合は七二％が妊娠したという。

なぜ人間の女性は、授乳中は妊娠できなくなったのだろうか。多くの哺乳類は授乳中でも妊娠できるし、その排卵を促すホルモンの組成も人間と大差ない。しかしどういうわけか、人間の排卵は授乳期間中には抑制される。その原因は、人間が霊長類の祖先から受け継いだ問題――一人以上の子どもを抱えていては長距離を移動できない、ということだ。

人間の文化においても、女性が子育てや食糧集めに責任を負ってきたので（それは現代にも通じる）、すでに産まれた子どもが自分の足で歩いてついてこれるようになるまでは、次の子どもを産まないことはきわめて重要なのである。現代でも、南西アフリカの砂漠地帯に居住しているクン・サン族の場合、次の子どもが産まれるまでの期間は平均四年である。クン・サン族では、食料調達は女性の仕事であり、女性たちは末の子どもを抱えたまま、重い食糧を運搬して長距離を移動しなければならない。四年以内に再び妊娠してしまうと、自分自身の負担を増加させ、結局は長い目で見て妊娠能力を損なうことにつながるのである。

一方、工業化社会に生きる現代女性は、自動車や乳母車などのおかげで、立て続けに二人以上の子どもを産んでも負担はそれほど深刻ではない。むしろ、三〇代になるまで初産を遅らせた女性にとっては、続けて子どもを産む方が都合がよい。

現代女性は母乳保育を行わないことで、素早く妊娠能力を回復し、家族計画の実現に備えることができる。また、人工乳を選択することで、女性が自由に行動できる時間も範囲も広がった。

二〇世紀および二一世紀の女性にとって、人工乳保育の恩恵は経済的負担や健康上の問題を補ってあまりある。母乳保育による自然な避妊よりも科学の力に頼った避妊を選ぶことで生じる代償も、結局は大したことはない。とはいえ、人工的な避妊には数多くの問題があることも事実である。

▼避妊技術の改良

ジェットコースターにアップダウンがあるように、人生にも浮沈はつきものだ。子育てのような大仕事は、人生の最良のときを選んで行わなければならない。過去の例では、食物や住環境が充実して社会が安定している時期が子育てには望ましいとされてきた。望ましくないのは、これとは正反対の、たとえば戦争などの最中である。我々の祖先は自然淘汰のおかげで、厳しい環境ではストレスのせいで生殖能力が低下し、安定した時代には生殖能力を高めてきた。

二〇世紀以前は、ストレスは女性にとって、そして一部の男性にとっても、唯一の避妊法だった。現在でもストレスは、不妊を招く重大な要因である(第3章参照)。当然ながら、避妊の手段として選ばれるのはストレスではなく、バイオテクノロジーである(ただし、それは高くつく)。しかし、トレーシーとロジャーが指摘したように、人間が発明した避妊法は効率が悪かったり使用者の健康に悪影響を及ぼす。

女性用避妊器具――ペッサリー

器具を用いた避妊は昔から行われてきた。何世紀にもわたって、世界各地の女性たちは妊娠を避けるために、膣内に葉っぱや果実や、ときにはワニの糞まで挿入してきた。

こうしたアイデアは、すべて当て推量の産物だった。精子が顕微鏡で確認されたのは、わずか三百年前のことである。しかし、赤ん坊が膣から出てくるのだからそこを塞げばよいと考えるのは、ごく自然なことだった。多くの文化圏、特に地中海周辺では、男性の精液はほとんど罪人扱いされていたようだ。

おそらく、ワニの糞は殺精子剤として、果実は子宮頸管を塞ぐ器具として有効だったのだろう。子宮頸管を塞ぐことは、今日の避妊においても重要なポイントである。ペッサリーは副作用も比較的少なく、いちいち殺精子剤を使用する必要もない。しかし取り扱いが面倒で、自然さに欠ける。ペッサリーは一部の国々で普及した時期もあったが、現在では世界中で使用している女性は一〇人に一人もいない。

殺精子剤やペッサリーは、正しく使用さえすれば、避妊の成功率はかなり高い。殺精子剤を一年間使用した女性が妊娠する確率は二〇人に一人、ペッサリーを使用した場合は、わずか五〇人に一人である。しかし、殺精子剤もペッサリーも誤用しやすく、正しく使用しなければ、妊娠率は三人に一人まで跳ね上がる。

男性用避妊器具――コンドーム

精液を遮ったり、その効力を消そうとするアイデアは昔からある。約二千年前、古代ローマの政治家で博物学者でもあったプリニウスは、性交の前に粘りけのある杉の樹液を陰茎に塗りつける方法を推奨した。ある種の鞘《さや》を用いた避妊法は、ローマ時代以来ヨーロッパ各地で一七〇〇年代まで用いられていた。一六世紀にイタリアのファロピオが、麻に薬剤を染み込ませた鞘を考案したのが、最初のコンドームとされるが、コンドームという名称自体は、英国のチャールズ二世の侍医だったコンドーム伯にちなんだものだ。この侍医は王に、梅毒予防のためにこの鞘を使用することを勧めたという。一九世紀になってゴムの加工技術が発達すると、コンドームも大いに改良された。一八九〇年頃までに、コンドームは市販されるようになった。しかし、コンドームが普及したのは二〇世紀に入ってからである。

コンドームには多くの利点がある。扱いが簡単で、男女ともに性感染症の予防に役立つ。最近はエイズの治療も進歩し、以前ほどは恐れる必要はなくなってきた。しかし、新しい性感染症が登場する可能性もあり、安全なセックスのためにはコンドームは今後も重要である。

これほど利点があるのに、コンドームを嫌う人が多いのは残念なことである。唯一日本では、コンドームが最も一般的な避妊法であるが、これはピルが簡単には手に入らないことに起因している。日本以外ではコンドームはあまり普及していない。たとえば、八〇年代の英国では、コンドームを使用しているカップルは三〇%に過ぎなかった。九〇年代に入っても、世界のコンドーム使用者の数は一〇%にも満たない。

コンドームは正しく使用すれば、きわめて有効な避妊手段である。コンドームを一年間使用して妊娠したカップルは、五〇組に一組である。しかし、誤った使い方をするのも簡単で、その場合は失敗の確率は高くなる。正しく使わなかったために妊娠したカップルの割合は、例年、三組に一組に上るという。

子宮内避妊器具

子宮内避妊器具（ＩＵＤ）を用いた避妊とは、小さな器具を子宮内に挿入して、受精卵の着床を防ぐ方法である。ＩＵＤは一九六〇年代に開発された。西欧諸国では一般的な方法ではなく、使用しているのは三〇人に一人である。しかし中国では、現代的なやり方で避妊している女性の四〇%がこのＩＵＤを利用しているなど、普及の進んでいる国々もある（中国では、第一子出産以後に適用するケースがほとんどである）。キューバやベトナムでも、ＩＵＤは政府が推奨する避妊方法である。

残念ながらＩＵＤには、さまざまな副作用の危険がある。出血を引き起こして、器具を取り外したあとも不妊に陥る恐れがある。信頼性も低く、気が付かないうちに器具が外れることもある。

ＩＵＤの失敗率は、英国では五〇人に一人から、二五人に一人程度である。しかし中国では、年間一千万件行われる中絶のうち約三〇％は、国産の粗悪なＩＵＤを使用した結果の妊娠である。

避妊ピル

ピルに代表される化学物質を利用した避妊は、人間だけの発明ではない。雌のチンパンジーは必要に応じて、避妊を促す成分を含んだ葉を噛むことがある。また、人間が避妊薬を発明したのも最近のことではない。すでに古代から中世にかけて、有効な避妊薬を入手することは可能だった。古代ギリシアやローマでは、一般に薬草が用いられていた。薬品を用いた避妊の歴史は、四千年前に古代エジプトで記されたパピルスの文書にまでさかのぼる。約二千年前には、古代ローマの風刺詩人ユウェナリスが「絶対確実な避妊薬」について書き記している。助産婦や医師はさまざまな薬草を利用して、性交時の避妊、胚の着床の阻止、月経の促進、中絶措置などを講じてきた。

こうした知識は、西欧世界では長らく忘れられていたが、一九五一年に開発されたピルは瞬く間に普及した。一口にピルと言っても、月経を中断させるミニピルから複合経口避妊薬まで、種類はさまざまである。複合経口避妊薬とは、エストロゲンとプロゲステロンを混合させた、いわば天然プロゲステロンの総合版で、排卵を抑制する働きをする。

ピルを服用するということは、女性のホルモンシステムにハンマーを振り下ろすようなものだから、当然ながら副作用を伴う。性衝動の減退から、健康に深刻な影響を及ぼす場合まで、程度もさまざまである。特に血栓症とガンを引き起こすのではないかという議論が繰り返されてきた。八年以上継続してピルを服用した若い女性の場合、乳ガンの発症率は七五％にまで達するという。ピル服用と喫煙習慣が連動した場合の、子宮頸ガンとの因果関係も指摘されている。

先進諸国の中では、日本だけが当初からピルを禁止している。安全性に問題があるというのがその理由だが、八〇年代以降はエイズの流行を受けて、もしピルの服用を認めたらコンドームの使用者数が減ってエイズの蔓延を招くのではないか、との懸念も示された。その日本でも、ピル承認に向けた動きは見られる〔一九九九年九月に低用量ピルが解禁されたが、医師の処方箋が必要＝訳者注〕。もっとも、女性は専門家ほどはピルの承認に熱心ではない。相変わらず七割以上の女性が副作用を心配しているという。

ピルは正しく服用すれば、避妊の成功率はきわめて高い。ピルを服用していて妊娠した女性の割合は、毎年一％にも満たない。ただし、正しく服用されていない例も多く、飲み忘れや病気による薬効の減退などが原因で妊娠する女性も一割近くに上る。

中絶

どんなに効果的な避妊法があっても、それを扱うのは生身の人間であり、当然ながら失敗も多い。それを証明するのが、世界中で行われている中絶の件数である。米国では毎年、一五歳から四五歳までの女性の三％が中絶を経験するという。また、中国では毎年一千万件、ロシアでは四百万件、日本では三〇万件、イングランドおよびウェールズでは一五万件の中絶が行われている。WHOの調査によれば、世界中の妊娠件数の約半分は、無計画に行われた妊娠であり、約四分の一は「望まれない」妊娠だという。

中絶に関する法律は、国によって多少の違いはあるものの、おおむね同じ内容である。一九六七年にイングランドおよびウェールズで制定された中絶法は、妊娠の継続が母体の生命と肉体と精神に危険を及ぼすと二人の医師が認めた場合に限って、中絶を合法と認めている。これにより事実上、希望する女性は誰でも中絶を受けられるようになった。この中絶法は、胎児に重大な精神的、肉体的障害が発生した場合も、中絶を認めている。ただし、母体外でも生存できる時期まで成長した胎児の中絶は認めていない。医療技術の進歩と未熟児の生存率の向上を考えると、現行の二八週以下という基準は甘すぎるとの意見も多い。

中絶は、常に感情的な議論を巻き起こしてきた。未熟児の生存率が向上したことは、中絶反対派にとって格好の論拠となった。妊娠の継続が母体に生命の危険をもたらす場合を除いて中絶を非合法化する、というのがその主張だ。一方、中絶賛成派は、自身の肉体と生殖行動に対する女性の権利を、その主張の拠り所としている。

かつて妊娠中絶は、女性にとってきわめて危険な行為だった。しかし法制度が整い、吸引法などの医療技術が開発されたことで、その危険性はかなり低くなった。米国では一九七三年に中絶が合法化されて以来、中絶で死亡する女性の数は五分の一に減った。非合法の中絶の死亡件数は、四〇年代は年間千件にも上ったが、一九七九年にはゼロになった。八〇年代後半には、合法的な中絶で女性が死亡する確率は一〇万分の一、つまりペニシリンの副作用による死亡件数よりも少なく、分娩時の死亡率と比べても七分の一程度である。中絶によって女性が受ける精神的ダメージも、以前よりは軽減されているようだ。ただし統計によれば、繰り返し中絶を受けると不妊を招く恐れもある。

中絶の安全性は高まったが、物語のトレーシーのように、望まない妊娠であっても中絶はしたくないと考える女性は多い。たとえ中絶を選ぶ場合でも、平静な気持ちではいられないはずだ。ほとんど誰もが、中絶するくらいなら避妊した方がよいと考えるだろう。しかし現在のところ、技術面でも実践面でも、さらには社会的な意味でも、絶対に確実な避妊法などない。二一世紀になっても、確実で効率的な避妊法が求められ続けるだろう。

▼ブロックバンク（BB）システム

避妊技術は六〇年代に革新されて以来、本当の意味での進歩は遂げていない。女性用コンドームや男性用ピル、ワクチンなどが開発の途上にあるが、どれも従来型の避妊法で、革新的なものはない。ホルモンや免疫システムに影響を与えるような薬剤は、必ず健康に悪影響を及ぼすだろう。結局、使い勝手が良くて安全で確実な避妊法はいまだに存在しないのである。

従来の避妊法は、いずれは子どもをつくれるように、生殖能力を回復できることを前提としている。しかし最新の生殖技術を応用すれば、新しい避妊法と家族計画への道を開くことができる。生殖能力の回復などとまどろっこしいことを言わなくても済むのだ。

一九九四年の『ネイチャー』誌に、二人の科学者が論文を発表した。その一人は、経口避妊薬を開発したカール・ジェラーシである。この論文は男性に対して、新しいかたちの産児制限を提唱した。若いうちに精子を保存した上で精管切除術を受ける。子どもが欲しくなったら、預けておいた精子を引き出して、人工授精によって妊娠を達成する、というのだ。

この一九九四年に提唱された方法は、すでに第4章で片鱗を見せているが、第7話ではもっと洗練されたかたち――ブロックバンクとなって登場した。「ブロック」とは、精管や卵管を切断もしくは結紮《けっさつ》することと、そして「バンク」とは、配偶子（精子と卵子）を凍結保存すること、これらを縮めて「BB」と呼ぶのである。

一九九四年に提唱されのやり方と、BBとは大きく異なる。まず第一に、男性ばかりでなく女性も対象としている。九四年以降、卵子の凍結保存技術は大きく進歩した（第3章参照）。第二に、BBを利用する女性は、性交や人工授精ではなく、体外受精で子どもをもうける。物語が描いたように、男女とも若いうちにBBを実行することになる。そうしておけば、望まない妊娠も中絶も扶養義務も関係なくなる。あとは好きなときに、選んだ相手との間で体外受精を行えばよい。配偶者探しという太古以来の問題は、新しい過激な局面を迎えるだろう。

このやり方だと副作用もなく、避妊と家族計画の手段としては完璧である。精管をブロックしても、精液に精子が混じらないだけだから、男性の「男らしさ」やセックスのムードには全く影響を及ぼさない。性的反応、精液の生成、射精のいずれも、以前と全く変わらない。

同様に卵管をブロックしても、女性ホルモンはなんら影響を受けない。月経、排卵、閉経まで、すべて正常に行われる。さらには体外受精で受胎して出産し、母乳を分泌することもできる。ブロックが妨げるのは、成熟した卵子が子宮内に入ることだけである。

他の現代的な避妊法とは異なり、精管や卵管のブロックは、ある意味では「自然」なことである。第3章でも触れたように、泌尿器系疾患が原因で精管や卵管が閉塞することがある。そうした患者は不妊であることを知るまで、精管や卵管が閉塞していても、性衝動や性行動、その他の日常活動になんら支障はなかった。

問題があるとしたら、精管や卵管のブロックと抑鬱《うつ》症の間に、なんらかの因果関係があるかもしれない、という懸念である。もし関係があるとしても、むしろ原因は精神的なものだろう。ブロックを解除すればいつでも生殖能力を回復できるのに、ブロック＝《イコール》不妊というイメージを持つ人もいるからだ。ブロックが肉体やホルモンに物理的な影響を与えるとしたら、生来ブロック状態にある人々にも鬱の傾向が見られるはずであるが、実際にはそうしたことはない。

他にも懸念があるとしたら、ブロックした後も生成されている精子や卵子はどうなるのか、という問題だろう。おそらく卵子は卵管内もしくは腹腔内で死んで、排出されるものと思われる。それに卵子の質量は、精子の総量に比べれば微々たるものである。一方、男性の精子は白血球に吸収される。男性の体は必要に応じて、白血球を増加させることができる。それゆえ、精管をブロックしてもホルモンの生成には影響ないが、免疫システムに関しては、男性に限ってなんらかの影響も考えられる。また、前立腺を精子が通らないことと前立腺ガンとの因果関係も疑われるが、いまだに実証はされていない。

以上のような懸念はあるものの、現在のところ、ブロックのもたらす影響は不妊状態をつくりだすことだけだと言える。抑鬱症との因果関係も指摘されているが、その一方で、ブロックを受けている人たちがその事実を公表しようとする動きも見られる。そろいのネクタイやバッジを身につけて、ブロックは自分たちの男らしさを損なうものではないことを、誇りをもってアピールする男性たちもいる。それでも一部の人々は、ブロックとは精巣の切除を意味すると誤解している。こうしたブロックのイメージを一新するのが、ブロックバンクだ。

ブロックバンクを利用する人は、自分は生殖能力を得たということ、いよいよ性生活が始まるのだということを意識するだろう。世界各地の文化に見られる、性の通過儀礼にも似た行為である。現在のパイプカットより、はるかにアピール力があるだろう。それでも、ブロックバンクにはさまざまな問題点があって、産児制限の手段とはなり得ないという意見もある。

まず、ブロックバンクを信用して卵子や精子を預ける人が、どれだけいるかという問題である。預けた精子や卵子が失われたり、他人のものと混じる可能性、保存にかかる料金の滞納、ブロックバンクの倒産などが懸念される。しかし、紛失や取り違えの問題には、DNA指紋《フィンガープリント》照合やバーコードによる管理で対処できる。ブロックバンクを絶対的に信頼することはできないかもしれないが、それは政府の年金計画や既存の銀行とて同じだ。ただし、政府による信用保証政策は必要だろう。

運用面では問題ないとしても、精管や卵管をブロックすること、そしてブロックバンクを通じて子づくりすることへの抵抗感は非常に大きいだろう。現在のところ、ブロックバンクがアピール力に欠けていることは明らかだ――とりわけ、どんなかたちであれ医療行為の介入を嫌う人にとっては。ブロックには簡単な外科手術が必要である。特に女性は、卵子を預ける前に排卵を行わなければならないし、子づくりのときは胚を子宮内に着床させるという面倒がある。こうした処置はすべて不快なものであり、ユーザー・フレンドリーとは言いがたい。

もちろん、ブロック手術と卵子や精子の凍結保存を同時に行う必要はない。本人が望めば、凍結保存はせずに、ブロックの避妊効果を享受するだけでもよいわけだ。卵子や精子の採取は、子づくりのときまで先送りすることも可能だ。精子はTESE（第4章参照）の手法で採取できるし、女性は子どもが欲しくなったときに排卵を行えばよい。ただし、TESEは男性にとって不快な手法なので、ブロックに先立って精子を保存しておいた方が無難である。また、卵子も若いときに採取した方が、健全で受精能力も高い。このことは、女性ほどではないにしろ男性にも当てはまり、若いときに採取した精子の方が望ましい。また、男女ともに、年を取ればとるほどなんらかの病気や事故を経験して生殖能力が低下する恐れがある。結論としては、ブロック手術と同時に、卵子や精子をバンクに預けるのが望ましいと言えるだろう。

未来の人々は避妊と家族計画のために、これほど面倒で不快な手続を耐え忍ぶ気になるだろうか。過去の例から推して、ブロックバンクを選択する人々は必ずいるだろう。特に女性は今までも、家族計画のためにさまざまな不快なテストや避妊措置を甘んじて受けてきた。また、不妊治療を受ける男女は、体外受精やTESEに耐えてきた。すでに驚くほど多くの人々が、いわゆるパイプカットを受けている。英国では妊娠可能な年齢の女性の一五％が、男性は一六％がパイプカットを受けている（男性は三〇代で受けるケースがほとんどである）。アジアでは、避妊を必要とするカップルの半数（インドでは七五％）

は、いずれか片方が不妊手術を受けている。実際、アジアでは人口制御のために強制的な避妊が行われていた時代もあって、女性にIUDを強要したり、トランジスタラジオを餌に男性に不妊手術を受けさせるようなこともあった。

以上のようなことを考慮すると、ブロックバンク（BB）は安全で簡便な家族計画の手段として受け入れられるに違いない。不快な体験を数回我慢すれば、あとは安心して好きな相手と子づくりできる。しかしながら、ブロックバンクに伴う不快感を、本書の物語で描いた程度まで解消することができなければ、ブロックバンクが軌道に乗る可能性は低い。生殖能力を備えた人々の大半は、望まない妊娠という危険を冒しても、性行為による子づくりの方を好むだろう。

もっとも男性にとって、状況はすぐに改善されるだろう。レーザー光線を使った手法が開発されたら、外科手術を行わなくても精管をブロックできる。また、精管の詰まりを引き起こす病原体に操作を加えることも可能だ。遺伝子工学を応用して、これらの病原体を無害にした上で、それまで通りの仕事をさせるのだ。近い将来、ワクチンを接種するだけで、簡単に精管をブロックできるようになるだろう。凍結保存のために精子を採取するのは、マスターベーションと同じくらい簡単で、まさに物語に出てくる広告コピーのとおりである。扶養義務の重荷から解放してくれる魅力的な避妊法として、BBはあっという間に男性に受け入れられるだろう。パートナーの女性がBBを受けていなければ、人工授精で懐妊できる。注入は男性自身が行えばよい。パートナーの女性がBBを受けているなら、体外受精で妊娠できる。

女性にとっても、ブロック自体は技術進歩のおかげで楽になるだろう。また、体外受精のために排卵する際の不快も軽減され、いずれは体細胞から成熟卵をつくりだすことも可能になるだろう（第6章、第11章参照）。卵子の採取に比べれば、体細胞の採取はずっと楽である。ただし、胚を子宮内に着床するときは、代理母を利用しないかぎり、ある程度の不快は我慢しなければならない。BBがこの段階まで進歩すれば、大部分の女性も魅力を感じるはずだ。

物語のトレーシーは、子どもたちが思春期に達したらBBを受けさせたいと願った。現代から見れば、その行為は邪悪にも思えるかもしれない。しかし、ボーイソプラノを維持するために息子を去勢する、宗教的理由から子どもに割礼を施す、ガンや血栓症の危険も顧みずに思春期の娘にピルを服用させる（娘がタバコを吸うなら子宮頸ガンになる恐れだってある）――そんな親と大差ないのではないか。その答えは、BBが世間的に認知されるかどうかにかかっている。

▼避妊カフェテリア

一九九四年にカイロで開催された国際人口開発会議は、「避妊カフェテリア」に向かって一歩前進した。同会議が予測したのは、消費者の求める商品として、避妊手段の魅力を高める必要性である。そのことを実証したのがバングラデシュの成功だ。貧しいイスラム教国であるバングラデシュでは、家族計画などうまくいくはずがないと考えられていた。ところが、薬を処方するように好みの避妊手段を選べるようにしたことで、避妊人口は七％から四〇％まで急上昇したのである。

二一世紀になれば、さまざまな避妊手段が登場するに違いない。中でもBBは、最も高価な避妊法だろう。しかし、花嫁が白いウェディングドレスを着飾る伝統的な結婚式（現在でも平均一万ポンドはかかる）に比べれば安いものだ。しかも、三〇代になるまで妊娠を遅らせたいキャリア女性や、養育費目当ての罠を警戒する裕福な男性にとって、BBの費用など大した問題ではない。その一方で、あまり裕福ではない階層は、現在と同じ様な避妊法に頼らざるを得ない。まるでファーストフードのカフェテリアのように、健康にはよくないが、手頃な値段の避妊法が数多く用意されるだろう。

結果として、世界は大勢のトレーシーで溢《あふ》れ返るに違いない。人生の大半は避妊カフェテリアのハンバーガーで我慢するが、いつかは隣の生殖レストランで、豪勢な食事にありつきたいと願っている人々だ。その生殖レストランについては、次章で説明したい。

第8章　生殖レストラン

▼第8話　富者の選択肢

食後のコーヒーを片手に、ナサニアルと母親はパソコンの前にすわって、生殖レストランのホームページにアクセスした。今シーズンの出来は悪かった。どのグランドスラムでも、準々決勝止まりに終わった。ナサニアルは肉体的にも精神的にも疲れていた。そろそろ年末休暇に入りたい。せめて二、三週間はトレーニングを忘れて、どこか南の島でプールに浸かって、ぜいたくな食事とアルコールで体を甘やかして、ファンの女の子を取っ替え引っ替え……。そう思うと、本当に父親になるべきなのか考え込んでしまう。

「『卵子』をダブルクリック、それからキーワードボックスに『テニス選手』と入れて」。母親が指示した。

母さんは何でもとり仕切る。ナサニアルの人生をとり仕切る。そしてすべてはうまくいく。その点は認めざるを得ない。ここまでのキャリアを築けたのは母さんのおかげだ。三歳の自分にラケットを握らせて、最高のコーチをつけてくれた。母さんは一度だって疑わなかった。息子は必ず頂点を極める。血筋からして当然のことだ。

「次に『世界ランキング』をキーにして並べ替えて」

「ゲエッ」。小さな顔写真付きの一覧表が画面に現れると、ナサニアルは思わず声を上げた。「知ってる連中ばっかりだ」

「当然よ。プロのテニス選手の女性は忙しいの。こうでもしなきゃ、子づくりは無理よ。あなたもこれのおかげで産まれたんじゃない」

「母さん、僕は二四歳だ。まだ早いよ」

「ほかにすることがあるとでも? 古い考えにしばられて時間をむだにすることないわ。今まで通りにやるべきよ。子どもなんて、気が向いたときに会えばいいんだから。世話は人を雇えばいい。まあ、見てなさい。あんたも夢中になるわよ。ともかく、あんたの年は関係ないわ。重要なのは私の年齢――だからわがまま言わないでちょうだい。ほら、ちゃんとリストを見て」

ナサニアルは椅子《いす》にもたれて伸びをした。「母さんが孫をテニス選手にしたいのは分かるけどさ」

「孫じゃなくて孫息子」。それこそ古いんじゃない、母さん?

「絶対やだよ。最初は女の子。扶養義務を終えた後でも、女の子の方が何かと便利だ。息子と住むより、娘と住む方がいい。心配しなくても息子もつくるよ、母さんのためにね。でも最初は女の子だ。うん、約束するよ。娘をプロにしよう」

母親はため息をついた。「分かったわ。私が年を取りすぎないうちにね。私はもう五四よ。孫息子がテニスを始めるときには、よぼよぼなんて嫌よ。おばあちゃんもプレーできることを見せたいもの。どっちにしろ、時間を無駄にしてる。料金は一分刻みなんだから」

「お金の心配なんてないだろ。だからこそ僕たちは、ここにこうしているんじゃないか」。ナサニアルはリストをチェックした。

「気持ちワリイな。よく知ってる連中ばっかだよ。寝たことのある娘《こ》だっている。一六歳の時に、母さんに言われてBBを受けていなかったら、今頃母さんは間違いなくおばあちゃんだ」

「それはどうかしら。トッププロにかぎってそんなことないわ。このリストの中でBBしてない人は、まずいないでしょうよ。たとえ卵子を預けていなくても、ブロックだけはしてるはず。どう、私の言う通りだったでしょ?」

「確かに。少なくともこの女はブロックしてるよ」と、現在ランキング一位の選手を指差した。「本人が言ってたから」

ナサニアルはリストをスクロールしていくと、馴染みのある顔を見つけた。「ねえ、この娘なんてどうかな」

「この娘の方は大喜びでしょうよ」

「ノーなんて言うわけないよ」

「どっちにしろ、ランキングが低すぎる。気に入らないわね」

「でも、上り坂だよ。僕と同じさ。絶対に有望株だ」

ナサニアルは別の意味で、にやついた。南太平洋で情熱的な一夜を過ごしたのは、ほんの一〇日前だ。しかし、母親は息子を無視した。

「結果を出している人間に絞るべきよ。私がしたように。あんたの父親は私が精子を買ったとき、二年連続ナンバーワンだったわ。値段は高かったけど、後悔はしてない。その証拠があんたよ」

ナサニアルはもう一度、リストの上位に画面を戻した。もちろん、彼も母親の行動を恨みに思ったことはない。彼は——そして母親も——父親には一度も会ったことはない。しかしナサニアルにとって、父親は馴染み深い存在だった。彼が母親と二人で子ども時代を過ごした家は、父親の写真とその勝利を報じる新聞記事でいっぱいだった。母親の買った精子には、父親の詳しい経歴と、子ども時代から最近までの六時間近い映像を収めたCDも添付されていた。世界中の何百、いや何千という子どもたちが同じCDを父親代わりに育ったなんて、奇妙な感じだ。実際、強力なライバル選手の中にも、二人ほど母親違いの兄弟がいる。

「親が誰だかチェックした方がよくはない?」ブロックしているかぎりは、母親違いの妹と寝てもどうってことないが、子づくりするなら話は別だ。

「心配ないわ。IDを入力したら自動的に、同じ親や祖父母を持つ人間は除外されるの。近親相姦を引き起こそうものなら、精子卵子取引所は訴追されるから」

ナサニアルはリストから一〇人の女性を選び出した。全員、上位二〇位以内に入っている。

「一位の娘でどうしてだめなの?」

「ブスの大女! 態度もでかい。値段も高すぎる。請求基準も、赤ん坊ベースじゃなくて、卵子ベースだ」

「お金は気にしないの。それに顔は関係ないわ。寝るわけじゃなし。必要なのは遺伝子よ」

「関係あるよ。配偶子パートナーを選ぶなら、魅力的な女性がいい。ブスが産まれるなんてごめんだ。一緒に住むなら、かわいい女の子でなけりゃね。八位はどう?」上位一〇位以内では、唯一寝たことのある娘だ。実際に寝た相手と子づくりすることには、大いに魅力を感じる。

八位の娘の写真をダブルクリックすると、何枚もの写真と短い経歴が画面に映った。いかにもあの娘がやりそうなことに、ヌード写真も三枚ある。正面、後ろ、横から。母さんが一緒じゃなかったら、リストの顔写真を片端からクリックして、ヌード写真を捜すところだ。

「条件はすべて満たしてるよ」。個人的な経験も踏まえて、ナサニアルは言った。

「悪くないわね。ちょっと細すぎるけど。試合のスタイルも好みだし。でも、精神面が気になる。プレッシャーで潰れる場面を何度も見たわ」

母親はさらに経歴をチェックした。「ふーん、嚢胞性線維症《のうほうせいせんいしょう》〔すい臓や肺などに粘液がたまって、消化や呼吸に障害が発生する遺伝的慢性病＝訳者注〕の遺伝チェックを行う必要あり、と。その分余計に費用がかかるし、今は在庫もない。六月まで待たなければならないんですって。私たちにそんな時間はないわ。今年のグランドスラムは難しいかもしれないけど、でも来年は……」

「グランドスラムと父親になることと、何の関係があるのさ」。ナサニアルはしぶしぶ、八位のデータを閉じた。しかし、すぐさま「五位はどう？」と声を上げた。経歴は気に入った。ヌード写真がないのは残念だけど。「ほとんど会ったことはないし、話したことは一度もない。彼女、英語が苦手だから。でも噂じゃ、とても良い娘だって。いずれナンバーワン間違いなしって太鼓判を押す人も多いよ」。しかし、母親は息子の話を無視して、いらだった。

「ちょっと、グランドスラムと父親になることとの関係が分からないですって？　私はあんたがメジャーで初優勝するとき、その場にいたいのよ。私が自分の気まぐれで子どもを産むなら、一緒にいられないのは私の責任よ。でも、ちゃんと時間調整すれば、少なくともウィンブルドンの前には産めるわ。できれば、全仏オープンの前に済ませたい。まあ、クレイコートで初タイトルを取るのは難しいだろうけど。ともかく、半年もぐずぐずできないの」

「言っただろ。母さんが代理母なんてごめんだよ。金を払って人を雇おうよ」

しかし、母親は首を横に振った。「だめ。私が産む。どこかの母性本能のかたまりみたいな女が、私の孫娘を手放したくないなんて言い出したらどうするのよ。九カ月間も私が楽しみにして――ごめん、私たちが楽しみにしてきたあげくによ。今でも、そんな屁理屈がまかり通るんだから」

――「はいはい、分かりました。ところで、五位の娘はどう？」

▼未来の悪夢？　過去の因習？

生殖相手を捜すなら、生殖レストランのコンピュータ端末の前に座るだけでいい。ナサニアルはオーダーメイドの娘を注文した――二五年前に母親が注文したように。すべては計算ずくで、一切の感情を交えず、露骨なまでに優生学を重視している。ナサニアルがこうした方法を選べるのも、彼の財力のおかげである。第7章のトレーシーが、この特権を手に入れるために必死で働いたのとは対照的だ。物語の舞台は二〇七五年頃だろうか。

新しい生殖テクノロジーがかき立てる最大の恐怖とは、伝統の破壊だ。本章では特に、セックスと生殖の分離、日常を浸食する優生学という、二つの問題に的を絞りたい。しかし、ある人間にとっての悪夢は、別の人間にとってはバラ色の夢である。未来の悪夢も、過去の因習と大差ないのかもしれない。

▼セックスと生殖の分離

ナサニアルがセックスと子づくりを分けて考えたのは、別に新しいことではない。セックスと生殖を分けて考え、生殖のためばかりでなく快楽のためにもセックスを行う生き物は人間だけである、というのがこれまでの通説だ。人間は常にセックスと生殖を分けてきた。我々の先祖の目には、セックスと生殖は無関係に映り、両者を結びつけるよりも切り離して考える方が自然だったのである。

人間がセックスと生殖を分けて考えるようになった原因は、一つにはセックスの回数の多さにある。妊娠に至るまでには、平均して五百回の精液注入が行われるという。避妊のためにワニの糞をヴァギナに入れるという行為も、精液を排除するためというより、精霊が女体の奥に入り込むのを防ぐという意味合いがあった。かつてオーストラリア、ブラジル、アフリカ各地の原住民は、赤ん坊は外界から、たとえば水泳中などに母体に入り込むと考えていた。あるアフリカの部族では、赤ん坊は月経の血液から産まれると考えられていた。いずれにせよ、セックスは計算外だったのである。

もちろん、セックスと赤ん坊の関係に気付いている社会もあった。特にエジプト、ギリシア、ローマなど、地中海周辺地域の古代人は鋭い洞察力を示したが、その彼らでさえ真のメカニズムまでは理解していなかった。最も一般的だったのは、赤ん坊は男性の脳で産まれ、陰茎から精液を経て、女性の体内に種付けされる、という説だ。アリストテレスもこの説の信奉者だった。しかし、今から約三百年前に顕微鏡で精子が発見された。科学者たちは当初、人間の精液の中には微小な人間が、ロバの精液の中には微小なロバが見えるのではないかと思っていたという。「精子」のラテン語表記 spermatozoonは、「種になる動物」という意味である。

セックスと子づくりの関係に気付いた最初のヨーロッパ人は、ヒポクラテスだろう。ヒポクラテスは、月経の血液が膣《ちつ》から流れ出すのを止めたとき、その血液が赤ん坊の肉となり、精子が骨と脳をつくるのだと推測した。その結果、最も妊娠しやすい時期は月経の直後であると長いこと考えられてきた。ようやく一九世紀後半になって、ヒトデやウニの観察を通じて受精のメカニズムが解明された。最も妊娠しやすい時期は月経周期の真ん中あたりだと分かったのは、実に一九二〇年代である。

セックスと生殖の関係が明らかになっている現代社会でも、セックスへの欲求と生殖への欲求は分けて考えられており、人は生殖よりもセックスそのものをより頻繁に求める——つまり、セックスは快楽を求める行為と見なされている。

進化論の視点から見て、人間のセックスの回数が多いのにはそれなりの理由がある。女性が妊娠可能性を隠しているので、男は継続的に精子を注入しなければならないという、性の暗号化である（第2章参照)。そこで、実際には妊娠に至る可能性が低いときでも、二、三日おきにセックスをするのである。

人間は楽しみのためにセックスする唯一の種だと言われてきたが、実際にはそんなことはない。たとえばライオンは、子どもを一頭産むのに三千回も交尾するという。同様の行動は鳥類にも見られる。人間の近い親戚であるチンパンジーやボノボは、ひっきりなしに交尾する(特にボノボにその傾向が見られる)。

我々がセックスと生殖を分けて考えるのは、現代のテクノロジーの影響ではなく、自然淘汰の結果である。しかし未来のテクノロジーは、セックスと生殖の関係を、〇・二%(五百分の一)から限りなくゼロに近づけるかもしれない。

ナサニアルの性生活は活発で、テクノロジーも彼から性衝動や性の喜びを奪いはしない。彼のガールフレンドたちも同様である。ナサニアルたちの時代と現代との違いは、卵子を精子を出会わせるのはセックスではない、という点だ。

▼優生学、あるいは相手の選り好み

第8話を読んで、嫌悪や恐怖を感じた人は多いだろう。その脳裏には、「優生学」という言葉が浮かんだに違いない。

優生学は、最も生命倫理に反した概念である。しかし現実には、昔から存在する考え方であり、日常生活の中にも潜んでいる。今後も決して消滅することはないだろうし、未来から排除することもできないだろう。問題は、どのようなかたちで現れるか、である。

「優生学」という言葉は、ダーウィンの従兄弟に当たるフランシス・ゴルトンが一八八三年につくった言葉で、「生まれのいい」とか「優良な遺伝的形質」といった意味である。ゴルトンは進化の理論を実践に移すことを提唱して、優秀な人間をつくりだすという恐ろしく単純な計画を立てたのだ。この計画の実現に情熱を注いでいるという点では、極右の社会進化論者と極左の社会主義者はいい勝負だ。

ナチスが優生学を採用するはるか以前に、優生学は米国でも猛威を振るった。背景にあったのは、進歩を愛する米国人気質と、流入する移民が既存社会の遺伝子を脅かすのではないかという恐れだった。その結果、ミシガンでは人種改良財団が設立され、犯罪者や精神障害者の去勢、移民の制限、異人種間の結婚禁止の法制化などが立て続けに実施された。こうしたおぞましい計画が放棄されたのは遠い昔のことだが、今日、ようやくその実態の一端が解明されつつある。

優生学運動の頂点を極めたのは、エリザベート・ニーチェ、有名なフリードリヒ・ニーチェの妹である。エリザベートはパラグアイに、新ゲルマーニアと名付けたコロニーを設立し、「純血のゲルマン人」同士の結婚を通じて超人をつくりあげようとした。その結末は、現在もパラグアイに居住する金髪碧眼の人々に見ることができる。彼らの多くは貧しく、近親婚が原因で健康上の障害を負っている。

そしてナチスの行為は、世界中の人々に優生学への激しい反感を抱かせた。このこと自体は、問題をまじめに議論することを難しくしているという意味で、きわめて残念である。好むと好まざるとにかかわらず、生殖は常に優生学的な行為なのだ。

ナサニアルと母親が結婚相手を選ぼうとした行為そのものは、人類が長年行ってきた配偶者選びやいわゆるお見合い結婚となんら変わりがない。人々は配偶者選びの過程で率直に好き嫌いを表明するが、その原則ははっきりしている。健康で生殖能力の高い、「優れた遺伝子」の持ち主を選ぶことだ。

好き嫌いで結婚相手を選ぶのは、動物も同じである。ダーウィンはこのことを一八七一年の著書『人間の由来、ならびに雌雄選択』で指摘した。雄は雌ほど選り好みしないが（第2章参照）、一部の雌にはより強く惹きつけられる。雄雌ともに、相手の遺伝子の質の高さに反応する。自然界においては、生殖相手を選ぶことは常に優生学的な行為なのである。

ナサニアルも相手の女性の資質を重視する点では、過去の男性や自然界の動物と同じである。確かに、相手をコンピュータで選んでいるし、興味があるのは相手の遺伝子であって、妻としての相性や母親としての資質ではない。しかし、それ以外は、彼の行動は古典的である。ナサニアルの母親が重視するのは、プロのテニス選手としての資質だ。母親が息子の伴侶選びに口出しするのも古典的と言えるだろう。この親子の行動は昔からよくあるシナリオであって、未来の無法行為ではないのである。優生学的かもしれないが、新しくはないのだ。

▽優生学、ヒトゲノム・プロジェクト、遺伝子治療

ナサニアルと母親が問題にした容姿や能力は、確かに遺伝的な資質ではあるが、誰の目にも明らかな分かりやすい基準でもある。しかし、ランキング八位の女性が抱えている遺伝病の危険性は、目で見て分かるものではない。どうやら、この親子が利用しているシステムでは、インターネット上で疾病に関する遺伝情報を公表する義務があるようだ。親子は卵子の在庫がないことを理由に、この女性を選考対象から外したが、別の人たちなら彼女の遺伝子を理由に却下するかもしれない。

形質として発現していない劣性遺伝子を持つ人を、保因者《キャリア》という（病気などとして発現するものは優性遺伝子）。保因者自身は健康体であっても、劣性遺伝子を受け継いだ子孫が発病する恐れがある。我々は誰もが、こうした劣性遺伝子を保有している可能性があるが、現在はそのことが分からないだけである。しかし未来のテクノロジーは、遺伝情報を生殖相手選びの重要な判断基準にするかもしれない。

遺伝子を判断基準にするのも、容姿を判断基準にするのも、優生学的という点では同じである。すでに、染色体異常のある胎児を中絶することは行われているが、これなどまさしく優生学的だ。精子銀行《バンク》

が提供された精子を検査するのも同じことである。こうした中絶や精子の検査は、一般的に行われていることではない。しかし、多くの人々が指摘しているように、今日行われている優生学的措置の内容は、かつての米国やナチス・ドイツをはるかに上回るレベルのものである。

一九九三年に『ニューヨーク・タイムズ』紙は、正統派ユダヤ教徒のコミュニティが若者を対象に、テイ・サックス病〔視力障害と麻痺を引き起こす家族性疾患＝訳者注〕の保因者の調査を行っていると報じた。東部ヨーロッパ出身のユダヤ人の二五人に一人は、この疾病の遺伝子の保因者であると言われている。保因者同士が結婚すると、その子どもは四分の一の確率で発症する。現在のところ、治療法は確立されていない。

そこで毎年、この遺伝性の疾病を予防するために組織された委員会の代表が正統派ユダヤ教徒の高校を訪問して、生徒を対象に血液検査を実施している。検査結果はＩＤ番号で管理される。後に結婚するとき、このＩＤ番号で検査結果をチェックすれば、保因者であるかどうかが分かる仕組みだ。

ヘブライ語で「素晴らしき世代」と名付けられたこの予防プログラムに、コミュニティのメンバーは満足しているという。このプログラムが実施されたおかげで、新たなテイ・サックス病患者は発生しなくなった。現在、プログラムは他の疾病にも対象を広げつつある。古い伝統に則ったユダヤ教の結婚が優生学的に行われているのは皮肉なことだが、その事実を隠す必要はないだろう。

結婚相手を意図的に選ぶことでテイ・サックス病の発生は抑えられたが、テイ・サックス病を発生させる遺伝子自体が消えたわけではない。むしろ、このプログラムはその遺伝子の頻度を保つ役割を果たしている。人々は片方の親だけからその遺伝子を受け継ぐので、発症しないのである。

遺伝病は近い将来、少なくとも原因となる遺伝子が一個だけなら、バイオテクノロジーのおかげで克服されるだろう。いずれヒトゲノム・プロジェクトが進展すれば、異常のある遺伝子を特定し、これを遺伝子治療によって正常なものと置き換えることができるようになる。そのとき、人類は全く新しい優生学的決定を下すことになるだろう。

ヒトゲノム・プロジェクト

ヒトゲノム・プロジェクトは、予算三〇億ドル、研究期間一五年という大規模プロジェクトだ。二〇〇五年までには研究結果をまとめることが期待されている。

ヒトゲノムには約一〇万個の遺伝子が含まれ、それらの遺伝子は各個人を作り上げ、おのおのが一生を送るために必要な情報を備えている。各遺伝子は、二三組の染色体（二二組の常染色体と一組の性染色体）に配分されている。各染色体には長いDNA分子が含まれ、それらはさまざまな種類のアミノ酸、ひいてはタンパク質と結びついている。DNAはヌクレオチドと呼ばれるA、C、G、Tの四つの塩基でできており、ひも状に長くよじれたDNA中に、糸に通されたビーズのように遺伝子が散在している。人間の染色体には、約三〇億個のヌクレオチドが含まれている。ヒトゲノム・プロジェクトの目標はこれらの塩基配列を正しく決定することであり、それによって多くの遺伝病の原因解明の手がかりが得られると期待されている。

DNAはらせん状のはしごに似ており、そのはしごの踏み板に相当するのがそれぞれの塩基のペアである。もし、一人の人間の体に含まれているDNAをすべてつなぎ合わせたら、その長さは地球と月との距離の八千倍に達する。最新の分子生物学では、六百万個以上の遺伝子を含むほどの多量のDNAの中から、おそらく千から二千個の塩基でできたたった一個の遺伝子を取り出すこともできる。

ヒトゲノム・プロジェクトの目的は、遺伝子の位置を特定し、遺伝情報を解読することである。その遺伝情報には、病気を引き起こす異常も含まれている。しかし現在のところ、染色体内の位置を特定できた遺伝子は、全体のわずか二％である。四千にも上る遺伝病のうち、分子レベルで解明できたのは一握りに過ぎない。その一つが、第8話に登場した、嚢胞性線維症である。この病気の患者は肺に粘液がたまり、二〇代で死亡するケースが多い。他にも遺伝子を特定できた病気としては、神経線維腫《しゅ》症がある。腫瘍《しゅよう》で容貌が変形する病気で、有名なエレファントマンもかつてはこの病気の患者だとみなされていた。これら二つの疾病の発生率はかなり高く、ヨーロッパでは二五人に一人が、嚢胞性線維症の遺伝子を片親から受け継いでおり、二五〇〇人に一人が発病している。神経線維腫症の発病率は、三千人に一人の割合である。

嚢胞性線維症と神経線維腫症の遺伝子の特定には二年間を要したが、これでも比較的簡単な方だった。たとえば乳ガンなどのように、複数の遺伝子の異常が原因と考えられる疾病の解明はきわめて困難である。しかしヒトゲノム・プロジェクトはいつの日か、そうした複雑な病気の遺伝子も特定するだろう。

遺伝子治療

病気の原因となる遺伝子を特定できたなら、遺伝子治療への道が開かれる。異常のある遺伝子に治療を加えたり、正常なものと取り替えたりするのである。

最初に遺伝子治療の対象となるのは、単一遺伝子の異常が原因の疾病だろう。もっともよく研究され、治療がやさしいからである。もちろん、患者の全身に遺伝子治療を施すのは困難である。一人の人間の何百万という細胞の一つ一つの染色体中の、ある遺伝子を入れ替える体細胞遺伝子治療といわれるものがある。しかし、それらの細胞に遺伝子を組み込んでも、その遺伝子が働きだすかどうかは分からない。むしろ、その追加した遺伝子が当該細胞の正常な働きを妨げる危険性が常につきまとう。

現在、こうした技術的な問題を解決するために、動物実験が行われている。研究者が特に注目しているのは、ウイルスの助けを借りる手法である。いわゆるレトロウイルスは、自分の遺伝子を侵入相手の染色体に侵入させる。レトロウイルスはガンなどを引き起こす恐ろしいウイルスだが、分子生物学の技術を応用して無害にすることも可能だ。レトロウイルスから病気の原因となる遺伝子を抜き取って、代わりに治療に役立つ遺伝子を「縫い込む」のである。動物実験の結果は良好である。一方、体細胞遺伝子治療は、すでにアデノシンデアミナーゼ欠損症のために免疫力の落ちている子どもの治療に実用されている。

遺伝子治療は大人になってからよりも、卵子や精子、もしくは初期段階の胚を対象に行った方が、一個ないしは数個の細胞でターゲットとなる遺伝子を入れ替えるだけで済むので簡単である。それらの細胞が分裂、成長するにつれて、入れ替えられた遺伝子も全体に行き渡る。正統派ユダヤ教徒が行ったような配偶者選びとは方法が異なるが、こうした生殖細胞系列での遺伝子治療が実用化されたならば、対象とする病気の遺伝子の受け渡しが阻止され、未来の世代はその病気の苦しみや不自由から解放されるだろう。

生殖細胞系列での遺伝子治療に向けて、さまざまな手法が検討されているが、その一つが精子の改良だ。改良された精子を人工授精や体外受精に利用するのである。体外受精の際に、「前期」胚（母体に移す前の受精卵）の段階で遺伝子を検査し、問題があれば修正を加えるというやり方もある。（子宮への）移植前に診断すれば、受胎を開始する前に子どもが遺伝病の保因者でないことを確認できる。三つ目に、胎児に遺伝子を導入する方法も、動物実験では成功している。このやり方は原理的には体細胞遺伝子治療と同じで、生殖細胞も含めたすべての細胞の遺伝子を入れ替えるやり方であるが、細胞の数が少ない分、容易に行える。

以上のような遺伝子治療の進歩を考えると、ナサニアルの母親が孫づくりに焦ってさえいなければ、ナサニアルが嚢胞性線維症の保因者の女性を生殖パートナーに選んでも、二〇七五年頃には何の問題もないだろう。

体細胞遺伝子治療はすでに特許を取得しており、二一世紀初頭には広く一般に実用化されるだろう。生殖細胞系列での遺伝子治療も、これに続くに違いない。もっとも、遺伝子治療は目下、優生学をめぐる論争のただ中にある。しかし実際には、遺伝子治療はユダヤ人のテイ・サックス病対策と大差ない一方で、ゴルトンやナチス第三帝国が目指した計画とは似ても似つかぬものなのだ。

バイオテクノロジーに対する倫理的立場からの反対意見については、本書の最後で取り上げるとして、生殖細胞系列での遺伝子治療に関しては、今後は緊急性の低い治療にも応用される可能性について指摘しておきたい。嚢胞性線維症のような致命的な疾病に、生殖細胞系列での遺伝子治療を適用することは認知されるだろうが、関節炎のような慢性病はどうだろうか。さらに、病気の原因となるような望ましくない遺伝子を取り除くことから一歩進んで、望ましい遺伝子を付け加えること——たとえばテニスの才能など——が求められるようになったとしたら?

▼男女比と産み分け

ナサニアルと母親が孫の性別について言い争っていることからも分かるように、二〇七五年頃には男女産み分けが可能になっているだろう。しかしバイオテクノロジーにとって、この男女産み分けはきわめて実現困難な課題である。

卵子と精子にはそれぞれ、二二個の常染色体と、一個の性染色体が含まれている。性染色体にはX字型のものとY字型があり、それぞれX染色体、Y染色体と呼ばれている。卵子にはX染色体しか含まれていない。精子も半分はX染色体、残り半分がY染色体である。子どもの性別は、精子の染色体によって決まる。卵子がX染色体の精子を受精したら、胎児の染色体はXXとなり、女の子が産まれる。Y染色体の精子を受精したらXY、男の子となる。精子のXY比率はほぼ同じだから、男女の比率も同じになるはずだが、実際には個人を取り巻く状況に大きく左右される。

たとえばアリゾナの先住民ハヴァスパイ族、オーストラリア先住民アボリジニー、ベネズエラのヤノマモ族、そしてフィリピンでは、最初に産まれるのは男の子が多く、その後で女の子の産まれる比率が高まっていく。第二次大戦の戦中、戦後の英国とフランスでは、父親が兵士である場合は圧倒的に男の子が多かった。父親の職業がダイバー、テストパイロット、聖職者、麻酔医師である場合、および非ホジキン病型リンパ腫の男性には、女の子が産まれる率が高い。A型肝炎もしくは精神分裂病患者の女性には、どちらかと言えば女の子が産まれやすい。英国、米国、ドイツ各国の、紳士録に載るような「ステータスの高い」男性には、男の子の産まれる傾向が強い。歴代米国大統領の子どもを集計すると、息子九〇人に対して娘は六一人である。

自然淘汰がこうした男女比をもたらしているならば、バイオテクノロジーにも同じことができるはずである。事実、昔からさまざまな方法で男女産み分けが試みられてきた。古代ギリシアの哲学者アナクサゴラスは、右の睾丸（精巣）から男が産まれ、左の睾丸から女が産まれると主張した。後世、息子のいないフランス貴族の男性がこれを真に受けて、左の睾丸を切除したという。しかしたいていは食事療法など、もっと穏当なやり方がとられた。奇妙な体位でのセックスも試みられた。顔に日の光を受けながらのセックス、月の満ち欠けに応じたセックス――女性の膣にレモンジュースを注いでからセックスするなどという例もあったらしい。もちろん、どれも効果はなかったが、大して実害もなかった。

現代のバイオテクノロジーは、精子のXYの違いを利用して、男女産み分けを目指している。X染色体はY染色体よりもわずかに大きく、DNAの含有量も多い。人間の精子の場合、含有量の差は二・九

%に過ぎないが、この事実に着目した男女産み分け技術が一九七三年に『ネイチャー』誌に発表され、米国だけでも五〇を越える医療機関がこの特許の使用権を取得している。この特許は、質量の軽いY染色体精子は重いX染色体精子よりも早く泳げることを利用して、Y染色体精子の含有量の多い精液サンプルをつくりだすというものである。一九八九年には、DNAと結びつく特殊な蛍光染料を利用した方法が開発された。この染料を加えてレーザーに当てると、DNAの含有量の多いX染色体精子の方が、より明るく輝くのである。また、精子の表面膜に含まれるタンパク質が、XYによって異なることに着目した方法も研究中である。Xのタンパク質のみ、Yのタンパク質のみに反応する二種類の抗体を開発して精液に加えれば、抗体に反応した精子は活動できなくなってしまうので、Y染色体精子の多い精液サンプル（男の子用）とX染色体精子の多い精液サンプル（女の子用）をつくりだすことが可能になるだろう。いずれは女性の体に予防薬を注射して、XYどちらかの精子の活動を抑える方法も実現されるのではないか。

こうしたバイオテクノロジーを駆使した方法も、賛否両論はさておき、実のところは民間療法以上の成果は期待できないのである。男女産み分けの実態調査によれば、成功率は高いとは言えず、利用者はお金を無駄にしてがっかりさせられるケースが多いようだ。

しかし二〇七五年頃には、男女産み分けの技術は確立されているだろう。現在の技術は、人工授精用の精液サンプルを男女別につくるためのものだが、これでは精液が女性の体内に入ってから何が起きるか分からない。ナサニアルの時代にはICSI（卵細胞質内精子注入法、第4章参照）を利用して、確実に男女を産み分けられるはずだ。すでに精子の「性」を色分けできる染料も開発されている。これを使って、たとえば「男」の精子は緑、「女」の精子は赤という具合に色分けすれば、確実に精子を選別できる。

男女産み分けは、親の好みのためだけではなく、性別によって発症が左右される遺伝病の予防にも役立つだろう。たとえば血友病は、X染色体の劣性遺伝子が原因である。女性は二つのX染色体の両方に劣性遺伝子が含まれていないかぎりは発病しないが、男性は一つしかないX染色体に劣性遺伝子が含まれていれば、必ず発病する。そこで、二つのX染色体とも劣性遺伝子を含んでいる女性は、男の子を産むことは避けた方がよい。つまり、男女産み分けが必要になる。

将来、親の好みで子どもの性別を選ぶようになると、おそらくは男性が増えすぎて、社会は攻撃的になり、男性の同性愛者が増え、女性は複数の夫を持つようになるのではないかと懸念する人もいるが、それは荒唐無稽な想像に過ぎない。男性の数が増えたとしても、それは一時的な現象に終わるだろう。

確かに男性を好む文化は多いが、その要因は経済的な問題である。インドではヒンドゥー教のダウリという持参金制度のため、女の子が産まれることは経済的な負担が増えることを意味する。ボンベイでは一九八六年だけでも八千件の妊娠中絶が行われたが、そのほとんどが女の子だった。中絶を勧める宣伝文句も、「今五百ルピー投資すれば、後で五千ルピー節約できる」というものだ。中国でも一九八九年に多くの女の子が中絶されたが、その一方で出生届を比較すると、女の子の一〇〇に対して男の子は一一四に上った。例外的に女性を好む文化も存在し、ハンガリーのジプシー社会もその一つだが、その背景にあるのはやはり経済問題である。教育を受けた魅力的な女性であれば、裕福な定住民に嫁ぐことが可能だからだ。しかし男性にとっては、こうした階級脱出は難しい。

西欧の先進諸国では、男女の好みはほぼ均衡している。一九八三年に米国で実施された調査によると、妊娠中の女性のほとんどが、第一子は男女どちらでもよいと答えている（のちの英国での調査でも同じ結果が出た）。複数の子どもを持つ場合も、男女どちらかに偏ることは望ましくないとする傾向が見られる。ほとんどすべての女性が男女両方の子育てを経験したいと思っているのだ。

男女産み分けがもたらす影響——それは産み分けが可能になる時期によって大きく変わってくる。もし、今すぐ産み分けが可能になったら、間違いなく男の子に偏るだろう。しかし、これが数十年後なら、先進諸国の傾向が他の文化にも広まり、世界的に女性の地位が向上して、結果として大きく男の子に偏ることはないはずだ。たとえ男の子に偏ることがあっても、就職難やパートナー不足から、偏向は自然に是正されて、現在の男女比である一〇六対一〇〇程度に戻るだろう。

長い目で見れば、男女産み分けに懸念を抱く人は、ほどんどいなくなるのではないか。

▼精子卵子取引所

簡単に生殖パートナーを見つけることができるのは、精子卵子取引所のおかげである。こうした組織に問題点があるとしたら、登録者が膨大なために、情報の紛失や錯綜が起きる危険性だ。ナサニアルの父親の例が示すように、莫大な数の子どもを持つことになる人も出てくるので、近親相姦を避けるためにも、血統を正確に記録しておくことが重要である。もっとも、未来社会においても近親者間の生殖を避けるべきかは、必ずしも明確ではない（第10章参照）。物語では、ＤＮＡ指紋《フィンガープリント》やインターネット、情報テクノロジーのおかげで、遺伝病や血縁関係の情報がきちんと管理されている。

未来社会でも、今日の精子銀行のような私的な機関が活動する余地はあるだろうが、そうした機関も大きなシステムの一員として情報を交換することになるだろう。利用者の選択の幅を広げ、遺伝病や血縁関係の情報を集中管理するためにも必要な措置である。個々の医療機関は自治体や国家の枠組みで管理するにしても、世界規模の組織——精子卵子取引所を設立することは不可欠である。

第8話が示したのは、未来の生殖パターンの一例である。ブロックバンクと精子卵子取引所の組み合わせは魅力的だが、お金もかかる。利用できるのは富裕層に限られるだろう。才能にめぐまれた人間の卵子や精子の価格を決めているのは、市場原理である。

精子卵子取引所の原型のような組織は、米国ではすでにインターネット上で稼働している。卵子や精子の注文を受け付け、代理母を斡旋する組織だ。つまり、コンピューター端末さえあれば世界中どこにいようと、こうした情報にアクセスできるのだ。生殖レストランが実現される日は遠くない。人々は食事のメニューやワインの銘柄を選ぶように、コーヒー片手の気軽さで、生殖方法を選択するだろう。

その前に、精子卵子取引所のような組織の正当性を評価しなければならない。家族や家族生活は、どのような影響を受けることになるのだろうか。子どもの扶養義務はどうなるのか。生殖レストランではどんなメニューが供されるのか。

こうした疑問は、第4部で取り上げる。答えを出すためには、まず、明確な未来図を描かなければならないだろう（第14章参照）。

第４部 未来の男女関係――悪夢かバラ色か

第9章　家族、浮気、世界人口

▼第9話　単親どうしのカップル

「木曜の晩はどう?」女は朝食のテーブル越しに尋ねた。だが、男が答えるより先に新聞を放り出して、階段の下に駆け寄って叫んだ。

「ミミ、何の騒ぎ?」一二歳になる娘のミミは、女のクローンだ。

「ハゼルのせいよ、ママ。バスルームから出てこないの」

「別のを使いなさい」

「ここでなきゃだめ。私のものが全部おいてあるのよ。どっちにしろ、別のはハリーが占領してる」

「とにかく急いで。今朝は早く出かけるんだから」

「分かってる。ハゼルに言ってよ」。ミミは怒鳴り返した。そして再び、バスルームのドアを蹴り始めた。

女はぷりぷりしながらキッチンに戻った。

「あなたの子どもたちを叱ってよ。ミミがバスルームを使えないわ。今朝はあの子たちを早めに学校に送らなきゃならないのに」

「分かったよ」。男は渋々新聞を置くと立ち上がった。「その台詞、もう一〇回は聞いたぞ」

男は階段を上がっていった。ここまで怒鳴り声が聞こえてくる。

子どもが二人も増えたのだが、確かに生活は楽になった。二本の手と、ついでに二本の足も使い回せるからだ。

ようやく騒ぎが収まった。女はつかの間の平和のうちに朝食を終えた。男は着替えを済ませ、仕事に行く支度をして戻ってきた。

「君の車がちゃんと動くか、確かめとくよ。昨日は冷え込んだのに、出しっぱなしなんだから。ついでにフロントガラスも拭いておくよ」

「ありがと」。女はコーヒーの最後の一口を飲み下した。そして男が玄関を出る前に、もう一度尋ねた。

「木曜の晩はどう?」

「いいよ」。男はあっさり言った。「僕が出張から帰ってくるまで、もうチャンスはないだろうから。予定を開けておくよ。ベビーシッターはどうする? ハゼルとハリーにやらせるかい?」

「それじゃ、あの子たちがかわいそう。ベビーシッターを頼んでちょうだい。私たちが出かけている間、ミミとマイケルはあの子たちにちょっかいを出すに決まってるわ」

学校までの道中は、何事もなかった。もっとも、車の席をめぐるケンカは年中行事になっていたし、田舎道は凍って滑りやすかった。仕事の方もいつも通りだ。長く退屈な会議を、立て続けに三件もこなさなければならなかった。ようやく昼食時に、セックスフレンドに会うことができた。

「木曜の晩はどう? もう一カ月もご無沙汰だよ」と、セックスフレンドが尋ねた。

女はテーブル越しに彼の手を握った。「ごめんね。もう予定を入れちゃったの」

「何?」

「出かけるの」

セックスフレンドはちょっと黙り込んだ。彼は男友達の中でも、とりわけ独占欲が強くて嫉妬深いやつなのだ。「誰と？」

「同居してる彼よ。別に妬くような相手じゃないわ」

「そんな約束、破っちゃえよ。一緒に夜を過ごしたいのはどっちさ。同居人？それとも恋人？」

女は微笑した。「同居人よ、木曜の晩はね。翌日の金曜は忙しいの。あんたと木曜の晩に会ったら、一晩中寝かしてもらえないでしょ。どっちにしろ、生理が始まったばかり。木曜の晩は無理ね」

セックスフレンドはがっかりした。セックスの相手は彼女だけじゃないが、一番気に入ってる女だ。女はもう一度、彼の手を握った。「我慢して。彼、月曜日から二週間の出張なの。その間に泊まりに来て。子どもたちの面倒を見てもらえると嬉しいわ」

「そんな話、初めて聞くな」。招待されたのは嬉しいが、少しむっとした。

「そうだっけ？私も今週になって初めて知ったことだから」

「言い訳だよ。Eメールもテレビ電話もあるじゃないか」

「電話なんてごめんよ。あんたの同居人、ほんとに態度悪くてむかつくわ。おまけにあんたの秘書なんだから、日中も連絡を取れやしない。とにかく、別に招待する義務はないわ。大喜びでやってくる男は、あと二人はいるんだから」

木曜日の晩は大成功だった。やはり、彼と暮らして正解だった。他の男ではだめだ。ただ、うんざりすることに、男は女と体外受精をしたいと再び言い出した。

「何もかもぶち壊す気？あなたにはハゼルとハリー、私にはミミとマイケル。バランスが取れてるわ。自分の子どもの養育費は自分で払ってる。気が向けば相手の子どもの世話もするし、嫌なら放っておく。

そういう約束だったし、実際うまくいってるわ。一人で子ども二人の面倒を見るより、ずっと楽だもの。あなただって、そう言ってたじゃない。でも一緒に子づくりしたら台無しよ」

「でも、君は養育費をもらってないだろ? 少しは余裕が欲しくないの? たとえば僕からもらうとか」

「いらないわ。養育費が欲しいなら、クローンをつくったり、精子を取引所から買ったりしない」

「二人共通の子どもをつくったら、どうしてぶち壊しなんだ。ぶち壊しどころか、もっとうまくいくよ」

「自分のと共通のとを混ぜたら、ろくなことないわ。うまくいかなかった例は山ほど知ってる。両親が特定の子をひいきするようになれば、たちまち嫉妬とケンカよ。私が私の子をひいきして、あなたがあなたの子をひいきするのは当然のこと。子どもたちも傷つきはしない。でも、私とあなたの子どもが産まれて、私たちがその子をひいきするようになったら? 混乱と嫉妬と争いと——最悪のケース、虐待だって始まる。そんな危険は冒したくないわ。よく言うでしょ、子づくりと同居人は別々に考えろって」

よくある議論だった。勝負は目に見えていた。男が同意するのは分かりきったことなので、女も口調を和らげた。「もう一人欲しいなら、つくればいいじゃない。クローンでもいいし、あなたの学生を相手にするとか」。女はいたずらっぽく、嫌みを言った。「養育費を負担してくれる相手でなくてもいいんでしょ。出張には誰を連れていくの? 誰があなたのベッドを暖めてくれるわけ?」

男が挙げた名前は女には馴染みがなかったが、彼の学生でないことは確かだ。

「素敵じゃない。頭が良くて可愛いんでしょ。その娘にお金を払えばいい。その娘なら卵子をバンクに預けているわよ。喜んで売ってくれるわ」

「たぶん。でもね」と、男は諦めたように続けた。「若い娘はセックスの相手にはいいが、子づくりは別だ。実社会で経験を積んでいない分、今一つ特徴や性格をつかみきれない。子づくりは、もっと成熟した相手との方がいい」

「じっくり考えなさいよ。あなたの子どもがもう一人増えても、私は気にしないわ。契約書を書き直せば済むことよ。あなたが家計の七分の四を負担するってね。それでうまくいくわ。ああ、もうこんな話はやめましょうよ。あなたの出張のこと、聞かせてちょうだい」

▼四〇年後の家族と血縁

血縁と人間関係——未来の生殖技術は、伝統的な概念に当てはまらない家族や個人を出現させるのではないかと、人々は恐れる。別々の親を持つ子どもたちが一つ家に住むとしたら、それは果たして「家族」だろうか。クローンにとって、または代理母で産まれた子どもにとって、誰が母親で誰がおばあちゃんなのか。

第4部では、未来の家族関係や社会的関係の変動について探っていく。各章ごとに、それぞれ異なる人生模様を、二〇七五年前後を舞台に描いていきたい。生殖に貢献することでお金を得る人々、世界中に散らばる血縁関係が巨大な家族を築き上げるあり様、未来の同性愛や近親相姦など、中には抵抗感の強いテーマもあるだろう。しかし、この第9章で取り上げるのは比較的平凡なテーマ——子ども税とブロックバンクが、少なくとも中産階級にとって当たり前になった時代の、子づくりと同居の問題である。セックスの相手、生殖の相手、そして同居する相手が必ずしも同一人物ではないという状況は、すでに第2章の物語の舞台、二〇三五年頃から始まっている。それから四〇年、状況は変わった。

▼同居のかたち

未来経済の最小単位は単親家庭になるだろうが(第2章参照)、この単親家庭が孤立した存在になるとはかぎらない。第9話では、二つの単親家庭が一緒に生活することで、相互に助け合っている。母子家庭と父子家庭の組み合わせに限らず、必要に応じてさまざまな組み合わせが可能だろう。家計、居住空間、親としてのエネルギー、時間など、さまざまな点で、二つ以上の世帯が共同生活することには利点がある。

物語の単親家庭は両方とも裕福で、経済的には別々にやっていける。しかし、助け合う仲間が欲しくて、それなりの愛情の感じられる相手と一緒に暮らすことを選んだのである。社会経済的な条件が厳しくなれば、子ども税から受け取れる額も減り、共同生活の目的は家計の節約に重点を移していくだろう。単親家庭同士の共同生活は、いわゆる混合家族（物語では「共通の子ども」のいる家庭という表現をしている）よりも安定している。今日、混合家族の数は多い。米国では白人女性の半数、黒人女性の三分の一が、一度離婚を経験した後に再婚している。

混合家族は第1章で触れたように、さまざまな問題を抱えている。継子への虐待や実子への偏愛は父親だけに見られる傾向ではない。古くはヘンゼルとグレーテルの物語が示すように、母親の問題でもある。そういう意味では第9話の女性の発言は正しい。

生殖の選択肢は、社会的地位や経済力に左右される。貧しい人々は、同居人を生殖の相手とするしかないし、家族の形態も自由には選べない。性交による妊娠、中絶、不妊治療は、二〇七五年の社会にも存在するだろう。

二〇七五年頃の貧しい家庭は、現代の家庭と大差ないだろう。対照的なのは、裕福な家庭である。

▼注文すれば親になれる時代

ブロックバンクと単親家庭が当たり前の世の中では、中産階級にとって、特定の人物と子づくりする必要はなくなるだろう。好きなときに、好きな相手と子づくりすればいい。

選択肢はいろいろあるが、第8話のように、精子卵子取引所を利用して子どもを注文するのも一つの手だ。精子卵子取引所に登録していない人物を生殖相手に選びたいなら、第9話の男性のように相手と交渉するしかない。もちろん、礼金は払うことになるだろう。クローンを注文することもできるが、男性の場合は卵母細胞の提供者と代理母も注文する必要がある。金持ち相手の生殖レストランは他にも多くのメニューを用意しているが、それについては後述したい。

単親家庭が主流の社会では、家族を持つということは、きわめて個人的な行為である。男性も、女性と同じくらい簡単に家族を持てるようになる。父親、母親に求められる扶養義務の内容自体は現代とほぼ同じだろうが、子どもの世話を外部に委託することは、もっと一般的になるだろう(第2章参照)。ただし、養育費の負担義務は大きく様変わりする。初期の子ども税は、遺伝上の子どもに対して親が無条件に養育費を負担するものだったが(第1章参照)、子どもを注文で手に入れる時代にはそぐわない。二一世紀前半に、子ども税は改正されることになるだろう。

子どもをつくる前に、卵子提供者と精子提供者の間で子ども税の負担に関する契約を交わす必要がある。一般には、子どもを注文した側が子ども税を一〇〇%負担し、経済的な責任を負うことになるだろう。ただし、注文に応じた側が、その子どもと家族的な触れ合いを持つかどうかは別問題である(第12章参照)。同様の契約は、第三者のクローンを子どもとして注文した場合にも交わされる。自分自身のクローンを子どもにする場合は、当然ながら注文主が唯一の当事者であり、子ども税を一〇〇%負担する。いずれのケースも、子ども税を払った本人が、そっくりそのまま養育費を受け取ることになる(大蔵省の取り分は除いて)。

混乱を避けるためにも、子ども税の負担割合に関する契約書を当局に提出することが義務付けられるだろう。性交によって産まれた子どもの場合、発注主は母親、子ども税の負担は父親と母親の等分、養育費を受け取るのは母親ということになるかもしれない。いずれにせよ、契約内容はさまざまである。面接権も、子ども税の負担割合に応じて決まるだろう。

▼世界人口のバランス

国連によれば、世界人口は二二〇〇年頃には一一〇億人前後で安定するという。これが正しいならば、二〇世紀中頃に取り沙汰された人口爆発が回避されるということだから、我々現代人は枕を高くして眠れるというものだ。さらに国連の予測によれば、家族規模も縮小し(第7章参照)、二一〇〇年頃の出生率は人口の置き換え水準、すなわち女性一人当たり子ども二人くらいになるという。しかし、単親家庭が増えたり、第8話のナサニアルの父親のような人物が登場したら、こうした予測も覆るのだろうか。

国連の予測を覆すとしたら、それは単親家庭の増加である。ある人物が遺伝上の子どもを世界中にまき散らしたとしても(第7章および第12章参照)、世界人口の予測に影響を与えることはないだろう。問題は、大人一人当たりが何人の子どもを育てるかである。世界人口を安定させるためには、単親家庭の子どもの数は一人でなければならない。つまり人間一人当たり、遺伝上の子どもは二人である。しかし第9話のように、単親家庭に子どもが二人ずついる場合は、女性が四人の子どもを産んだ計算になる。これでは世界人口は増加し続けるではないか。

一体、太古以来の衝動は、未来社会で何を引き起こすのだろうか。乳幼児の死亡率が低下すると、女性は平均して二人の子どもを産む(第7章、第8章参照)。あらかじめ性別を選べるなら、男の子一人、女の子一人を選択するだろう。問題は、単親になることを選ぶ男性の数である。親になりたがる男性が多いなら、人口爆発を招くだろう。

結論から言えば、人口爆発は起こらない。女性に比べれば、単親になることを選ぶ男性の数ははるかに少ないと思われるからだ。第9話の男性は例外なのである。父親としての義務は最低限に抑え、性の遍歴に精を出したいというのが、男性が太古以来抱えている衝動だ。その衝動の後押しをするのが、ブロックバンクや精子卵子取引所、そして単親家庭が当たり前の社会である。そして有名人のもとにだけ、卵子や精子を求める人々が殺到する。

男性は子どもを自分で育てるよりは、女性に自分の精子を使わせて子づくりさせようとするだろう。そのためには、子ども税の一部を負担したり、女性と一緒に住んで子育てを手伝うこともある。男性が子どもを注文するのは、誰も自分の精子を使ってくれないときの最後の手段である。

未来社会の男女比も、バランスのとれたものになるだろう。ただし、単親になりたい男性が多すぎないこと、女性が注文する子どもの数は平均二人であることが前提である。

政府が家族計画に関してなんらかの規制を課すことは、二〇世紀の中国の例はあるが、一般には受け入れられないだろうし、その必要もないだろう。太古以来の衝動は、乳幼児の死亡率の低下、市場の原理、周囲の環境を敏感に感じとる。その結果、女性は平均二人の子どもを育て、男性はほとんど子育てしないようになる。遺伝的に言えば、男女は平均二人の子どもをもうけることになり、世界人口は安定する。

▼「浮気」は死語？

単親家庭や子どもを注文することが当たり前になれば、従来の価値観は大きく変わるだろう。最初に槍玉にあがるのは、核家族や夫婦のきずなと密接に関わってきた概念、たとえば貞淑、浮気、乱交などであろう。

結婚という伝統的な枠組みで考えると、浮気＝《イコール》不義密通だったが、二〇世紀末に結婚制度が衰退し、さまざまなかたちの同棲や同居が増加すると、旧来の概念はだんだん通用しなくなってきた。しかし、概念は変化しても、感情の上では浮気は存在する。同棲相手やセックスパートナーが他の人間と性行為を持てば、それは浮気として感じられる。

なぜ人間はパートナーの浮気を嫌うのか、その理由を自然淘汰の視点から説明すると、男性にとっては他人の子どもを育てる危険、女性にとっては経済的な支えを失う危険、そして男女ともに性感染症にかかる危険、ということになる(第2章参照)。これを人間の感情に則して解釈し直すと、心の傷や裏切りを意味する。

過去の例を振り返ると、不特定多数との性交渉を否定する最大の理由は、実に性感染症への恐れである。二〇世紀前半の異文化研究の結果、性の解放度と性感染症の発生率は密接に関係していることが分かった。妊娠の恐れと性感染症の危険のない未来社会では、太古の衝動は当然ながら、性の解放をもたらすだろう。

性感染症の危険が消滅すると、核家族の崩壊と単親家庭の増加はその速度を増すだろう。そのとき浮気の概念は理念上、消滅する。しかし、太古以来の人間感情は、一朝一夕には消滅しない。人々はある種の行為を「浮気」として考えるだろう。第9話でも、次章の第10話でも、同棲相手やセックスパートナーが他の人間と性行為を持つことに嫉妬する人物が登場する。未来社会で最も手ひどい浮気とは、どんなものだろうか。他人との性行為? 他人の精子や卵子を買うこと? 逆に他人に精子や卵子を提供すること?

理論的には、最も苦痛をもたらすのは二番目の行為、他人の精子や卵子を買うことだろう。ブロックバンクを利用しているかぎり、性行為で子どもが産まれることはないし、他人に卵子や精子を提供することは家計に潤いをもたらす。しかし、パートナーが他人の精子や卵子を買うことは、子ども税と養育費の点で損をすることを意味する。

しかし人間の感情からすれば、どんな行為でも浮気と感じるなら、それは苦痛である。物語の登場人物たちは、特にパートナーの性行為に不快感を示した。人間は愛する相手が他人とセックスすることを激しく嫌う——自然淘汰が人間をそのようにつくったのである。その点、単親になることを選んだ未来の人間も変わりはない。

性の解放は裕福な階級の特権であることも忘れてはならない。ブロックバンクを利用できない貧しい階層は、依然として望まない妊娠という爆弾を抱えている。裕福な階級の人々以上に、一緒に生活している相手に依存しており、浮気に対して脆弱である。おそらく「浮気」という概念は、貧しい階層に特有な現象として再定義されるか、時代遅れな考え方として理念上は姿を消し、嫉妬の感情だけが生き残るだろう。

性が解放された社会では、兄弟もしくは異父母の兄弟が同じ家で育つケースはめったにない。兄弟は、今日の従兄弟に近い存在である。普段は疎遠で、ある時突然、思いもよらない場所で出会うこともあるだろう——ひょっとしたら、ベッドの中で？　精子卵子取引所がデータを管理しているので、近親者間の生殖はまず起こり得ないだろうが、性行為は別である。お互いの血縁関係を知らないまま、セックスする可能性もある。もっとも、こうした問題も、クローン技術で誕生した人間には関係ない。いずれにせよ、未来の家族関係は、あらゆる点で複雑になっていく。

▼第10話 母のように、娘のように

男は興奮しながら、何度目かの寝返りを打った。行動に移すまで、あとどれくらい待てばいいだろうか。横目で様子をうかがうと、妻はぐっすり眠り込んでいる。目を覚ます心配はない。なにしろ、いつものカクテルを飲んだのだ。精神安定剤と抗鬱《うつ》剤と、いけないと知りつつ、誘惑に負けてアルコールまで混ぜて。

しばらくの間、男は妻を見つめた。暑さに布団をはねて、部屋を照らす月光に裸体をさらしている。起きている間は妄念に苦しんでいる妻も、夜の眠りの中では平和に憩っているように見える。仰向けに長々と伸びた体。枕に散らしたもつれ髪。猫がのどを鳴らすような軽いいびき。無意識に体をぴくぴくと動かすのは、抗鬱剤の副作用だ。「娘」には、こんな精神的苦痛を味わってほしくない。しかし「娘」の出自を考えると、どうしようもないのだろうか。

妻の姿に気が滅入って、男は再び寝返りを打った。窓もカーテンも開け放してあるが、蒸し暑さに体がべとつく。この古い邸宅にはエアコンはない。男はぼんやりと股間に手を伸ばして、おのれの性器に触れた。ベッドに入ってからもう三〇分もたつのに、興奮は収まりそうにない。

男は起きあがると、窓辺に寄った。自分は涼みたいのだと思い込もうとしたが、心の奥底では本当の理由を知っていた。月を眺め、わずかに涼しい外気を味わおうと努めた。しかし、男の視線は否応なく左に引っ張られた。東側の翼棟の窓を見つめる。起きているだろうか？　開け放たれた暗い窓に目を据えながら、怒張をなでた。突然、自分の考えていることにぎょっとして、男は窓に背を向けると、背中を外気にさらすようにして冷たい窓枠に腰を下ろした。体をひくひくさせながら寝入っている妻に注意を戻す。自分を苦しめているイメージを心の中から閉め出したかった。しかしそのイメージこそ、彼の欲望を三〇分も煽っているのだ。

踊り場の物音に、男は息を詰めた。耳を澄ます。「娘」か？　ついにチャンス到来か？　トイレから勢いよく放尿する音が響いてきた。「息子」だった。はねを飛ばすなと口を酸っぱくして言っているのに。放尿の音と勢いで、自分のパワーを世界中に宣伝するつもりらしい。まあ、驚くには当たらない。自分も「息子」と同じ一八歳の頃には、全く同じことをしていたんだから。水が流れる音がして、静寂が戻ってきた。男も再び、苦悩に身を委ねた。ゆっくり手を動かしながら、自分には妄想を実行に移す勇気があるのだろうかと自問した。自分の頭が信じられなかった。でも自分を興奮させているのは、間違いなく、この妄想なのだ。

どうしようもないのかもしれない。でも誓って、「娘」が一四歳になった二年前まで、考えてもみないことだった。今でも、妻ならそんなことは思いもしないだろう。しかし、いったん思いついたら最後……。悪いのは妻なのだ。妻が最初に言い出したのだ――クローンがいいと。

二人が出会ったのは、二〇年以上も前のことだ。妻は一九歳、男は二一歳だった。すぐに二人は強く惹かれ合った。二人一緒にいれば、それで幸せだった。もちろん、最初から子どもは欲しいと思っていたが、実際にもうけたのは結婚四年目だった。

二人がきわめて特異な道に足を踏み出すきっかけとなったのは、ふとした発言だった。当時はまだ、クローンは事故で亡くなった五歳以下の子どもに限られていた。今では当たり前のことだが、二人が計画したときは、クローンを子どもにすることは常軌を逸した犯罪すれすれの行為だった。いや、今でも懐疑の目で見られかねない。そのころ、たまたま男の実家に両親を訪ねたとき、妻が子ども時代の男の写真に目を留めた。まるで天使みたいだったのね。両親の語る、どんなに素晴らしい子だったのかという思い出話を聞いて、妻は深く考えずに言った。あなたに瓜二つの男の子が欲しいわ。

「それじゃ、まるでクローンね」と、男の母親が冗談を言った。

全員、どっと笑った。しかし次の日、帰途の車中で、妻が言い出した。あれは本当にいいアイデアかもしれない。「あなたのと私のと、一人ずつ。それなら公平でしょ。二人以上つくるなら、そのときは体外受精にしましょう。お互いが育っていく姿を見るのって、素敵じゃない?」

男も妻の提案に飛びついた。クローンを通じて自分の子ども時代を目の当たりにするなんて、すごいことだ。さらに魅力的なのは、男と出会う以前の一九年間の妻の姿を見れることだ。年月は「娘」をやがて、男が一目で恋に落ちた女性に――「娘」のクローンマザーに変貌させていくだろう。どこかの幸運な男性が出会う一九歳の「娘」は、男がかつて恋いこがれた、まさにその女性なのだ。

あとの相談は簡単だった。どちらのクローンを先にするか。家族や友人には話すべきか。結論は、まず男のクローンを先に、続いてできるかぎり早く妻のクローンも、そしてこのことは二人だけの秘密にする、というものだった。

何もかも、驚くほど簡単だった。新設されたクローン・クリニックに「息子」を注文して、胸の細胞を提供してから一年後、男は自分自身の父親になった。男はこの体験を大いに楽しんだが、妻のクローンをつくるときは少々退屈だった。しかし、何もかも順調に進んで、「息子」が産まれてから一年一〇カ月後、「娘」が産まれた。

その後の年月には、夫婦ともども正直言ってがっかりした。少なくとも、自分自身が成長する姿を見るという点では期待はずれだった。もちろん「息子」も「娘」も夫婦によく似ていたが、夫婦の目から見れば、異なる点も多かった。友人や実家の両親にしても、「お父さんにそっくり」、「お母さんにそっくり」と言いながらも、父と娘の、そして母と息子の類似点を指摘した。夫婦はその度に礼儀正しく微笑んだが、後で二人きりになると、人々の観察力の乏しさに爆笑した。しかし、遺伝的には全く同じであっても、行動パターンまで同じというわけにはいかないことは認めざるを得なかった。

親子関係の親密度という点でも、がっかりさせられた。クローンなんだから、世間の親子よりも密接な関係を築けると思っていたのに、現実はその期待を裏切った。特に男は息子に失望した。なるほど息子は理想的な坊やで、昔の男そのものだったが、男自身は息子の天使のような感受性にうんざりしていた。さらに悪いことに、思春期に入った息子は、かつて男が自分自身の父親に反抗したように、男をいらだたせるようになった。激しく口論したあげく、お互い口をきかなくなることも度々だった。息子は数カ月後には大学に進学して家を離れるが、男は息子から解放される日が待ち遠しかった。かつて期待した特別な関係など、影もかたちもなかった。

むしろ自分自身のクローンよりもパートナーのクローンの成長を見る方が、少なくとも当初は喜ばしいことだった。夫婦ともお互いに、相手の方がクローンとよく似ていると思っていた。幼いクローンが、パートナー自身であるかのように感じていた。妻と息子は、息子が幼い間はとても親密だった。しかし息子が大人になるにしたがって、母子は疎遠になっていった。

男と妻は結局、普通のやり方では子どもをもうけなかった。原因は不明だが、妻は通常の体外受精で妊娠することができなかった。胚をうまく子宮に移植できなかったり、途中で流産することもあった。

医師は、クローンをつくったこととは全く関係ないと断言したが、妻の心の中ではクローンと流産は分かちがたく結びついてしまった。言い出したのは自分だったことは棚に上げて、妻は男を責めた。あんな「実験」をしたからよ。「ちゃんとした」子どもが産めないのはあなたのせいよ。妻は代理母を利用することは拒絶し、「息子」と「娘」を育てることに力を注ごうと主張した。

男と妻の関係が決定的に壊れたのは、三年前、男が別の女性との体外受精に応じたときだった。相手の女性は仕事の同僚で、男の精子を使って子づくりすることを望んだのだ。性的関係は全くない——男は妻にそう説明した。しかし、妻が怒ったのはそんなことではなかった。私だって、他の誰かと寝ることぐらいあるわ。でも、子づくりは別よ。私が妊娠できないのに、他の女を妊娠させるなんて！

この件が発覚して以来、夫婦は何度も離婚の瀬戸際まで行った。しかし一年前から、妻が鬱病の治療を受けるようになると、夫婦関係はかろうじてつながり、停戦状態に入った。しかし、夫婦は互いによそよそしく、ときに憎しみをぶつけ合った。妻は自分のクローンである「娘」と疎遠になることはなかったが、「息子」が父親そっくりに成長するにつれて、「息子」を第二のターゲットにして不合理な怒りをぶつけるようになった。

これとは正反対に、男と「娘」の関係は親密だった。もっとも、「娘」の子ども時代には、世間一般の父娘関係以上のものではなかった。しかし、「娘」が成長して女らしくなってくると、男は「娘」に夢中になった——かつて妻に夢中になったのと同じように。その妻は、今では憎しみでいっぱいのいかれた女だ。記憶のいたずらでなければ、「娘」の肉体も、心も、振る舞いも、まさに二一年前の妻そのものだった。しかも、自分の愛情は一方通行ではないと、男は確信していた。近頃、「娘」はテレビを見るときは、男の肩に頭を寄せて太ももに手を伸ばしてくる。つい二週間前の一六歳の誕生日には、アルコールと感傷のせいか、「娘」は誰もいないときに男の膝に乗って、その唇に長いキスをした。こんな素敵なパパでいてくれてありがとう。

昨晩の出来事は、こうして眠れぬ夜を過ごす原因であり、男の心を燃え上がらせる最後の一押しとなった。やはり蒸し暑い月夜だった。トイレに行く途中、「娘」の部屋のドアが半開きになっているのに気が付いた。トイレからの帰りに、男は誘惑に抵抗するように少しためらってから、そっとドアを開けた。月光に隅々まで照らされて、「娘」の裸体がベッドに横たわっていた。「娘」のクローンマザーが、出会って間もない頃の欲望に身を委ねた日々の妻が、よみがえったかのようだった。立ちつくす男の目は、太ももの間の色濃い陰に釘付けになった。引き寄せられるように部屋に歩み入ろうとした瞬間、「娘」が身じろぎして体を起こしかけた。見られまいとして、男は本能的に身を引いた。その男の耳に、囁き声が聞こえた。脳裏に焼き付いたイメージと、激しい欲望に心を乱しながら、男は「娘」の言葉を反芻した。空耳でなければ、「娘」はこう言ったのだ――「あなたなの? 来て。眠れないの」

あれから丸一日、男は自分の克己心を誉め讃える一方で、またとないチャンスを逃したことに腹を立てていた。「近親相姦」という言葉が頭の中で鳴り響いた。職場の人々が自分を指差して、この言葉をはやし立てたとしたら……。論理的に言えば、自分の妄想は決して近親相姦的なものではないとは分かっていた。しかし心の奥底では、そう感じざるを得なかった。

男の自制心は、「娘」を抱きたいという欲望に圧倒された。それ以上に、男は確信していた。「娘」の方も望んでいる――男が最初の一歩を踏み出すことを。その日の晩、「娘」の笑顔が、言葉が、態度が、男に告げていた。今夜こそ来て! 窓枠に腰掛けて怒張を握りしめ、男はついにそのときが来たのを感じた。

そっと寝室を忍び出ると、「娘」の部屋に向かった。欲望の高まりを感じながら、ドアの前にたたずんだ。そのとき、部屋の中で物音がした。いや、気のせいだろう。そっとノブを回してドアを開けた。「娘」

が目を覚ます前にベッドに滑り込み、優しくキスしながら抱きしめて……。
ドアを開けた瞬間、「娘」は男を見つめた。男に見えたのは、「娘」の顔と両足だけだった。大きく見開いた目が、真っ直ぐに男を見すえた。大きく開いた口から漏れる声を、必死に押さえようとしている。しかし、押し殺した切ない息づかいが男の耳に届いた。何が起きているのか理解する前に、男の目に飛び込んできたのは、月光に照らされながら射精のリズムに震える、「息子」のむき出しの尻だった。

▼太古以来の嫌悪感

この物語を読んだ人は、強い嫌悪感をかきたてられたことだろう。しかし我慢して読めば、これがハイテク・ホラーではないことが分かるだろう。近親相姦に比べれば、クローンへの嫌悪など大したことはない。この悪夢のような物語が現実のものとなる可能性があるならば、どうすればそれを阻止できるだろうか。

自然淘汰の結果、人々は太古の昔から近親相姦に嫌悪感を抱いてきた。その嫌悪のあまり、この問題を論理的に考えることを避けてきたきらいがある。そこでもう一度、この物語の本質を整理しよう。四〇代の男性が、若い女性に欲望を抱いた。若いと言っても、本人の同意さえあれば性的関係を持っても違法ではない、性的同意年齢に達している。女性は男の遺伝上の実子でもなければ養女でもない。男の妻にきわめてよく似ているが、自分自身の権利と感情を持った個人である。この男女が性的関係を持つことは、非難を浴びるかもしれないが、違法な行為ではない。

加えて、同意年齢に達した二人のティーンエージャーが性的関係を持った。その行為も非難されるだろうが、違法ではない。二人は遺伝上の兄妹ではないし、彼らのクローン上の両親がかつて行ったことを、そっくりそのまま追体験し、惹かれ合い、和合に至ったに過ぎない。

しかし、いくら論理的に考えても、彼らの行動には近親相姦のにおいがする。主人公自身がそう感じているくらいだ。生物学的には近親相姦ではなくても、法的には近親相姦なのだろうか。現行法はクローンの性行為を対象としていない以上、回答は未来に持ち越されるだろう。今日でさえ、複雑な血縁関係を背負った人々が誕生しているのだ。人間のクローンが登場すれば、問題はますます複雑になるだろう。

議論の進め方としては、まず第一に、自然淘汰が嫌悪感を植えつけた理由を探りたい。第二に、クローン特有の複雑な人間関係を取り上げる。第三に、法体系の問題点を指摘する。すでに法律は、生殖技術が生み出した新しいタイプの人間への対処を迫られている。最後に、二〇七五年という、ブロックバンクやクローン、遺伝子治療が当たり前の時代で、近親相姦が法的にどう扱われるかという問題を、総合的に考察したい。

▼近親相姦というタブー

人間は太古の昔から近親相姦を嫌悪してきた。これは動物にも当てはまる現象である。近親相姦への嫌悪は、我々の遺伝子に刷り込まれた反応だ。さまざまな文化が近親相姦をタブー視している。しかし、近親相姦の生物学上の厳密な定義はない。動物の場合は、遺伝上の関係が近いほど、性的な関係を避けようとする。人間も基本的には同じだが、法的にきちんと定義する必要がある。法律の定義する近親相姦とは、生物学的なものというより、結婚するには関係の近すぎる者同士の性交渉を意味する。結婚の法的な定義は社会によってまちまちなので、近親相姦の定義も社会によって異なってくる。

英国の法律でいう近親相姦は、男性の場合は、娘、姉妹、異父母の姉妹、孫娘、母親との性交渉を意味する。いとこ同士の結婚や性交渉は近親相姦とは見なされず、したがって違法ではない。日本の法律も同様である。一方米国では、州によって違いはあるものの、いとこ同士の結婚はおおむね近親相姦と見なされる。

現代でもこうなのだから、産業革命以前の社会では、当然ながら近親相姦の定義はさまざまだった。しかし、父と娘、兄弟姉妹の間、母と息子の関係は、必ず近親相姦と見なされた。差異が見られるのは、主としていとこの扱いである。中世ヨーロッパでは、曾祖父母のさらに曾祖父母までさかのぼって血縁関係が認められる者同士は結婚を許されなかった。しかし現代のフランスの平均的なカップルは、まさにこの程度の血縁関係にあるのだ。

近親相姦のタブーは普遍的なものであり、その嫌悪感には生物学的な根拠もある。しかしときとして、近親相姦のタブーを脱しようとする集団が現れて、権力と富と信条を「家族」内で保持しようとする。古代エジプトの王朝では、何千年にもわたって兄弟姉妹婚が繰り返されてきた。クレオパトラもその兄弟と結婚していた。ヒンドゥー教の性力派《シャクタ》やモルモン教（一八九二年まで）も兄弟姉妹婚を行っていた。近親相姦は普通、サブカルチャーとして近親相姦的ではない文化に内包されていた。例外的なのが古代エジプトとペルシアである。一八〇〇年前のエジプトのギリシア系都市アルシノエでは、婚姻の三分の二は近親婚、主に兄弟姉妹婚だったという。

こうした少数の例外を除いて、人間をはじめとする多くの種は、近親間の性交渉を避けるのが普通である。現代の工業化社会で近親相姦がどの程度の頻度で起きているかは分からないが、多くは報告されないままに終わる。父娘相姦の七五％、兄弟姉妹間の関係ではもっと多くの割合で、表沙汰にならないと思われる。また、父娘間の性交渉に関しては、父親が無力な娘に性的行為を強要する場合が多く、合意の上での近親相姦とは言いがたい。兄弟姉妹間の関係については、強要を伴うものは少なく、両者合意の上となれば表沙汰になる可能性はさらに低くなる。非常に大ざっぱな数字だが、米国では五〇人に一人の女性が、兄と性交渉を持ったことがあるという。これに対して、父親と性交渉を持った女性は一五〇人に一人、息子との関係は皆無に近い。父娘間で妊娠に至るのは五件に一件、兄弟姉妹間ではおよそ半分と思われる。

人間に比べると、鳥類や哺乳類では近親交配はまれである。閉ざされた環境に生息しているために近親交配が避けがたいケースを除くと、鳥類の場合、自然界で近親交配が起きる確率は一％であるとの研究報告もある。たとえばフランス南西部のローヌ河下流のデルタ地帯カマルグの野生馬の場合であっても、雌馬が忌避行動をとるので、近親交配の率は一〇％以下に抑えられている。

それでは、人間が近親相姦に嫌悪を抱く理由は何なのだろうか。新しいやり方での生殖が登場する未来では、この嫌悪感はどのようなかたちで表出するのだろうか。深層心理に根を下ろした嫌悪感は、進化の原則に適ったものであり、このことは近親相姦についてもあてはまるだろう。生殖の面から言っても、近親相姦は遺伝病の子どもが産まれる確率を高める。

遺伝病の劣性遺伝子の危険性については、第8章の「遺伝子治療」で説明したが、この劣性遺伝子はヒッチハイカーのようなもので、劣性遺伝子を父母双方から受け継いだ不運な人が発病するまでは、誰にも知られないまま世代間を渡り歩いている。保因者《キャリア》同士が子どもをもうけた場合、子どもは四分の一の確率で発病する。

近親相姦は、保因者同士が子どもをもうける危険性を高める。たとえば、人口の一％が保因者である遺伝病が存在したとする。ある保因者の男性が子どもをもうけた場合、子どもが劣性遺伝子を受け継ぐ可能性は五分五分だが、生殖の相手を広く世間に求めれば、子どもが発病する確率は四百分の一である。しかし、生殖の相手が妹や娘なら八分の一の確率で発病する。つまり、危険性は五〇倍に跳ね上がる。

実際には、危険なヒッチハイカーを何人抱えているかによって、遺伝病の発病率は変わってくる。劣性遺伝子を全く持っていなければ、近親相姦が遺伝上の問題を引き起こすことはない。逆に、多くの劣性遺伝子を保因していれば、危険は急上昇する。父娘間、もしくは兄弟姉妹間の近親相姦で産まれた子どもの約半数は、なんらかの遺伝病を発病するという。日本、ブラジル、フランス、インド、英国の各国で行われた調査によると、いとこ同士の結婚で産まれた子どもの死亡率は約四％、これに対して叔父と姪の結婚で産まれた子どもの死亡率は一〇％に上った。こうした調査結果をもとに単純計算すると、人間は平均一個から四個の危険な劣性遺伝子を持っていることになる。

こうした危険性が自然淘汰に働きかけるので、人間も動物も、近親間の交配を避けるのである。進化の法則は、動物にさまざまなメカニズムを授けたが、物語を読んで感じた嫌悪感もその一つである。つまり、子ども時代に密接に関わった相手とは生殖を営んではならない、なぜなら、そうした相手は近親者である可能性が高いから、という単純なルールである。そのため、動物は一般に、見知らぬ相手との生殖を好む傾向がある。人間も無意識のうちにこのルールに従う。たとえばイスラエルの共同体キブツで行われた調査によると、同じキブツで育った幼なじみ同士が結婚した例は皆無だったという。

こうしたメカニズムがあるのに、なぜ人間は近親相姦を行うのか。理由は二つある。まず第一に、男性は女性よりも近親相姦のリスクを冒す傾向がある。第2章で説明したように、男性は性の遍歴を好み、一夜限りの関係で得こそすれ失うものは少ないからである。第二の理由は、第1章で説明した、父子関係の曖昧さである。母親に浮気の疑いがある場合は、「父」と「娘」は本当の父娘ではないかもしれないし、兄弟姉妹も父親が別かもしれないからだ。

ある意味では皮肉なことに、近親相姦を避けるようにプログラムされているからこそ、実質的には近親相姦を冒すこともあり得る。つまり、無意識のうちに相手との血縁を否定する要素があれば、遺伝上の危険はないと衝動的に判断してしまうのだ。こうした微妙な判断が間違っていれば、実際には近親相姦を冒してしまう。

第10話は、厳密な意味での近親相姦ではない。父子鑑定が実施され、遺伝関係が明確な未来社会では、誰もが自分の血縁関係を把握できるはずだ。もっとも、きちんと把握しているのはコンピュータであって、生き身の人間には分からないことも、いや、理解できないこともあるだろう。その原因は、未来社会に特有の人間関係の複雑さだ。主な要因はクローンの出現だが、代理母の存在も無視できない。

▼クローンと人間関係

第10話を読んだかぎりでは、クローンは生殖の手段として適当ではないと思えるかもしれない。しかし、クローンが関わらなくても、こうした状況は西暦二〇〇〇年の家庭でも起こり得ることである。もっとも、「息子」と「娘」がクローンだからこそ、父親はかつて妻に惹かれたように「娘」に惹かれ、「息子」と「娘」は惹かれ合った。もし、「息子」がいなければ、「娘」は父親を受け入れたかもしれない。

クローンは別の世代に産まれた、一卵性双生児の弟（妹）のような存在である。クローンは「親」とは異なる環境に育ち、大なり小なり「親」とは違ってくる（第6章参照）。クローンと「親」の関係は、通常の親子関係と大差ないだろう。その一方で、クローンの「子」が期待したほど自分に似ていないと「親」が失望すると、その「親子」関係には問題が生じるだろう。

逆に、似ていたら似ていたで、別の問題が起きる。「親」が自分自身の性格を、クローンの「子」の中に見つけたとき、嫌な思いをすることもあるだろう。この物語の主人公は、息子が昔の自分にそっくりの、天使のような子どもであることにうんざりしている。また、主人公がその父親に反抗したように、クローンの「息子」も主人公に反抗した。この思春期特有の反抗も、遺伝子のなせる業である。

クローン技術を生殖の手段に加えることは、必ずなんらかの波紋を呼ぶだろう。官僚主義者や伝統主義者は、クローンの登場で血縁関係が複雑になることを問題視するに違いない。最も近い近親者の血縁関係さえ多次元化して、コンピュータを活用しなければ管理しきれなくなるだろう。

この物語の「息子」を例にとると、彼には三人の父親と四人の母親がいる。遺伝上の父親（表向きの父方の祖父）、クローンファーザー（細胞核の提供者）、そして法律上の父親（クローンを依頼した育ての親）の三人の父親のうち、たまたま第二、第三の父親が同一人物である。母親については、遺伝上の母親（表向きの父方の祖母）、卵子母（卵母細胞の提供者、第6章参照）、代理母（受胎と出産の担当者、第3章参照）、そして継母（養育者）という四人の母親のうち、第二、第三、第四の母親が同一人物である。つまり実質上は、二人の父親と二人の母親がいる計算になる。

「娘」の場合も、実質上は父親二人、母親二人である。しかし、厳密に定義するなら、遺伝上の父親（表向きの母方の祖父）と継父（物語の主人公）の二人の父親、遺伝上の母（表向きの母方の祖母）、クローンマザー、卵子母、代理母、継母の五人の母親がいることになる。たまたま、遺伝上の母親を除く四人の母親が同一人物なのである。

ローマ・カトリック教会はクローンヒツジの誕生を受けて、すべての人間は遺伝上の親を二人持つ権利を有する、という声明を発表した。つまり、クローンはこの権利を奪われて、一人の親（＝細胞核の提供者）しか持てないと、言外に非難したのである。しかし、これは正しくない。問題なのは親の不足ではなく過剰である。親子関係さえこみ入っているのに、祖父母を挙げるとなると、これはもう悪夢である。万一、この物語の「息子」と「娘」の間に子どもが産まれたら、その子の系図上の位置づけはどうなるのだろうか。

クローンが生殖手段となるとき、「家族」は全く新しい概念で語られることになる。誰もがそうした未来に反対するとはかぎらないだろう。クローンの子どもは誕生日を迎えたとき、おのが運命を呪うのではなくて、「二〇世紀の子はかわいそうだな、プレゼントをくれる親が二人しかいなくて。自分には七人も親がいるのに」と思うかもしれない。

ただし、複雑な人間関係を心理的、そして行政的に調整する必要はある。だがそれも、慣れさえすれば、どうということはない。南米アチェ族の子どもたちは第一父、第二父、第三父まで持っていることは、すでに述べたとおりである。キリスト教社会でも、子どもには名付け親がいる。このように現代人が複数の親を持つことと、クローンが複数の親を持つことには、心理的な差異はほとんどないだろう。

本書では、第6話と第10話でクローンを取り上げたが、クローンの悪いイメージを強調することは避けてきた。未来が現代よりも開かれた社会となれば、クローンは重要な役割を果たすことになる。クローンが実際に生殖の手段となれば、本書で挙げた以上にさまざまな状況が展開されるに違いない。クローンは伝統的な家族関係を破壊し、近親相姦などの現象を引き起こすとして、その合法化に反対する人々もいるだろう。しかし逆に、複雑化する家系図に興味と興奮を感じる人々もいるかもしれない。いずれにせよ、家族関係の複雑化は深刻な裁判沙汰を招き、法曹界にとっては格好の商売のネタになるだろう。

▼泥沼の裁判

村の長老会議だろうが、最高裁判所だろうが、生物学上の問題に対処するのは、常に骨の折れる仕事である。だからこそ、近親相姦の定義も文化によって異なり、さまざまな矛盾を生み出すのである。米国国内でもほとんどの州で、ユダヤ教徒やロードアイランドの住民以外は、いとこ婚は近親相姦として法的には認められていない。

生殖技術の進歩は、まるで小説に登場するような問題の解決を、法制度に求めている。近年で最も有名な例は、一九九四年にカリフォルニアで起きた訴訟だ。不妊治療に四万ドルも費やしながら、ついに成功しなかったジョンとルアンのバザンカ夫妻は、匿名の提供者の精子と卵子を使って体外受精を行い、代理母に出産を依頼した。代理母の卵子を利用しなかったのは、先のニュージャージーの事例のように、代理母に親権を主張されることを回避するためである。ところが、問題はバザンカ夫妻の側に発生した。後にジェイシーと命名される赤ちゃんが誕生する一カ月前、夫のジョンが離婚の申し立てを行い、自分には産まれてくる子どもの養育義務はないと主張したのである。

一九九七年に上級司法裁判所は、いかなる法的定義をもっても、ジョン・バザンカをジェイシーの父親と認めることはできず、したがって彼に養育義務はないとの判断を示した。同時に、ルアン・バザンカもジェイシーの法律上の母親ではないが、ジェイシーを養子に迎えることはできるとした。しかし、誰のもとから養子に迎えるのか？　卵子や精子の提供者が親でないとしたら、代理母夫妻なのか？　こうした問題に、米国の法律は対処できなかった。

一時期、代理母がジェイシーの監護権を申請したこともある。自分は幸せな夫婦のために代理出産の契約を結んだのであって、離婚係争中のバザンカ夫妻はこれに当たらない、というのが代理母側の主張だった。後に、代理母はこの申請を取り下げた。上級司法裁判所の決定から数日後、カリフォルニアの裁判所がルアンに一時的な監護権を認め、ジョンに対しては、上訴が受理されるまでの間は週当たり三八六ドルの養育費を支払うことを命じたのである。契約書にサインしている以上、ジョンはジェイシーの誕生に対して責任を負っている、というのが裁判所の判断だった。ジョン側はこれに対して、カリフォルニアの州法が扶養義務を命じることができるのは、遺伝上の父親、養父、もしくは過去に扶養義務を負っていた人間であるのに、自分はいずれにも該当しないとして上告した。

ジェイシーは実に五人もの親（遺伝上の母、契約上の母、代理母、遺伝上の父、契約上の父）を持ちながら、法的には親無し子になってしまった。メディアはジェイシーを「誰の子でもない子ども」と呼んだ。ジェイシー事件は今後も、世紀を越えた波紋を及ぼすことになるだろう。

ジェイシー事件は、司法制度が生殖技術の進歩に大きく遅れをとっていることを浮き彫りにした。確かにクローンはさまざまな問題を招くだろうが、未来の技術進歩のおかげで、法律の負担が軽くなる面もあるだろう。単親家庭が子どもを注文する時代になれば(第9章参照)、子ども税の負担者はあらかじめ確定しており、注文主が急死でもしないかぎり、「誰の子でもない子ども」が産まれることはない。新しいタイプの人間が大量に産まれても、司法や行政が対応に苦慮することはないだろう。

それでは、近親相姦の問題はどうなるだろうか。新しいテクノロジーのもとでは、近親相姦は合法化されるのだろうか。

生物学的に言って、遺伝病を予防するためにも、近親相姦のタブーは存在し続けるだろう。遺伝病の心配がなくなっても、自然淘汰は近親相姦のタブーを人間の心に植えつけるに違いない。社会的に言えば、子どもの親族による性的虐待を防ぐためにも、近親相姦のタブーは必要であろう。ただし、現代でも近親相姦に関する法律が、レイプやセクハラや性的同意年齢に関する法律に影響を及ぼすことがないように、たとえ近親相姦が合法化されたとしても、それが児童に対する性的虐待の危険性を左右することはないだろう。そこで議論の焦点は、近親相姦が合法化された場合、どのような生物学的影響が出て来るかに絞りたい。

第8章に登場したナサニアルは、異母姉妹とセックスするのはかまわないが、子づくりはできないと考えた。ナサニアルの考えは時代の雰囲気を反映したもの、もしくは彼が属する階級、つまりブロックバンクなどのおかげでセックス＝《イコール》妊娠とならない階級の風潮を反映したものと言える。妊娠の危険のない、つまり遺伝病を持つ子どもができる危険のない近親者同士のセックスは、この時代でも近親相姦なのだろうか。

　現在の技術では、卵子や精子や胎児を対象にチェックできる遺伝病の数は限られているが、物語の舞台である二〇七五年頃には、多くの遺伝病が遺伝子治療の対象となっているだろう。胚を子宮に移植する前に必ず遺伝病をチェックするとか、すべての精子と卵子は遺伝子治療用のウイルス培養液に入れてあらかじめ遺伝病の治療を行っておくといったことが義務付けられるかもしれない。ここまでの技術が開発されるのは、二〇七五年よりもう少し未来の、二一〇〇年か二二〇〇年頃だろう。こうした技術が非近親間の生殖に有効なら、近親間の生殖にも応用できるはずだ。近親間で生殖を行っても、もはや遺伝病の心配はないのだ。

　しかし、たとえ近親間の生殖が合法化されても、父娘、兄弟姉妹の間で子どもをつくろうとする人は多くはないだろう。人間が太古の昔から受け継いできた、近親相姦への嫌悪感は、世代を越えてなお生き続けているに違いない。それでも、一部の社会や個人は、遺伝上のリスクがない以上、何をためらうことがあると考えるかもしれない。少なくとも本書の物語に関するかぎり、二〇七五年の時点でも、近親相姦への嫌悪感は根強く、司法制度も精子卵子取引所のコンピュータも、近親相姦を排除し、罰していると考えてよい。しかし、二一〇〇年の時点ではどうだろうか。

第11章　同性愛の子づくり

▼第11話　総当たり戦

広いキッチンだった。パイン材のテーブルを二台、大小一台ずつ置いても、十分に余裕があった。二組のカップルは大きい方のテーブルに、彼らの四人の子どもたちは小さい方に集まっていた。

「コーヒーのおかわりの欲しい人は？」苦労して立ち上がりながら、ジルが尋ねた。隣りに座っているクレア同様、妊娠七カ月だ。

「僕がやるよ」。ポールとゲーリーが同時に言った。

「ありがとう」。ジルは感謝しながら、頑丈な木の椅子《いす》にぐったりと座り込んだ。そう言ってくれると思ってた。

「チビちゃんたち、君らはどうだい？　何か欲しい？」食器棚からコーヒーカップを取り出しながら、ゲーリーが尋ねた。

子どもたち四人は、互いに顔を見合わせた。七歳と三歳、それぞれ男の子と女の子一人ずつだ。

「コーラ」と、七歳の男の子。

「僕もコーラ」と、三歳の男の子も言った。まだ口調はたどたどしい。

「これ以上飲んじゃだめ」。二人の母親であるジルがぴしりと言った。

「お水にしなさい。晩御飯が食べられなくなるわよ」

「それから、『下さい《プリーズ》』は?」と、ゲーリーが言った。彼は三歳の子の父親だ。

この二組のカップルの関係は複雑だ。もっと複雑なのは、これから産まれてくる赤ん坊たちだ。

四人は学生時代に出会った。すでにカップルは出来上がっていた。社会の犠牲者だった四人は、学部の二年生の時に一緒に学生用住宅を借りた。以来、ずっと一緒に暮らしている。彼らを取り巻く状況が良くなるにつれて、家も、そして家族も大きくなっていった。四人の性生活は当初から実験的で、互いにセックスの相手を取り替えたりしたが、彼らなりのやり方でパートナーへの貞節を守っていた。少なくとも、眠るときはパートナーと一緒だった。

七歳の二人は、経済的な理由から最も安上がりな方法——セックスで産んだ。四人とも裕福な家庭の出ではないので、ブロックバンクには入っていなかった。誰が誰を妊娠させたのか、当初は分からなかったが、父子鑑定テストが明らかにしてくれた。クレアの産んだ女の子はゲーリーの子、ジルの産んだ男の子はポールの子だった。三歳の二人のときは、経済的に余裕ができていたので、一番安い体外受精を利用して父親を交換することにした。そして、ようやく去年になって、自分たちが一番欲しい子どもを注文することができた。

その夜もいつもの通りだった。大人四人がかりで奮闘しても、お風呂に入れて、お話の本を読んでやって、子ども四人全員をおとなしく寝かしつけるまでには、夕食後二時間はかかった。女の子二人は同じ寝室で、女性二人にお話を読んでもらった。男の子二人もまた同じ寝室で、こちらは男性二人の担当だった。

大人たちはようやく一息ついて、テレビを見ながらおしゃべりをした。居間にはソファが二つあって、それぞれカップル同士で寝そべった。二人の女性のお腹で、それと分かるほど赤ちゃんが動くたびに、誰かが必ず嬉しそうに指摘した。そうした穏やかな雰囲気を変えたのは、ゲーリーだった。ゲーリーは言い出した――信じられないくらい立っちゃった。ねえ、みんな見てよ。

「しまって」と、ジルは本気でうんざりして、向かいのソファから声をかけた。男性のパーツへの興味は、とっくの昔に失せている。ゲーリーの隣りに座っている彼のパートナーに向かって、「お願いだから、彼をベッドにつれてって」とせっついた。

「テレビが途中なのに。どっちにしろ、今はその気になれないよ」が、パートナーの返事だった。

ゲーリーはこれに応えて、芝居がかった様子でストリップを始めた。次にパートナーを脱がせ始める。途中で肋骨をくすぐったりする。「ベッドに行こう」。ゲーリーは高らかに、だがいらいらした笑い声をあげた。「でなけりゃ、ここでやっちゃうぞ」

ジルは懇願した。「お願いだからベッドに行って。子どもたちが起きちゃうわ」

ゲーリーはついに我を通して、全裸で勃起したまま、パートナーを部屋から引っぱり出した。ポールが脱ぐと、あっと言う間にことは終わった。二人は同時にクライマックスを迎え、それから抱き合って布団に潜り込んだ。

女性二人は自分たちの寝室に行く前に、子どもたちの様子をチェックしてから、男たちの部屋にも寄った。

「落ち着いた?」とジルはゲーリーに声をかけた。ジルはパートナーのクレアの腰を抱いて、あごを彼女の肩に載せている。

男たちは満足げなうなり声を上げて、もう行ってくれと言った。

二〇分後、ジルとクレアはあまりエレガントとは言えない格好でベッドに入った。裸になって、仰向けに並んで横たわる。抱き合うにはお腹が大きくなりすぎて、手をつないで寝るのがやっとだ。ひとしきり、二人でゲーリーの性欲を不思議がってから、クレアはジルの大きなお腹に手を当てた。

「私たちの赤ちゃんはどうしてる?」

「元気よ。今夜もホッケーを始めたわ。まるで試合してるみたい」と答えてから、ジルもクレアのお腹に手を当てた。

「彼らの赤ちゃんはどう?」

▼多彩な遺伝子プール

「遺伝子操作は人類の遺伝子プールから多様性を奪う」――反動的なまでにテクノロジーを恐怖する人々は、そう主張するだろう。「特異な行動パターン、たとえば同性愛を引き起こす遺伝子は、精子や卵子から削除され、人類の遺伝子プールから姿を消すだろう」。こうした人々は理由のない恐怖にとらわれているのでなければ、そもそも同性愛の遺伝性さえ認めなかっただろう。

同性愛は、基本的には遺伝的特質である。二〇七五年頃には、注文主の要望に応じて、精子や卵子から同性愛の遺伝子が取り除かれることもあるだろう。しかし、遺伝子プールから完全に姿を消すことはない。今までと同じか、むしろ今までよりも増加するだろう。なぜなら、この物語の主人公たちのように、同性愛の人々が自分の遺伝子を受け継ぐ子どもを望むからだ。テクノロジーの進歩は、男同士、女同士の子づくりを可能にするだろう。

そういった未来の予測をする前に、まずは同性愛という現象について考えてみたい。

▼両性愛と同性愛

同性愛を議論するときに障害となるのは、言葉の曖昧さである。多数派の異性愛者が同性愛者に抱く偏見は、議論を始めることさえ難しくしている。「彼はゲイなのに結婚した。哀れな男、哀れな妻！　彼は決断すべきだ」といった類の、テレビドラマが描く同性愛者の苦悩は参考にならない。生物学的に言って、同性愛はこのようなジレンマとは無縁である。そのことを理解するためには、適切な言葉で語り、適切な事例を客観的に見なければならない。そこでペダンチックに感じる読者もいるだろうが、あえて言葉の定義から入りたい。

同性愛的行為とは、同性の他者に対する親密な行為のことである。異性愛的行為とは、異性の他者に対する親密な行為のことである。同性愛とは、同性愛的行為を伴う状況《コンディション》のことである。異性愛者とは、生涯にわたって異性としか親密な性的関係を持たない人のことである。同性愛者とは、ときとして同性の他者と親密な性的関係を持つ人のことである。絶対的同性愛者とは、生涯にわたって同性としか親密な性的関係を持たない人のことである。両性愛者とは、男性とも女性とも親密な性的関係を持つ人のことである。つまり、第11話の四人の同性愛者は両性愛者でもあり、ときに異性愛、ときに同性愛的行動をとるのである。

同性愛は子孫を残せないという点で、自然淘汰が作り上げた現象としては奇妙に思えるかもしれない。しかし実際には、同性愛者も生殖活動を行っている、しかもかなりの成功率を誇っている。

男性の同性愛

男性同性愛が正確に語られることは、きわめてまれである。まず第一に、男性同性愛は人間だけの現象ではない。ほとんどすべての鳥類や哺乳類も、同様の行動を見せる。たとえばサルの雄の同性愛も、抱擁やマスターベーションから肛門性交に至るまで、人間の同性愛と全く同じである。ポールとゲーリーがしたであろうことと同じ行動、つまり一方がマスターベーションを行いながら肛門性交を受けるという例も報告されている。同性愛は太古の昔から行われてきた行為なのだ。

ヨーロッパ諸国や米国といった大規模な工業化社会では、男性人口の六%はなんらかの同性愛的行動をとった経験を持つ。その行動は主に青年期に集中している。人間以外の哺乳類の同性愛行動がピークを迎えるのも青年期である。同性愛傾向のある男性のうち、八〇%が一五歳までに、九八%が二〇歳までに最初の同性愛行為を行っている。その行為は抱擁、性器の愛撫、しばしば肛門性交にまで至る。

家族や双子の研究をもとに、同性愛が遺伝的に継承される行動であることは、ほぼ確実に証明されている。さらに同性愛者の脳の形状が、男性と女性の中間であることも、その行動と密接に関わっていると思われる。同性愛は父方よりも母方から継承される傾向が強い。なぜなら、同性愛の要因となる遺伝子の一部はX染色体に含まれており、このX染色体は男性は一つなのに対して、女性は二つ持っているからである。

同性愛には遺伝的側面があるからといって、環境が関係ないわけではない。同性愛の遺伝形質を受け継いでいる男性も、青年期に誘発的な体験をしなければ、その傾向を顕在化させることはない。ただし、その逆のパターン、つまり遺伝的には同性愛ではなくても、強制または同意の上で子ども時代に同性愛的行為を体験することも可能性としてはあり得るが、一般的ではない。近年の研究によれば、同性愛はつくられるものというより、やはり生み出されるものなのだ。

生殖活動を行わない絶対的同性愛者は、男性人口の一%未満に過ぎない。これとは対照的に、同性愛的行為の延長線上で両性愛的行為、すなわち生殖可能な行為を行う人々はずっと多い。先進諸国の男性の五％くらいは両性愛者である。他の霊長類の場合も、同性愛は実質上、両性愛である。肛門性交を行う雄も、そうした行動をとらない雄に負けず劣らず、雌とも性交渉を持つ。

人間男性の両性愛者の特徴は、射精を行う率が高いこと、男女問わず複数のパートナーを持つことである。その射精回数は異性愛者の約二倍、二〇歳代には二四時間に一回の割合で射精を行うという。射精回数が多いせいか、両性愛者の精液に含まれる精子の数は、異性愛者の精液に比べて約一億個少ない（少なくともマスターベーションでは）。肛門性交で射精される精子の数はもっと少なく、異性愛性交よりも二億個も少ないという。

最近の傾向として、男性同性愛者の四分の一が、生涯に一〇人以上の男性パートナーを持ち、中には百人以上に上る例もある。さらに重要なのは、両性愛の男性は男性パートナーが多ければ多いほど、女性のパートナーも同じくらい多い、ということである。平均的に言って、両性愛男性は異性愛男性よりも射精回数が多い。つまり、両性愛男性は異性愛男性よりも、複数の女性と子どもをもうける確率が高いのだ。青少年期の同性愛行為で培った豊富な経験を、異性愛行為にも大いに活かしているということだろうか。

女性の同性愛

男性の同性愛者の特徴は、女性の同性愛者にもほぼ当てはまる。女性の両性愛も太古の昔から行われてきた行為であり、哺乳類、鳥類、爬虫類など、他種にも広く見られる。どんな社会にも両性愛の女性が存在し、その特質は遺伝的なものである。同性愛（いわゆるレズビアン）的行動をとる女性の八〇％以上が両性愛者である。絶対的同性愛者の女性は、男性同様一％に満たない。

同性愛の経験を異性愛にも活かすという点では、女性同性愛者も同じである。両性愛の女性が生涯に受ける射精の回数は、異性愛の女性と同程度である。両性愛の女性は異性愛の女性よりも、複数の男性パートナーを持つ傾向が強く、二人の男性と同時期にセックスを行うこともある。

同性愛にも男女の差はあるが、そのほとんどは程度の差に関する、単純な違いである。たとえば、一般に女性同性愛者の数は男性同性愛者よりも少なく、この傾向は人間以外の種にも見られる。両性愛に関しても、女性の数は男性の三分の一から二分の一である。この数字を先進諸国に当てはめると、人口に占める同性愛者の割合は、女性が三%なのに対して男性は六%ということになる。

女性の同性愛者は数が少ないばかりでなく、同性愛行為を始める年齢も男性より遅い。両性愛の女性の同性愛初体験は、二五歳以前はたった五〇%、七七%が三〇歳以前であるという。四〇代になって初めて同性愛体験をした両性愛の女性もいる。

両性愛の女性は、両性愛の男性ほど多くのパートナーを持たないという違いもある。生涯一〇人以上のパートナーを持つ両性愛の女性は四%、これに対して男性は二二%とはるかに多い。また、一人の相手と長く関係を保つ傾向も、男性よりも女性の方が強い。一般には、一〜三年間同性愛関係を続けた後、異性愛関係に移るというパターンが多い。比較的年輩の女性には、決まった同性愛の相手を持ちながら、次々に異性愛の相手を変えていくという傾向も見られる。

女性にとっての両性愛の損得は、男性の場合よりもはっきりしている。女性は男性に比べると、何人子どもをもうけたかが明確だからだ。両性愛の女性は異性愛の女性に比べると、二〇歳までに子どもを産む確率は四倍、二五歳まででも二倍に達する。ただし、生涯を通じて産む子どもの数は、両性愛の女性より異性愛の女性の方が多い。英国で八〇年代に行われた調査によれば、両性愛の女性の産む子ども一・六人に対し、異性愛の女性は二・二人の子どもを産む。同様の数字は、米国でも報告されている。両性愛者も異性愛者にほぼ匹敵する数の子どもを産んでいるのだ。

両性愛の台頭

両性愛者が異性愛者と同じくらい、子孫を残すことに成功しているのなら、なぜ先進国社会における同性愛者の数は男性六％、女性三％程度止まりなのか。多くの社会において、同性愛はハイリターンかもしれないが、ハイリスクな行為でもある。第一に、同性愛を嫌悪する人々に攻撃を受けて、命さえ落とす危険がある。第二は、性感染症にかかる危険である。

同性愛の性感染病は男性のものが有名だが、女性特有のものもある。両性愛の女性が性生活を早く始めるわりに子どもの数が少ないのは、一部には性感染症の影響がある。二〇歳までに性行為を始めた両性愛者の女性は、生殖器の感染症にかかる可能性が高い。二五歳までには、頸管スミアテスト〔卵胞の成熟度を判定する検査＝訳者注〕で異常な細胞が検出され、三〇歳までに子宮頸ガンを発病する恐れもある。その原因が同性愛そのものなのか、それとも多数を相手にした性行為なのかは明らかではない。

同性愛と異性愛に、それぞれ利点やリスクがあるのならば、自然淘汰は損得のバランスが取れるように、同性愛者と異性愛者の割合を調整しているのではないだろうか。男性の同性愛者が平均して何人の子どもをもうけるかは、データがないので分からないが、女性の同性愛者と異性愛者の出産率がほぼ同じであるように、異性愛者と同程度の子孫を残していると思われる。

それでは、同性愛に特有の危険が取り除かれたら、どうなるだろうか。おそらく自然淘汰は、同性愛の遺伝子に対する抑制を解除して、人口に占める同性愛者の割合は上昇し、いずれは誰もが両性愛者になるだろう。これは決して想像上のシナリオではなく、過去にも起きた現象である。太平洋諸島の小さな閉ざされたコミュニティでは、性感染症の危険性がほとんどない。かつてなんらかの疾病が流行したとしても、生き残った人々には免疫ができているし、ウイルスが突然変異を起こして致命的な伝染病が発生する恐れも低い。こうした社会では両性愛が普通であったことは、西欧の人類学者によって報告されている。

人類学的に言って、両性愛は人間社会の大半（六〇％）で見られる現象であり、社会的にも受け入れられている。メラネシアの島々では、思春期の男性が同性を相手に肛門性交を行うのは、ごく普通のことである。ただし、同性愛が一時的に特定のパートナー間で行われることはあっても、絶対的同性愛はまれである。女性は配偶者が他の男性と性行為を持つことを当然と受け止め、女性を相手にした浮気よりは容認している。つまり、異性愛のパートナー（女性）との関係に悪影響を及ぼさないかぎり、男性は同性愛行為を続けるのである。男性の同性愛は、両性愛社会のシナリオには不可欠である。しかし、女性の同性愛は男性の同性愛ほど一般的ではない。基本的に両性愛的な社会でも、同性愛行為に及ぶ女性は約三〇～五〇％である。

病気の危険が減少したことが両性愛につながったとすれば、未来社会はどうなるのだろうか。テクノロジーは、同性愛者同士の子づくりを可能にするかもしれない。そのとき、何が起きるのだろうか。

▼精子や卵子の製造

自然淘汰は、同性愛者にも異性愛者と同じくらい、子孫を残したいという気持ちを植えつけている。同性愛者が未来のテクノロジーを活用して同性同士で子づくりするのは、当然の成り行きかもしれない。細胞核移植については、第6章のクローン技術の説明で言及したが、基本的には卵子の細胞核をドナーが提供した細胞核と置き換えることである。この卵子から産まれる人間は、卵子提供者ではなく細胞核提供者の特徴を受け継いでいる。しかし、このやり方だけでは、同性愛者同士で子づくりすることはできない。なぜなら移植された細胞核には、すでに完全な一組の染色体（二倍体）が含まれているからだ。

同性愛者同士が自分たちの特徴を混ぜ合わせた子どもをつくりだすためには、各自の細胞核を単数体の状態にしてから、その二つの単数体を融合させなければならない。使用する細胞核は、卵子または精子から取り出せばよい。

女性の同性愛者同士、たとえばジルとクレアで子づくりする場合はどうだろうか。ジルの卵子を土台として、クレアの卵子から取り出した細胞核をICSI（第4章参照）で移植する。次いで、クレアの卵子の細胞もしくは提供を受けた精子の細胞の組織を移植するが、これはDNAの融合や細胞の成長を促すための措置であって、産まれてくる子どもの遺伝子に影響を与えることはない。子どもの遺伝子は実際上、ジルとクレアから受け継がれたものである。出産は二人のうちいずれかが担当するか、もしくは卵子を二つ用意すれば、二人が同時にいわば二卵性双生児として出産することも可能だ。ただし、女性の同性愛者同士の場合、産まれてくる子どもは女の子に限られる。なぜなら、女性の細胞核にはX染色体しか含まれていないからである（第8章参照）。

一方、男性の同性愛者の場合も、卵子の提供者と代理母が必要な以外は、女性と大して違いはない。まず、卵子から細胞核を取り除いて、たとえばポールの精子の細胞核を移植する。次いで、ゲーリーの精子をICSIで先の卵子に注入する。あとは、胚を代理母の子宮に移植すればいい。物語では、クレアがゲーリーとポールの子どもを、ジルが自分とクレアの子どもを宿していた。女性の場合と違って、男性の同性愛者は子どもの性別を選択できる（第8章参照）。女の子なら両者からX染色体の細胞核を、男の子なら一人からX染色体、もう一人からY染色体の細胞核を選ぶ。

この方法の前提は、利用者に精子か卵子を生成できるという意味での生殖能力があることだ。もし生殖能力がなければ、利用者の体細胞に減数分裂を起こさせて、配偶子を生成する。そして配偶子の細胞核を単数体にして、細胞核を取り除いた卵子に移植すればよい。

二一世紀には、生殖能力の有無は重要な問題ではなくなる。それは配偶子を生成できない人にとっても、絶対的同性愛者にとっても言えることである。

▽未来の同性愛

二〇世紀末、同性愛者にも異性愛者と同等の親権を認めるべきだとの要求が高まった。同性愛者の家庭でも世間の偏見を受けることなく子育てをしたい、という至極穏当な主張である。女性の同性愛者にとって、子どもを得る方法は未熟なものではあったが、比較的簡単だった。一九九六年の例を挙げると、あるレズビアンのカップルがタマネギのピクルスを手土産に、ある男性に精液の提供を頼んだ。提供してもらった精液は、女性たち自身で注入を行った。男性の同性愛者の場合は、代理母を雇わなければならないという点で、少々面倒である。

同性愛者の家庭での子育ては、子どもを発注するシステムや、単親家庭同士の共生(第9章参照)の先駆けである。たまたま彼らは同性だというだけだ。単親家庭がごく普通の現象になれば、世間もその性的傾向を問題視することはなくなるだろう。

最初に述べたように、遺伝子治療は同性愛をはじめとする、さまざまな少数派の遺伝子を取り除くのではないかと懸念されている。しかし、全く別のシナリオもあり得るだろう。性の方程式から疾病の脅威が取り除かれたとき、同性愛の遺伝子が遺伝子プールを乗っ取るかもしれない。

いずれにせよ、生殖の選択が親の手に委ねられ、強力な政治的、宗教的組織が口をはさまないかぎり、極端な結果を招くことはないはずだ。万一、こうした組織がナチス第三帝国のような権力を持てば、まるで嚢胞性線維症の遺伝子を取り除くのと同じように、同性愛の遺伝子を抹殺するかもしれない。しかし、個人が自由に生殖を行い、遺伝に関わる決定を下すことができるなら、このような虐殺行為は起こり得ないだろう。もちろん、同性愛の遺伝子を取り除くことを希望する人はいるだろう。しかし逆に、同性愛の遺伝子を加えることを望む人もいるかもしれない。こうした自由が認められているかぎり、同性愛をはじめとする少数派の遺伝子も、遺伝子プールの中で一定の割合を保つだろう。

過去に同性愛者が増えた事例の背景にあるのは、同性愛者の生殖能力の高さである。性感染症によって抑制されていなければ、同性愛者は異性愛者よりも多くの子どもをもうける。しかし未来社会では、性的な経験が子どもの数を左右するわけではない。同性愛人口が大勢を占めることにはならないだろう。同性愛を嫌悪する人々は、同性愛者であふれかえる未来図を放棄すべきだし、同性愛者の側も、未来も迫害を受け続けるのではないかと妄想を抱く必要はない。生殖が個人の手に委ねられ、専制的な権力に侵害されないかぎり、未来のテクノロジーはすべての人を保護するだろう。

本章では、さまざまな懸念に一応の決着をつけたつもりだ。しかし、その過程で新たな問題が浮き彫りになった。性体験や性行動が直接的に子づくりに結びつかないのなら、何が重要なファクターとなるのだろうか。未来の生殖活動で成功を収めるのは、一体誰なのか。

第12章　未来の大家族

▼第12話　きずな

男はがらんとした宴会場で、長男が押す車椅子《いす》に乗っていた。しかし、最後の詰めの相談を始めると、男は車椅子の電動装置を自ら操って動き回った。

「この広さで十分かな」と、男は傍らの妻に尋ねた。男は六〇歳近い。妻より一一歳年上だ。「はずみ」で産まれた長男は三〇歳になったばかりである。妻は当時ハイティーンで、男ともどもブロックを済ませていなかった。

「たぶん」と、女は気のない返事をした。しょせんは夫のイベントだ。興味はない。

「もちろん」と、長男が答えた。「全員参加したところで、たった一四九人さ」

ちっとは感謝してくれよ、と長男は思った。親父は勝手に夢見て命令するだけだが、こっちはかけずり回って準備したのだ。息子にしてみれば、この会場は手柄ものだった。ホテルを二〇軒も回って、値段の割にこんなに豪華な会場を見つけたのだから。

「たった?・」父親は憤慨して鼻を鳴らした。「たいへんな人数だぞ。お前に真似できるか?・」

「分かっているよ」と、長男は我慢した。「会場の広さのことを言ってるんだ。一族の人数のことじゃない」

長男がしゃべっている間も、男は広間の端のカーテンを目指して車椅子を進めた。カーテンをちょっと引っ張ってから、妻と息子を振り向いた。

「気に入ったよ。メニューはどうなってる？」

「安心してよ。ここの料理は評判いいんだ。チェック済みさ」

「そうか、じゃあ予約しよう」。男は胸を叩いてげっぷした。

女は家に帰る道すがら、車内から道沿いの店や雑踏をぼんやり眺めていた。この群衆の中に、親兄弟や我が子に会ったことのない人間はいるだろうか。自分は普通じゃない。少なくとも、中産階級の人間としては普通じゃない。自分は両親は無論のこと、四人の祖父母全員をよく知っている。三人の子どもを母乳で育て上げた。そのうち一人はセックスで産んだ。女は家族を、自分の偉業を誇らしく思っていた。それでも、夫には嫉妬を感じる。自分が普通じゃない原因もそこだ。

夫とは三〇年来、連れ添ってきた。三人の子ども全員の父親だ。自分と同世代の女性で、何人が同じことを言えるだろうか。少なくとも、知り合いには一人もいない。しかし、何人が同じことを言いたいと願うだろうか。ほとんどの女性が一生結婚しないか、少なくとも三人以上の相手を次々乗り換えるのだから。同じ男性と二人以上の子どもをもうけた女性なんて、聞いたこともない。

夫も普通の男ではない。夫がF１の世界チャンピオンだった日々は、女にとって最も刺激的な日々だった。彼のパートナーになり、息子を産み、インタビューに旅行、二人の仲を書き立てるゴシップ記事……。すべてが女の喜びだった。

もちろん、夫は浮気をした。女が長男を身ごもっていたときでさえ、夫の周りには若くて魅力的な女たちが群がり、レースからレースへとつきまとっていた。ラッキーなことに、夫のファンの中で妊娠できたのは自分だけだったが、夫が他の女性に乗り換えるのは時間の問題だった。しかし、ついに夫にBB(ブロックバンク)を受けることを承諾させた。マッチョの夫にとっては不本意なことだったし、女も同時にBBすることが条件だったが。ところが皮肉なことに、夫がブロック用ワクチンの接種を受けた、まさにその月に、二人のグルーピーに妊娠されてしまった。ワクチンを接種しても、しばらくは精子を射精してしまうと警告されていたのに、夫は無頓着だった。結局、二人分の養育費を払う羽目になった。さらに皮肉なことに、BBから四年後、世界チャンピオンになってから一年後に、夫は事故で選手生命と、二本の足、そしてペニスを失った。

二人目と三人目は体外受精で産んだ。その後の二〇年間は、家族五人で過ごした。話に聞く核家族とは、こういうのを言うんだろう。夫の事故以前、女は浮気をしたことはなかった。事故後は、たまにフラストレーションを発散させることもあったが、必ず夫の承諾を得たし、そんなときは夫も応援してくれた。ウェブサイトに広告を出して卵子を売ってはどうかと勧めてくれたのも夫だ。もっとも、買い手はつかなかった。若くて見栄えも良く、有名人だった頃なら話は違ったろう。しかし今、女は三人の子持ちで、五〇歳になろうとしている。かたや夫は、一四九人の父親なのだ!

夫がBBして、精子卵子取引所に精子と胸の細胞を登録したのは、グランプリで初勝利をあげる直前だった。しかし、世界チャンピオンになるまでは、まったくと言っていいほど買い手がつかなかった。その理由は分かっていた。夫は二枚目とは言いがたかったし、テレビに映る姿は、優柔不断で無教養、しかも無愛想だった。カリスマには程遠かった。ところが世界チャンピオンになった途端、購入希望者が増え始め、夫のクローンをつくるために胸の細胞を買う女性まで現れた。購入希望者の中に三人の男性が含まれていたのには笑ってしまった。同性愛を毛嫌いしている夫は拒絶するつもりだったが、女が説き伏せて売らせたのだ。

しかし、本当のセールスピークは事故後に訪れた。ものすごい事故だった。ばらばらに飛び散る車体、炎の海――夫のキャリアの終焉は世界中でテレビ放映された。それからの半年、マスコミは夫の業績を称え、生死をさまよう様子を逐一報道した。夫の伝説が確立された頃、その怪我の程度があからさまに知れわたった。車椅子に乗った夫は、笑って手を振りながら退院した。夫がメディアのスポットライトを浴びている半年間、世界中から五百人近い女性が夫の精子を求めて精子卵子取引所に殺到した。そのうち約百人が夫の子どもを産んだのである。

一家は経済的に困ることはなかった。夫は――そして後には長男も――なかなかの商才を発揮した。現役の頃の賞金や精子の売上げを有効に活用して、夫は事故後しばらくはビジネスに没頭した。しかし商売が軌道に乗って、やがて息子に権限を委譲すると、夫はまるで取りつかれたように自分の大家族に関心を向け始めた。

夫は一人また一人と、子どもの所在を突き止めていった。最初はクローンから始めた。精子卵子取引所から得た情報が有力な手掛かりだった。購入者の大半は(男性二人も含め)、BB利用者として登録していたし、住所も変わっていなかった。夫は何カ月もパソコンにかじりついてEメールを送り、ネットにアクセスし、テレビ電話をかけまくった。六大陸に散らばる家族たちが利用できるように、夫は家族会議センターを設立して、お互いに助け合い、連絡を取り合うことを勧めた。

夫が連絡を取り始めた頃、子どもたちの大半は一〇代後半だった。熱心なメンバーになるものもいれば、自分からは連絡してこないものもいた。当然のことながら、メールの多くは金の無心だった。お金の問題には応じないことをはっきり伝えると、それっきり連絡を寄越さない連中もいた反面、変わらず便りを寄越して気持ちを伝えてくれるメンバーもいた。結局、約八〇人の子どもたちが、頻繁とは言えないが定期的に家族の交流に加わるようになった。

六〇歳の誕生日を家族全員で盛大に祝う——夫が突拍子もないことを思いついたのは五年前だ。夫はそのアイデアに取りつかれた。費用は全部こちら持ちだ。一度も連絡を寄越さない連中にも誘いをかけた。最終的に百枚を越える航空チケットを用意した。

夫の子ども全員に会うなんて、悪夢みたいな話だが、夫のクローンにはちょっと心を惹かれる。クローンは現在二五歳、初めて会ったときの夫より三歳若いだけだ。テレビ電話で話したとき、当然のことだがあまりに似ているので、どきっとした。

誕生日が近づくにつれて、気を揉む出来事も起きた。誕生日のちょうど一ヵ月前に起きた爆弾テロのせいで、アフリカと中近東に住んでいる二〇人が出席を断ってきた。慌てた夫は一週間、Eメールと電話とインターネットを総動員して、別の経路と飛行機を用意して、ほぼ全員を翻意させるのに成功した。夫がストレスを募らせていくのを見て、女は心配した。もっと肩の力を抜いて、息子に任せなさいよ。

皮肉な話だった。事故が男の家族を膨らませたように、家族集会を大成功させたのは——男の死だった。誕生日の一〇日前、男は心臓発作で死去した。長男は父の誕生日に葬儀を行うことにした。全家族に連絡して、ともかく参加してくれと頼んだ。誕生日に出席を予定していた以上の人数が葬儀に列席した。中には自腹を切って駆けつけてくれた人もいたのである。

▼進化の終焉？——大家族と遺伝子プール

百を越える単親家庭が、実は遺伝子でつながった大家族だった。レーシング界のヒーローは子どもの数が多すぎて、一度も会ったことのない我が子さえいる。子どもたちを産み出したのは、性行為ではなく、テクノロジーだ。二一世紀になると、大家族は終焉を迎えるのか、それとも新たな始まりを迎えるのか。遺伝子プールは、物語のような極端な例に耐えられるのだろうか。自然淘汰と進化の歴史が幕を下ろすのも、間近かもしれない。

▼大家族──過去、現在、未来

母親、祖母、叔母など女性の親族が一緒になって子育てし、頼りになるかならないかは別にして、父親、祖父、叔父など男性親族もこれに参画するのが、従来の大家族である。先祖の霊長類から受け継いだ、かつてはごく一般的な子育ての環境だった。現在でも世界各地で大家族は維持されている。自分の子どもが思春期を経て大人になり、親になってからも、引き続きアドバイスを与えて後見したいという願望は、自然淘汰が人間に植えつけた傾向だ。

伝統的な大家族は、父親の家族を中心にした家父長制である場合が多い。たとえばニューギニアの高地部族では、若者は思春期に達すると花嫁を見つける旅に出て、家族のもとに連れ帰る。もちろん、母親の家族を中心にした女家長制も存在する。牧畜や農耕を生業とするアフリカの部族の多くでは、やはり若者が花嫁探しの旅に出るが、落ち着く先は花嫁の実家である。

大家族に次いで登場したのが、閉ざされた箱のような家に住む核家族である。家族構成は、一人の男、一人の女、そしてその子どもたちだ。欧米をはじめとする工業化社会では、核家族は今でも社会の主流である。祖父母は近所に住んでいれば子育てを手伝うこともあるが、そうでなければ、ときたま訪問したり電話をかけたりする程度の接触しか持たない。兄弟姉妹やいとことの接触も同様である。大家族的なきずなは緩く、親は自分の思い通りの子育てができる。

将来、単親家庭が主流になる時代が来れば、大家族の概念自体が大きく変化するだろう。親は単親ゆえに、子どもの養育に関してより強い決定権を持つことになる。単親自身の親（両親もしくは、やはり単親）、異母もしくは異父の兄弟姉妹とは、現在と同様に緩い関係を結ぶことになるだろう。しかし、卵子や精子を提供しただけの遺伝上の親、さらにその親族とは、どういう関係になるだろうか。たとえば、ある女性が単親として三人の子どもを、それぞれ別の男性との間にもうけたとする。三人の父親たちは子ども税を支払っている関係上、子どもたちとの接触はある。三人の父親、六人の祖父母、叔父や叔母たちは、果たして家族と言えるだろうか。

卵子や精子を提供しただけの遺伝上の親とその親族は、家族とは呼べないだろう。各自は自分自身の意志でつくった家族に専念することになる。しかし、たとえ面識も接触もない子どもであっても、親としての太古以来の衝動を簡単に捨て去れるだろうか。おそらく第12話の男性のように、子どもや孫の養育に手を貸したい、せめてアドバイスだけでもしたいと思うだろう。それが自然淘汰のなせる業である。もっとも、そのアドバイスというのがくせ者だ。

かつて、大家族を取り巻く社会の変化はゆっくりとしたものだった。子どもが祖父母と同居するのは、人々が生涯にわたって慣れ親しむ家庭環境だった。古い世代の情報、能力、技術は、数世紀とは言わないまでも、少なくとも数十年は役に立った。人々が大家族で暮らしたのは、祖父母に面倒を見てもらい、その助言を受けることから得る利益を享受するためだった。

しかし現代では、技術や移動手段が急速に進歩し、各世代を取り巻く環境も大きく変化した。出産年齢の高齢化が進めば（第7章参照）、おじいちゃん、おばあちゃんになるのは六〇歳近くだろう。結果として、祖父母の知恵は陳腐化し、親世代をうんざりさせる。衝突を避けるためにも、別れて住んだ方がよくなってくる。

それでも祖父母はアドバイスしたがる。未来社会の遺伝上の親も同じことだ。テレビ電話やテレビ会議が発達し、航空運賃が値下がりすれば、コミュニケーションはもっと容易になるだろう。しかし、未来の大家族は、過去や現在のものとは大きく様変わりするだろう。

▽遺伝子プールの危機

第12話は、精子卵子取引所を利用した子づくりの悪しき面を浮き彫りにしたかに思えるだろう。実際に相手を探し、くどき、肉体関係に持っていく労苦を負わなくても子づくりできるとなれば、多くの子どもをもうける人間も出てくるかもしれない。遺伝子プールは、限られた人間ばかりが生殖を行うことに耐えられるだろうか。

おそらく行政は、一人の人間がもうけることのできる子どもの数を制限するだろう。すでに現代でも、体外受精で同じ人間の精子を利用できるのは一〇回前後に制限されている。米国では、ある医師がこの条例に違反して、自分の精子を一〇回以上も限られた地域で使用して起訴された例もある。

現在、このような制限が設けられているのは、不慮の近親相姦を防ぐためである。しかし、未来の精子卵子取引所はコンピューターで遺伝子管理を行っているので、近親相姦や遺伝病の危険はない。それでも子どもの数に制限を設けるとしたら、その動機は嫉妬心、つまり特定の人間の子孫ばかりが増えることに歯止めをかけるためだ。

一人の人間の子どもが一四九人とは、ずいぶん多いと感じるかもしれないが、二〇五〇年時点での世界人口は百億人近いことを考えると、あながち多過ぎるとも言えないだろう。いずれにせよ、人類の遺伝子プールの豊かさを左右するのは、子どもをつくり過ぎる人間ではなく、子づくりに失敗する人間の数だ。遺伝子は完全に消滅しないかぎり、世代を越えて受け継がれていく。未来の環境に適応できない遺伝子は、遺伝病の原因になったり、自然消滅するかもしれないが、そのことを残念に思う人はいないだろう。子どもの数が多い人間を恐れる理由はどこにもない。

精子卵子取引所を通じて、ある遺伝子は増え、ある遺伝子は減少するあり様は、まるで自然淘汰そのものに見えてくる。しかし二一世紀になると、進化という現象は消滅するのだろうか。

▼進化――時代を創造し続ける力

結論から言えば、テクノロジーが進化を消滅させることなど、もちろんない。進化は時代を超えた、永遠のプロセスである。しかし自然淘汰の観点から見れば、遺伝子を人間の手に委ねることは、進化のプロセスを阻害することになりはしないか。

ペダンチックな言い方をすれば、人間は自然の一部であり、人間がどんなに人為的な選択を行おうと、所詮は自然の懐のうちである。ただし、言い訳としてはこれで済むかもしれないが、面白味のない、役立たずな回答である。そこで、未来の自然淘汰にどんな変化が現れるのか、考えてみたい。

すでに一つの新しい変化が現れている。遺伝子治療である。危険なヒッチハイカー、遺伝病の遺伝子は自然淘汰に頑強に抵抗するので、進化のプロセスは次善の策をとって、遺伝病遺伝子を隠蔽してきた。だが今や、その遺伝病遺伝子を、遺伝子治療によって取り除けるようになったのである（第8章参照）。遺伝子治療も淘汰であり、自然淘汰の範疇にある。ただ、そのメカニズムが強力になったにすぎない。「人間の力」は、それまで自然淘汰に欠けていた、ごく表層的な力を付け加えた。自然淘汰が独力ではやり遂げられなかった仕事を仕上げるための、ちょっとした梃子《てこ》を提供しただけなのだ。

この遺伝子治療は例外として、未来社会でも従来通りに自然淘汰が行われるだろう。ある人の精子や卵子は求められ、ある人は誰からも求められないということは、進化のプロセスが伝統的なやり方を変えただけで、遺伝子は以前と変わらず生き残りと優位を賭けて争っているのである。環境が変われば、新しいタイプが勝利を収め、昔の人気者は姿を消す。しかし、そのメカニズム自体は以前と同じだ。「市場」の原理に応じて、さまざまな遺伝子が人気を博し、そして人気を失っていくかぎり、自然淘汰はきちんと機能する。二一世紀を過ぎて二二世紀になっても、自然淘汰の力は生き続けるだろう。未来のテクノロジーの力を借りることはあっても、進化のプロセスはあくまで独自の道を永遠に進んでいくのだ。
さて、二一世紀になっても自然淘汰が行われるとして、どのような遺伝子が人気を博すだろうか。

▼勝者と敗者

自然淘汰の原則に従えば、遺伝子プールに占める割合が高い遺伝子は勝者、割合が低下し、姿を消す遺伝子は敗者である。二一世紀には、勝者を特定することは難しくないだろう。たとえば、体外受精やICSIに耐えられる丈夫な精子、卵子、細胞核をつくることができ、胚の子宮内移植を成功させるような遺伝子は、遺伝子プール内で急増するだろう。

嫌なことではあるが、敗者を特定することも難しくない。異性を誘惑する能力、精子の生成力、膣内の潤滑性、月経、勃起、その他、性交による生殖に役立つ諸機能をつかさどる遺伝子は、減少するだろう。物語の主人公を例にとると、彼は自分の子どもを求める女性――さらには男性――を誘惑する必要はなかった。彼が生殖に大成功を収めるのは、ペニスを失った後なのだ。

旧態が変化することは、必ずしも悪いことばかりではない。たとえば、子宮頸管の粘膜は、精子は通してウイルスやバクテリアは通さないという機能を持つ必要がなくなる（第3章参照）。そうなれば、一切異物を通さない粘膜の生成を促す遺伝子が増え、女性の健康に寄与するだろう。

遺伝子は、遺伝子の持ち主が平均以上の子孫を残したときだけ、勝者となれる。大切なのは、自分の遺伝子を過去から未来へと手渡すことなのだが、我々は子孫の多さに興味を抱きがちだ。精子卵子取引所やブロックバンクのおかげで、大勢の子孫を残せる人々が登場することは確かだろう。最大の勝者は子どもを受注する人々、つまり卵子や精子を提供するだけの人々である。

精子や卵子の質を問題にして生殖相手を選ぶということは、まさに自然淘汰である。今は遺伝子の質を予想できないので、肉体的な魅力が重要な決め手である(第8章参照)。しかし、遺伝子を特定できるようになれば、世間の注目を集める才能をつかさどる遺伝子が重視されるだろう。野心、ひたむきさ、巧妙さ、率直さ、知性など、名声とステータスを得るのに役立つ才能が好まれるのだ。

これは、今までの自然淘汰となんら変わりはない。太古の昔の狩人から、現代のロックスターや政治家にいたるまで、名声と地位に恵まれた男性は、ライバルよりも多くの女性を惹きつけ、多くの子どもを産ませてきた。かつて残虐さで名を馳せたモロッコ皇帝のイシュマイルは、八八八人の子どもをハレムの女性に産ませたというが、全員が彼の子とは言いきれないだろう。その点、第12話のレーシングスターは数の上では負けるが、全員が確実に彼の子どもである。

この子どもの数という点でも、未来の生殖は男女の差をなくすだろう。女性は肉体的な制約があるために、男性に比べると、生殖にはどうしても限界があった(第2章参照)。しかし、ブロックバンクや精子卵子取引所を利用して、自分の卵子や体細胞を提供すれば、無限に自分の子どもをつくりだすことができる(第11章参照)。現在のところ、一人の女性の出産記録としては、二七回の妊娠で六九人というのが最高だが、未来の著名な女性がこの記録を何倍にも更新するに違いない。その様子を次章で見てみよう。

第13章　最古の職業の行方

▼第13話　稼ぐ

「拍手」のボードを、ヘッドホンをつけた小男が掲げた。テレビ番組の司会者がコードレスマイクを片手に、勢いよく階段を下りてきた。さあ今だ。拍手。司会者が数回お辞儀をすると、ボードは「ストップ」に変わった。拍手が止んだ。

司会者は単刀直入に切り出した。これが彼のスタイルなのだ。「ようこそ、皆さん。今週のテーマは『母性で稼ぐ女性たち』です。女性の権利か？　それとも新手の売春か？　ゲストは四人の女性——全員がなんらかのかたちで、母性を行使することでお金を得ています」。聴衆が合図通りに拍手を浴びせる中、女たちはにっこりした。「……そして、彼女たちに向かい合っているのは——いや、対決しているのは、と言った方がいいかな——世論の代表者です。みなさん、盛大な拍手をもう一度！」

スタジオが静かになると、司会者はステージに上がって、四人の中で一番グラマーな女の脇にひざまずいた。マイクを差し出しながら、いかにも女に悩殺されたと言わんばかりに、片手で額の汗を拭くふりをした。

「ウェンディ、自己紹介は抜きで頼むよ。乱交っていうと、誰もが耳をそばだてるけど、君は最近、別の意味でニュースになったんだって?」

「ええ。タブロイド紙に有名人のリストが載ったの。配偶子を売っていくら稼いだかのリスト」

「つまり、卵子や精子のことだね」と、司会者は口をはさんだ。このテレビを見てるのは、「配偶子」なんて肉屋で売っている輸入食品かと思ってしまう連中なのだ。

「そう、卵子と精子。それから、子どもの数も。この国では私がトップだそうよ」

「いくら稼いだ?」

「タブロイドによれば百万ポンド。私の子どもは世界中に二百人いるらしいわ」

会場は静まり返った。

「本当なの?」

「ノーコメント」。一オクターブ高い声で、ウェンディは答えた。

「それにしても多いね」。司会者はそれ以上追及しなかった。数字に関してはしつこく聞かない、というのが出演条件なのだ。

「多いわね」。今度ははにかむように答えた。

司会者は立ち上がった。ウェンディの後ろを歩きながら、むき出しの肩や首筋にタッチした。

「ありがとう、ウェンディ。また後でね」。今度は隣の女の足元にしゃがみ込んだ。さっきの女優よりは年をくっているし、見栄えも今一つだ。「ヴィクトリア、どれくらい荒稼ぎした?」

「荒稼ぎなんてとんでもない」。ヴィクトリアはがらがら声で不機嫌そうに答えた。長年のチェーンスモーキングの報いだ。「需要と供給よ。ウェンディみたいな人たちは、二百人の子どもを自分で産んだりしないわ。たいていの人間は、自分で産もうともしない。辛《つら》い仕事は代理母が引き受ける。私はその代理母のエージェントをやってるの。うちの事務所には五千人が登録してる。もちろん、エージェントはうちだけじゃないけど。どこかのラッキーな、つまり金持ちの男がウェンディの卵子を買ったとする。そしたら、うちの事務所と契約を結んで、ベビーを産んでくれる女性を見つけるわけ。うちの稼ぎ頭は、二年に一度の割合で出産するわ。この商売はもうかるのよ。うちの女性たちは、あんたより稼いでいるわよ」と、司会者に言った。

ヴィクトリアの馬鹿にしたような笑い声に、聴衆もつられて笑ったが、司会者はにこりともしなかった。

「ありがとう、ヴィクトリア。では、のちほど」

今度は四〇代後半の、あか抜けた魅力的な女性だ。威厳とエレガンスの点では、四人の中でずば抜けている。

「ジェイン、あなたはまさか、子どもが二百人ってことはないですよね」

「もちろんです」と、ジェインは打ち合わせ通りに答えた（リハーサルで、出だしの台詞は何度も練習したのだ）。「子どもは一〇人です。全員、私が産んで、私の手で育てています」

「あなたは生きた化石？　ひょっとして、家にご主人がいるんじゃ……」

ジェインは笑った。「まさか。ごく普通の単親家庭です。子どもたちの父親は全員違います——みんな裕福な人たちですが。私は六カ月間のセックスと、その後の出産を条件に、養育費を全額受け取っています。別に隠すようなことではありません。私は何件もの養育費を稼ぐことで生計を立てています。至極シンプルな話です。おかげで生活には困っていません」

会場の男性数人が、ブーイングの声を上げた。

「確かに、あなたのような女性のことはよく耳にしますね」。司会者は移動しながら、思わず台本にない台詞を口にした。「いや、ありがとうございます。それでは後で」

司会者は最後の女性の足元にひざまずいた。若くてきれいな女だが、冷ややかな暗い目をしている。服装も黒一色だ。

「さて、ヴァネッサ。あなたの稼ぎ方は、他の人たちとはちょっと違うんだよね。聞かせてよ。ただし、このテレビは子どもも見ていることを忘れないで」

「分かったわ。つまり、こういうこと」。しゃべるにつれて、女の顔つきが変わってきた。「私もエージェントに雇われてます。子どもは体外受精でつくるのが普通です。男と女が出会わなくても、精子と卵子をくっつければいい。精子はあらかじめ採取して凍結保存しておきます」

ヴァネッサはちょっと黙り込んだ。この台本を書いた人間は、こんなことを説明する必要があると思っているんだろうか。今時、洞窟に閉じ込められて育ったんじゃないかぎり、体外受精なんて誰もが知っていることだ。ヴァネッサはため息をついて、話を再開した。

「凍結用の精子をつくるために、世界中の男性が部屋に閉じこもって、必要な作業をします。とても孤独な作業です。そこで私のエージェントは、私のような人間に精子を集める手助けをさせることを思いついたんです――少しでも楽しく作業ができるように」

「具体的には、何をするの?」

「お客様の望むことは何でも。たいていはセックスだけど。私は特殊な体内着装式のコンドームで精子を集めて、それをクリニックや取引所に提出します」

「取引所?」

「何を今さら! 誰もが知ってるわ。精子卵子取引所よ」

「この仕事でどれくらい稼いでるの?」

「三〇分の基本サービスの料金が百ポンド。私はその八〇%を受け取ってます」

「週当たりの仕事時間は?」

「月曜から金曜まで、九時から五時までのフルタイム」

「つまり、一週間で五千ポンド?」

「ええ。しかも残業はなしで」。ヴァネッサはつんと言った。

司会者はぴょんと立ち上がると、舞台の中央に進み出た。「さて、『母性で稼ぐ女性たち』。女性の権利か? それとも新手の売春か? みなさんのご意見はコマーシャルの後で! 席は立たないで下さい」

▼売春婦の退場

いずれ将来、生殖産業はビッグビジネスになるだろう。現在でも多くの病院が、体外受精や人工授精で多大な利益を上げているし、ジェイシー・バザンカ事件(第10章参照)のような裁判で稼ぐ弁護士もいる。医療機関や法曹界のようなステータスの高い業界の利益は問題視されないのに、生殖活動の中でも最も難しい山場で体を張って稼ぐ女性たちは、なぜ怒りや疑惑の目を向けられるのだろうか。確かに、第13話に登場する四人は、自分の肉体から利益を得ているという点では、ぽん引きもしくは売春婦と言えるかもしれない。我々はこの事態をどう考えればよいのだろうか。

売春婦とは、報酬と引き替えに、他者に性的接触を提供する女性のことである。通常、報酬は金銭だが、ときに庇護や食糧の場合もある。凍えるような街路で、熱気とタバコの煙が渦巻く売春宿で、売春婦は苦労して仕事をしてきた。搾取、暴力、殺人、性感染症などの危険をくぐり抜けて、一日の仕事を終える頃には、十何人もの男の精液が体内に溢れ返る。過去も現在も、売春は世界中の人間社会で見られる現象である。

男が報酬を払わなければ、売春は成立しない。だが、男はそれをする。古代ギリシアやローマでは、ほとんどすべての男が生涯に一度は売春婦と交渉を持った。一九四〇年代の米国でも、六九％の男性が少なくとも一度は売春婦を相手に射精した経験を持ち、一五％が定期的に交渉を持っていた。九〇年代の英国でも、男性の一〇％が、五〇歳までに一度は報酬を支払ってセックスを行った経験を持っている。

人類学的に見て、売春と無縁の社会はわずか四％に過ぎない。しかし、売春に従事する女性の数を把握することは難しい。一度でも売春の経験のある女性の割合は、八〇年代後半の英国の一％未満から、一九七四年のエチオピアの首都アディスアベバの女性の二五％まで、大きな幅がある。おそらく、これらの見積りは不正確で、実際にはもっと多くの女性が売春に従事した経験を持つと思われる。

「売春」の正確な定義が存在しないことも、問題を難しくしている。まず、報酬なのか、「贈り物」なのかの区別がつきがたい。男性が最初の性交渉の後に女性（もしくは女性の家族）に贈り物をすることは、昔からさまざまな社会で行われてきたことだ。多くの場合、贈り物は結婚の儀式の最中に儀礼的に行われる。結婚の当夜に、女性もしくは女性の家族が、性行為に先だって金銭を要求することもある。そうなると、これは社会的に認知された売春に過ぎない。こうした行為に売春の意味合いがあるのは明らかだろう。伝統的な売春では、金銭と交換で射精を許す。一方、平均的な世の女性は、扶養や保護や「贈り物」と交換に射精を許し、長期的な関係を結ぶ。両者の間に明確な線引きをすることは難しい。

売春は「最古の職業」以上に古い遺産だ。多くの動物が報酬を求めてセックスを行う。たとえばオドリバエの雌は、雄から餌をもらわなければセックスを行わない。雄はまず羽虫を捕まえてから、待ちかまえている雌のところに行って贈り物を提供する。雌が食べている間だけ、雄は交尾を許される。雌が去ると、雄は次の雌を待ちかまえて、再び贈り物と交換で交尾する。巧みな売春行為のおかげで、自分では食べ物を捜す必要のない雌も、自然界には存在するのだ。

テクノロジーの発達した未来社会では、女性は生殖活動をさまざまな方法で利用して、お金を稼ぐことができるだろう。第13話の女性たちは、その好例だ。人工子宮や人工卵子が実現されないかぎり、子づくりを望む男性は女性の子宮や卵子を必要とする。子どもをつくるのに自分の精子を使うつもりがなくても、細胞核移植のための卵子は必要である。これとは対照的に、女性は精子がなくても同性同士で子づくりできるし、自分一人でクローンをつくれる。

もちろん、女性同様、男性にも売春行為は可能だ。ウェンディが卵子を売って稼いだように、第12話のレーサーは精子で稼いだ。男性が女性に追いかけ回されたあげくに子どもができたら、男性が単親としてジェイン顔負けに養育費を荒稼ぎすることも可能だろう。また、ヴァネッサのエージェントは、同性愛男性の精子の凍結保存を手助けするために、数は多くないだろうが、男性のサービス要員も雇っていただろう。しかし男性には、代理母になることは無理である。この領域に関しては、女性の独壇場だ。逆にだからこそ、代理母が金銭を受け取ることへの抵抗感が強いのだ。

二〇世紀末の今日、代理母は必要経費以上の報酬を受け取るべきではないという考え方が、米国は例外として、各国で幅を利かせているのは解せないことである。まるで、報酬を払うことは、代理母の寛容の精神や信頼性を疑う行為であると言わんばかりだ。対照的に、産科医や弁護士が高額の報酬を受け取っても、その信頼性を問題にされることはない。代理母になることに同意した女性は、妊娠に先立つ面倒な交渉ごとや胚の移植、九カ月の妊娠期間に耐えて当然であり、それをすべてポケットマネーで行うべきである――どうやら、それが世論のようだ。

代理出産は、代理母の搾取行為として非難されることが多いが、その考え方こそ矛盾に満ちている。代理母には経済的に苦しい人が多い。しかし、もし十分な報酬を受け取ることができれば、彼女たちは貧困から脱出できる。赤ちゃんを欲しがっている同性を助けて食い扶持を稼ぐことが、それほど恐ろしい行為なのだろうか。

もちろん、代理出産がサービス業として行われるようになれば話は別で、不妊に苦しむ夫婦を搾取する行為となるかもしれない。しかし現在は、他人の不妊でもうけているのは、科学者、医師、弁護士であり、しかも高い報酬と世間の賞賛を享受している。ところが代理母が受けるのは、モラルの侵害者としての非難である。第3章に登場した代理母、テレサ・マクラフリンに赤ちゃんを産んでもらったオーストラリア人夫妻は、不妊治療に六万ポンド（あくまで予測だが）を費やした。これに対して、テレサが五人の赤ちゃんを代理出産することで得た報酬は、総額たった一万五千ポンド（三百万円弱）である。一体、誰が売春婦で誰がぽん引きなのだ？　誰が誰を搾取しているのだ？

今はただ、二〇七五年の社会から偏見が取り除かれ、生殖に関わるすべての人が、その行為に見合った報酬を公正に受け取れるようになることを祈るばかりである。公平な裁定者となるのは、世間の倫理観などではなく、むしろ市場原理だろう。

第5部 タイム・ワープ

第14章

更年期を越えて、死を越えて

▼第14話　三銃士

ジョーンが死んだ。

呆然《ぼう》として受話器を置くと、メリッサは椅子《いす》にくずおれた。ハンドバッグからたばこをつかみ出して火をつける。「オフィス内禁煙」なんてくそくらえ。手の震えは、二日酔いのせいもあるが、ショックが原因だ。自分の目に涙があふれてくるのを想像した、いや、実際に感じた。しかし、メリッサの目は乾いたままだった。もう何年も前に、涙は枯れ果てた。人間らしい感情表現と一緒に死滅していた。ジョーンのためなら泣きたいのに。友人のために泣かなくては。しかし、メリッサは泣けなかった。たばこを半分まで吸ったところで、秘書が入ってきた。非難の視線を浴びせてくる。

「何も言わないで」

「会議です」。壁の時計をちらりと見て、秘書が言った。「はい、アジェンダですよ」と、書類をぴらぴらと振った。

「会議もアジェンダもたくさん！　コーヒーをお願い。思いっきり濃いやつを――ブランデーも入れて」

「朝の一〇時ですよ」

「かまわないわ」

メリッサはたばこの煙を深く吸い込んだ。つい昨晩のことだったのに。アビとジョーンと自分と三人で、若い頃みたいにテーブルを囲んで、ボトルを次々に開けて、たばこをすぱすぱやりながら、旧友の悪口やきわどい猥談に興じた。三人は大学で知り合った。あれからもうすぐ三五年だ。大酒を飲んで、誰彼かまわず寝て回る三人は伝説的存在だった。三人は自分たちのことを三銃士と呼んでいた。大学時代を暴れ回って、美味しい男の「銃」を三人で味わった。

三人は仕事でも成功した。この三人ほど、出版界で影響力のある人間はいないだろう。その出版界お手盛りの、数々のナルシスティックな文学賞を酒のさかなにして、三人は集まった。飲んで食べて、受賞者の悪口を言って、熾烈な授賞争いに文句を言って……。

メリッサはアビとタクシーを相乗りして帰った。なのにジョーンの馬鹿は、今回にかぎって自分で運転したのだ。いったんタクシーでオフィスに戻ってからにすればよかったのに。馬鹿よ、バカバカ。街灯に激突なんて。たった五五歳で。なんてもったいない。

メリッサがたばこをもみ消していると、秘書がコーヒーを運んできた。コーヒーはいつものように生温かったが、ブランデーの香りに気持ちが落ち着いた。

「よし、やるぞ」。コーヒーを飲むと、メリッサは直ちに行動を開始した。メリッサが狂ったようにオフィスを駆け回っている間も、秘書はアジェンダの説明を続けた。

「そのまま続けて」。メリッサは専用トイレに入りながら言った。

こんなことには慣れっこの秘書は、メリッサが小用を足している間もドアの外で説明を続けた。メリッサは平然と受け答えしながら、紙を使った。少なくともジョーンはもう、更年期のことで思い煩う必要はない。そう考えれば少しは救われると、メリッサはファスナーを上げながら思った。

「会議のことは分かったわ」。メリッサはトイレのドアを開けて、手を洗いながら言った。「あとの予定は?」

「我が社初デビューの作家と昼食。二時半にマーケティング会議。四時にテレビ局でスタジオ収録。五時半にラジオのトーク番組」

「夜は?」

「特に予定は入っていません。今週になって初めてですね」

「そうね」と、メリッサはちょっと口ごもった。がっかりした顔をしないように努めた。家でくつろごうとして、成功した試しがない。「……嬉しいわ」

メリッサが悠然とトイレから出てくると、秘書はその後ろに従った。

「テレビ局に行くときは一緒に来て」と、振り返りもせずに命じた。「タクシーの中から何件かメールを送るわ。どうせ渋滞で時間を食うから」

三時半にタクシーに乗り込むまで、めまぐるしい半日だった。会議が思い通りに進んだことに満足し、作家に失望し、マーケティングには退屈した。メリッサに続いて、ラップトップのモバイルを抱えた秘書も乗り込んだ。最初のメールを口述し、添付ファイルを指示してから、メリッサは一息入れた。秘書は新しいパソコンに不慣れで、送信に手こずっている。

タクシーはすっかり渋滞に巻き込まれてしまった。車外を眺めるメリッサの目が、街灯に釘付けになった。馬鹿げた考えが浮かんだ。いつの日か、この街灯に激突して死ぬかもしれない。ジョーンもこんな風に街灯を見つめながら、いつかあれにぶつかって死ぬかも、なんて思ったのだろうか。

秘書はかっかしていた。何をやっても、エラーメッセージばかりが出てくるのだ。メリッサもだんだん気持ちが動揺してきた。たばこを吸いたい。でも、タクシーの窓にはでかでかと「車内禁煙にご協力下さい」のステッカーが貼ってある。

「使い方、知らないの?」メリッサはいらいらしながら言った。

「分かると思ったんですけど。息子が同じのをいつも使ってるから」

「息子さん! いくつ? こんなものを使うほど大きな子がいるようには、あなた見えないけど」

「もう二〇歳なんですよ」と、秘書は誇らしげに言った。「一五歳のときに産んだんです」

「驚いた! どうやって育てたの? つまり、経済的に」。父親はきっと同級生に違いない。

秘書は送信を諦めて、スイッチを切ってから再起動した。画面が立ち上がるのを待っている間、秘書はいたずらっぽく話を続けた。

「相手は学校の教師でした。あの間抜け、ブロックしてなかったんです。私は一五歳だったから、本当ならあいつは刑務所行き。でも私は、産まれた子をOUPとして登録することを承知して、その見返りに……」

「え、何? OUP?」

「あら、失礼。父親不明児(Of Untraceable Paternity)のことですよ。お金さえ払えば、全世界規模でDNA調査をしてもらえますけどね。ともかく、私は十分な養育費をもらうことを条件に和解したんです。約束はちゃんと守ってくれました。たぶん、私が訴え出るんじゃないかと、おびえてたんでしょうね」

秘書はちょっとためらったが、終わりまで話してしまうことにした。ともかく、メリッサは興味津々だ。「それから一八歳のときに娘を産みました。子どもはそれっきり。二〇歳になる前におしまいにしたんです。ブロックは一九歳のときに受けました」

「そんなに早く産んで、後悔しなかった?」

「最高ですよ。子どもたちとは兄弟姉妹みたいな関係です。あの子たちのいない人生なんて、考えられません」

ラップトップのブザー音に、秘書は我に返った。うっかりして、メリッサの前で自慢話をしてしまった。彼女には子どもがいないんだから。秘書は再び、メールの送信作業に没頭した。

メリッサは運転手の方を向いた。「四時にテレビ局でインタビューなの。なんとかして。別の道を行ってよ」

「どこも同じですよ。バスがどこかで引っかかってるんだ。もう、滅茶苦茶ですよ」

三〇秒間、メリッサは膝を指で叩いていたが、ついにキレてたばこを取り出した。

「車内禁煙ですよ」。運転手はバックミラー越しにじろりと見た。「書いてあるでしょ」と、ステッカーを指差した。

メリッサは運転手に思いっきりたばこの煙を吹きかけた。「あんたが車をスタートさせたら、私もストップするわよ」

メリッサは再び、街灯を見つめた。ニコチンのおかげで、少し気分が良くなった。三銃士は全員、やはり一九歳で、学生割引を利用してブロックした。配偶子生成用の体細胞も凍結保存した。倍の料金を払えば、精子卵子取引所に広告を出せたが、当時はそんな余裕はなかった。以来、三人とも広告を出す気になれないまま、ここまできた。自分の知らない場所で自分の子どもが産まれ育つかと思うと、たとえ誰かが欲しがったとしても、体細胞を売るのは嫌だった。

まずは仕事に全力投球してトップに登りつめ、それから子どもを注文しようと、三人で決めた。そして三〇歳の誕生日を迎え、四〇歳、ついに恐怖の五〇歳を迎えながら、三人とも子育てに縛られる気になれなかった。もちろん、自分で何もかもやる必要はない。代理母か人工子宮を利用して出産し、住み込みの乳母を雇えばいい。だが、育てるからには自分でやるべきだ、というのが三人の考えだった。そのためには心の余裕が必要だ。そんなものが自分たちにあるとは思えなかった。ところが昨晩、ジョーンが宣言した。ついに精子を買って、子づくりを依頼したのだ。

「父親は誰にしたの?」メリッサとアビは好奇心いっぱいで尋ねた。

ジョーンはからかうように、当ててごらんと言った。メリッサとアビには見当もつかなかった。ついに父親の名前を聞いたとき、二人は心底驚いた、というより失望した。よりによって、ジョーンは無名の作家の精子を選んだのだ。ジョーンは以前からその作家のことを何度も話題にして、自分が文学に興味を持つきっかけとなったのは彼の作品だと言っていた。メリッサとアビも読んでみたが、難解で堅苦しい印象しか受けなかった。

「でもその人、あなたが産まれる二〇年も前に亡くなってるじゃないの」。アビが仰天して言った。

「そうよ。私もまさか、精子卵子取引所に彼の精子があるなんて思わなかった。でも、取引所の設立当初からある古いクリニックに、彼の精子が残されていたの。すごいでしょ。私は彼の赤ちゃんをつくるのよ」。ジョーンはまるで自分自身が妊娠しているかのように、幸せそうに晴れ晴れとしていた。

「もう一つ決心したことがあるの。考え直せなんて言わないでね。ねえ、私たちの口癖、覚えてる?みんなは一人のために……」

「一人はみんなのために」。メリッサとアビは口をそろえて答えると、三人は笑い合った。学生の頃、しょっちゅうそんなことを言っていたかと思うと、照れくさかった。

「だからね、女の子にするつもり。そして名前はメリッサ・アビゲール!私のヒーローと親友たちが、私の赤ちゃんの中で一つになるのよ」

「どうかなさいました?」。メリッサの目に浮かぶ悲嘆の色に気付いて、秘書が尋ねた。ちょうどそのとき、タクシーが動き出した。

「大丈夫よ」。窓を開けてたばこを投げ捨てながら、メリッサが答えた。「馬鹿なこと考えてただけ」

「……あの、やっとやり方が分かったので、ファイルは送りました。次のメールを口述されますか?」

メリッサは首を横に振った。急に疲労感がのしかかってきた。

テレビの収録には遅刻した。スタジオは大混乱で、ラジオの生放送にはさらに遅れた。タクシーの女性運転手が大奮闘してくれたのに残念だった。

ストレスも限界に達して、メリッサはラジオ局の近くのバーで一杯やって気分をほぐそうと、秘書を誘った。しかし、秘書は付き合えなかった。二人の子どもたちとコンサートに行く約束があるという。

結局、バーには一人で行った。飲んで、たばこを吸って、ますます落ち込んだ。ジョーンのことを話したくて、アビに何度も電話したが、その度に留守番電話が応答した。とうとう、タクシーでアパートに帰った。シャワーを浴びると、食事もとらずにウォッカのボトルを開けた。椅子に座って、電気暖炉の偽の「炎」を眺めているうちに居たたまれなくなって、アパートの中をうろうろと歩き回った。ときどきボトルからじかにウォッカをあおった。やがて、両親と三人で撮った写真の前で立ち止まると、両親の顔をよく見ようとして写真を持ち上げた。

両親が亡くなって二五年たつ。母が一月に、父が同じ年の一二月に亡くなった。二人とも、六〇歳になったばかりだった。長生きの家系ではないのだ。自分も、あと五年でおしまいか?

写真を元に戻すと、ウォッカを煽りながら窓辺によって、都会の夜景を眺めた。人生で何かこれはということを成し遂げただろうか。素敵なアパート? 素敵な別荘? そして親友が二人――いや、一人? それで全部だ。キャリアの階段もおしまい。トップに登りつめたら、もう上はない。一緒に仕事をしている連中は、みんな自分のことを嫌っている。タクシーで、スタジオで、あらゆる場所で嫌がらせを受ける。ジョーンは正しかったんだ。もう、潮時かもしれない。

遅すぎないことを祈りながら、パソコンのスイッチを入れた。認可が下りなかったらどうしよう。たぶん、自分で産めるだろう。ともかく、女だったんだから。産休を取って充電しよう。自分はまだ五五歳だ。もっと年上の女性も、ちゃんと産んでいるんだ。たばこに火をつけて、ウォッカ片手にサーチを始める。「精子卵子取引所」と入力して待った。

精子卵子取引所のホームページで、「保管のみ、広告なし」を選んで、名前と社会保障番号を入力した。続いて、一九歳のとき以来変更していないパスワードを打ち込んだ。「アーラーミース」。簡単なデータが画面に映った。名前、性別、生年月日、出生地。

卵子の在庫＝○、体細胞の在庫＝あり、死後の使用＝不可。

「発注しますか?・」――はい。「生殖パートナーを選びますか」――はい。「指名しますか?・」この他にも、選択を絞り込むためのさまざまな質問が掲示された。

メリッサは気後れして、ウォッカをすすった。やっぱり、年を取りすぎただろうか。メリッサはジョーンの名前を打ち込んだ。ジョーンのデータが次々と現れた。卵子の在庫＝○、体細胞の在庫＝あり、死後の使用＝可。

メリッサは安堵と驚きを同時に感じながら、画面を見つめた。学生時代に取引所の申込用紙に記入するとき、自分は「死後の使用」の項で、反射的に「不可」に印を付けた。当時は、死後も生殖活動を続けるなんて、おぞましいことだと思った。ジョーンもアビも同じだと思ったのに、ジョーンは一体何を予感して「可」を選んだのだろう。

画面の一番下で、「生殖パートナーに同性を選びますか」の質問が、ちかちかと輝いていた。「はい」をクリックすると、同性間生殖の料金は高額であることを警告する表示が出た。再び「継続」をクリックした。

代理母エージェントの長いリストが画面に現れた。メリッサはちょっとためらってから、リストの一番下にある選択肢をクリックした――「自己出産《セルフ》」。

次の画面で、メリッサの要望を整理した一覧表が掲示された。内容を確認してから、住所、カード番号、メールアドレスを入力した。本日のご利用、ありがとうございました。近々、お近くのクリニックからカウンセリングのご案内を差し上げます。

終わった。ログアウトするのも忘れて、メリッサはボトルとグラスを手にして、ふらふらと寝室に入っていった。ベッドに座って、壁に掛けた大きな写真を見つめた。学生時代の自分とアビ、そしてジョーン。幸せそうに酔っぱらって、撮影者に乾杯するみたいにグラスを上げている。

メリッサも写真に向けてグラスを上げた。「二人はみんなのために」。そして静かに泣き始めた。

▼太古のプログラムエラー

この物語の舞台は、第13話よりも少しあとの二一〇〇年頃である。二〇七五年頃に比べて、テクノロジーが著しく進歩しているわけではない。ただし、登場人物は特徴的だ。主人公は五五歳の女性である。その友人が生殖パートナーに選んだ男性は、友人が産まれる二〇年前に死去しているが、彼の精子は精子卵子取引所が管理している。今は想像上の出来事だが、二一〇〇年頃には実現されているかもしれない。

この物語には、二つの重要なポイントがある。第一は、精子卵子取引所の具体的な活動内容である。第二は、更年期と死をも越えて行われる、未来の生殖活動である。女性は更年期を気にせずに、さらには男も女も死を気にせずに生殖活動を続けられるという設定は、決して未来の絵空事ではなく、すでに現実のものになりつつある。毎度のことながら、社会と法の整備が立ち遅れているだけである。

こうした未来予測に不快感を抱く人は多いだろう。しかし、人々が想像するほど矛盾をはらんだ予測ではない。テクノロジーは、自然が人間に仕込んだプログラムのエラーを修正しようとしている。自然淘汰に任せるなら何世代もかかる修正を、テクノロジーはもっと早くやってのける。進化生物学的に見て、更年期と死は、生殖にとって重要な局面である。更年期と死が、生殖において果たしてきた役割について考えてみたい。

▽更年期

過去の大家族では、女性は男性以上に、子どもや孫の面倒を見ることに関心を抱いてきた。父子関係の不確実性も、その一因だろう。そんなわけで、女性は男性よりも一足早く、おばあちゃんになる準備が整ってしまう。女性は更年期を経験するのである。

更年期、つまり月経の停止は、女性のホルモンバランスを変化させる。月経という妊娠に不可欠で複雑なサイクルのスイッチが切れて、体が妊娠を拒否するようになる。閉経の起きる四〇代半ばから五〇代半ばという年齢は、祖母になるのに最も適しているという意味で、進化のプロセスが精妙に定めた時期である。すでに何人も子どもを産み、その年長のものはすでに子をなしている、つまり孫が産まれている時期だからだ。

男性にとって更年期は、少なくとも生理学的意味では存在しない。かつて男性は女性に比べると、孫の養育から得るところが少なかった。さらに自然淘汰は、加齢を理由にして男性から生殖能力を奪おうとはしなかった。どれほど年老いてから子どもをもうけても、男にとってはほとんど負担にならない。

自分の遺伝子や富や地位が、若くて資質の優れた女性を惹きつけるかぎり、男性は若い同性から奪い取ってでも、それこそ死の床に就くまで子づくりすることが可能である。

昔は、更年期を経験するまで長生きできる女性の数は少なかった。長い進化の歴史を通じて、女性の平均寿命は四〇歳から五〇歳くらいだった。現代でも、平均寿命の最も短いシエラレオネで四〇歳、その他アフリカの一八カ国でも平均寿命は五〇歳前後である。もちろん、いつの時代にも閉経以降も生き続ける女性は、少なくとも一%は存在しただろう。そして自然淘汰によって、閉経後の女性のホルモンバランスや行動は変化することになった。

しかし、大家族が衰退した現代では、女性は孫の面倒を見たいという欲求を発散できない（第12章参照）。閉経という現象は、現代社会に適応しなくなってきている。多くの女性が子づくりを三〇代、四〇代まで遅らせているのだから（第7章参照）、閉経は五〇歳以降にまでずれ込んだ方が都合がよい。今後、更年期にうまく対応できない女性の数は、ますます増えるだろう。

しかし、卵子の凍結保存、体外受精、ブロックバンクなどが普及したらどうだろうか。もはや閉経に大した意味はなくなるだろう。メリッサも、閉経がすべての終わりなどと考えてはいない（むしろ、面倒な月経がようやく終わったくらいに思っている）。更年期が大した問題ではなくなる兆候は、すでに見え始めている。

九〇年代の米国とイタリアで、閉経後の女性が相次いで出産したことが大きく報じられた。最年長のイタリア人女性は六二歳、夫の精子と若い女性から提供された卵子を使った体外受精で、一九九四年に出産した。このケースで注目すべきは、卵子を提供したのは女性の娘だった点だ。つまり、女性は実質上、自分の孫を産んだのである。第8話のナサニアルの母と同じである。

あるクリニックでは、体外受精希望者の四分の一近くが四〇歳以上だという。しかし、四〇歳以上の女性の成功率は低い。二七歳以下の五〇％、三〇代の三〇％に比べると、四〇歳以上は一二％に満たない。流産の確率も高く、体外受精でいったんは妊娠した四〇歳以上の女性のうち、六〇％が流産している。しかし流産さえしなければ、年齢の高い女性でも健康な赤ちゃんを産めるのである。

問題は女性の出産能力ではなく、卵子である。古い卵子はさまざまな問題を引き起こす。その問題を回避するためには、若いうちに卵子か卵巣の細胞をブロックバンクに預けるか、もしくは細胞核移植を行えばよい。メリッサは若い頃に預けた自分の細胞を利用して、細胞核移植と配偶子生成を行うつもりである。

年輩女性の卵子の欠陥は、染色体にあるのではなく、細胞分裂をコントロールする機能にあると考えられている。年輩女性の卵子の異常発生率は、細胞核を若い女性の卵子に移植した場合は一五％にとどまるが、移植を行わなかった場合は四〇～五〇％である。細胞核移植による出産はまだ実現されていないが、技術的に似通った方法、つまり若い女性の卵細胞を年輩女性の卵子に注入するやり方は実施されている。

閉経は、生殖能力の停止を意味するだけでなく、冷えのぼせから骨粗鬆症《そしょう》まで、さまざまな障害をもたらす。できるかぎり回避したい症状ばかりである。

閉経を迎えると、卵巣はエストロゲンを生成しなくなる。少量のエストロゲンを投与すると更年期障害を軽減する効果があるが、エストロゲン補充療法は子宮ガンにつながる危険性があるので、同時にプロゲストーゲンを投与することでガンの発生を抑える。こうした処置を、ホルモン補充療法という。

毎日ホルモン剤を摂取している五〇～六〇代の女性の割合は、米国では約四〇％、英国では約三三％に上る。ホルモン補充療法には、心臓病や骨粗鬆症を防止し、寿命を延ばし、アルツハイマー病の症状を軽減するなどの効果があると言われている。反面、乳ガンその他のガンの発生率を多少なりとも高める恐れがある。

ホルモン補充治療のおかげで、未来の女性は更年期障害を乗り越えるだろう。さらに、ブロックバンクや卵子生成技術の発達は、六〇代、七〇代になっても生殖活動を続けることを可能にするだろう。話はこれにとどまらない。更年期の先に待ち受けている壁――死さえ乗り越えられるのだ。

▼死後の生殖

人間の寿命と死の問題を正確に理解するために、大家族と自然淘汰について考えてみたい。祖父母の存在意義は、助力やアドバイスなどのプラス面と、食糧や居住スペースなどのマイナス面のバランスによって決まった。子どもが幼い頃は、子育てを手伝ってもらえるのでプラス面が大きいが、子どもが成長すると、むしろ非生産的な存在と見なされるようになる。

祖父母はなるべくじっとして、食べ物を減らすしかなかった。しかし結局のところ、死なないかぎりは厄介者だった。そこで自然淘汰は、人間をまず衰弱させ、それから死に至るようにプログラムした。女性の方が長生きなのは、子育てに役立ち、必要とする食物の量が少ないからである。現代でも、男性の平均寿命は六三歳なのに対して、女性は六七歳と、四歳も長生きである。この平均寿命の差は、ヨーロッパで最も大きく約八歳、東南アジアではあまり差がなく約一歳である。

自然淘汰は、人間が大家族の中で最大限役に立つように、人間の絶頂期を調整してきた。しかし現代社会では、自然淘汰が慎重に設定した計画は崩れつつある。肉体的な衰えも、死さえも、生殖活動を阻むことはできない。ジョーンが死んだ作家の精子を手に入れたように、ブロックバンクに預けられた精子や卵子が、子孫たちによって本人の死後に利用されるようになっていくだろう。

たとえばイタリアのある男性は、二年前に死んだ妻との間で受精して、凍結保存してあった胚を用いて、代理出産を依頼した。代理母を務めた義理の妹は、無事出産に至った。九〇年代半ばに米国とカナダで、不妊治療クリニックを対象に行われた調査によると、故人となった男性の精子が、遺族の要望に応じて使用されるケースはよくあることだという。

死者から精子を抜き取って使用することは合法か違法か、米国ではいまだに明確ではない。精子も他の臓器と同様に、家族の承諾を得れば使用することができる、との見解を示す弁護士もいる。つまり、故人がドナーカードに署名さえしていれば、精子銀行はその精子を利用できることになる。実子としての認知を求めて、故人の精子を利用して産まれた子どもたちが裁判所に訴え出るケースもある。

英国の法律はもっと厳格だが、これに揺さぶりをかけたのがダイアン・ブラッドのケースだ。細菌性髄膜炎で夫を亡くしたダイアンは、死の床にある夫から取り出した精子を使って、海外で人工授精を受けたいと希望したが、英国の当局はこれを認めなかった。一九九〇年の条例に照らして、書面による夫の承諾が必要であると判断したからである。しかし最終的には、ダイアンの要求はヨーロッパの別の裁判所によって認められた。

死後の生殖という概念は、さまざまな反響を呼んできた。しかし、故人となった有名人との間に子どもをつくりたいという希望は、数世代後にはごく普通のことになるだろう。使用承諾の問題も、精子卵子取引所のような組織が確立されたなら、ほぼ解消されるに違いない。

自然淘汰は、人間が大家族の中で最大限役に立つように、人間の絶頂期を調整してきた――この見方が正しいなら、未来社会は興味深いシナリオを用意するだろう。医療の発達のおかげで、平均寿命はどんどん延びている。一九九五年の全世界の平均寿命は六五歳と、八五年に比べて三歳も延びている。先進国の平均寿命は七五歳を越え、最も長寿国の日本では七九・七歳に達している。

自然淘汰は、高齢化を促進するだろうか、それとも阻止するだろうか。人間が年をとって体が弱ったり、さらには死んだ後になってからも、自分の配偶子への注文を受け付けるかどうかは疑わしい。早死にすることで配偶子に人気の出る人もいれば、その逆もあるだろう。豊かな老後のために資産が消費されるようになれば、遺産を残してもらえない子孫は、かつての大家族の例ではないが、年寄りはさっさと死んでくれというプレッシャーをかけるかもしれない。逆に、大家族の崩壊はそうしたプレッシャーを取り除き、高齢化に有利に働くかもしれない。

結局、自然淘汰は中立の立場を取るだろう。医療は何の拘束も受けずに発達を続け、人々はますます長生きになる。平均余命がどの程度の速度でどこまで延びるかは分からないが、『タイム』誌は、二五〇〇年には人間の寿命は一四〇歳に達するだろうと予測している。

人間は死に至るまで、そして死を越えて、生殖活動を続けるに違いない。

▼生殖レストラン——赤ちゃんを求めて

生殖レストランとは、選択《チョイス》のあり様であって、具体的な場所《ロケーション》ではない。未来の多彩な生殖手段の象徴である。ただし、選択はインターネット上で行われる。その意味では、現在のインターネット・カフェが進化した姿が生殖レストランだと言えるだろう。もちろん、メニューを見るだけでもかまわない。

しかし、誰もがすべてのメニューを味わえるようになるのは、数十年先になるだろう。しばらくは、生殖レストランを利用するためには「私は不妊症です」というカードを提示しなければならない。倫理学者や無知な大衆の圧力もあって、政府は生殖テクノロジーの活用を不妊治療に限っている。英国で強い影響力を誇るウォーノック・コミッティ（Warnock Committee）は、乳母を糾弾した一七世紀の神学者さながらに、代理出産は「倫理的に全く認められない」と宣言している。生殖テクノロジーは治療のためのものであって、日常的に利用するものではない、優生学や利便性のにおいがあってはならない、というのが倫理学者の言い分だ。

確かに、乳母も人工乳保育も、本来は母乳が出ない母親のためにものだったが、最終的には母乳保育を嫌う母親を手助けする手段となった。同様に、インポテンツの男性のための人工授精は、男性に頼らず妊娠したい女性のために、そして染色体異常を検査するための羊水穿刺《せんし》〔子宮内の羊水を検査のために採取すること＝訳者注〕は、子どもの性別を選びたい女性のために利用されるようになった。体外受精と代理出産が、同じ運命をたどらないとはかぎらない――倫理学者はそう言いたいのだろう。

しかし、歴史が証明するように、太古以来の衝撃に根ざした強い欲求はどれほど押さえつけようと必ず満たされるものだ。たとえ非合法化しても、かつての中絶や同性愛のように、陰に隠れて実行する人を増やすだけだろう。彼らはじっと耐え続け、反対者が少数派となり、反動化して支持を失ったとき、合法化という光の中に浮上することだろう。倫理学者の不毛な見解は、変化の到来を二〇年は遅らせるだろうが、新しいテクノロジーを自由に利用したいという欲求は、予測もしなかった飛躍を見せるかもしれない。

生殖能力のある人々は、不妊に苦しむ人々に同情しながらも、多少の優越感を味わってきた。何年も子どもが産まれないことに苦しんだり、不妊治療に耐える必要もない。セックスすれば子どもは産まれる――至極簡単だ。しかし、矛盾に満ちた二〇世紀では、生殖能力があるということが、特にキャリアにとって障害になるケースも出てきた。セックスは楽しみたいなら、なおさらだ。配偶者を見つけて、妊娠して親になるのは、たいへんな時間とエネルギーと精神力を必要とする。妊娠したり、授乳を行うと、ホルモンの働きでやる気が低下する。そうした女性ホルモンの影響のとばっちりを受ける男性もいるだろう。その結果、避妊薬を常用して、健康や性欲、健全な精神に悪影響を及ぼし、大事に至ることもあり得る。無計画な妊娠や中絶で、キャリアが台無しになることだってある。

一方、生殖能力のない人々は、こうした問題とは無縁である。望まない妊娠の危険はないし、自分のキャリアプランに合わせて子づくりすることも、近い将来には可能となるだろう。しかも、生殖能力のある人たちには利用が許されないテクノロジーや代理出産の制度を、自由に活用できる。

そうなると、生殖能力のある人がない人をねたむようになる。少なくとも、キャリアを追求する野心家たちは、生殖能力のない人たちと同じ権利を主張するだろう。ブロックバンクや精子卵子取引所が設立されて、体外受精が普及すれば、生殖レストランで自由にメニューを選べる日も近い。

二一〇〇年頃の生殖レストランのメニューは、どんな内容だろうか。「利用しない」も一つの選択肢だが、その場合は手近な避妊カフェテリアを利用することになるかもしれない。望まない妊娠や中絶、そして子ども税を回避できるなら、性行為による予測のきかない妊娠が、最も安上がりな方法だ。生殖能力のない人は、子どもなしで済ませるか、生殖レストランを利用するかのどちらかである。いずれにせよ、生殖能力のあるなしは関係なくなる。

伝統的保守主義者や貧しい人々は別にして、生殖能力のある人々はブロックバンクに加入するだろう(第7章参照)。いよいよ生殖レストランの本格的オープンだ。レストランの利用に先立ち、男性の場合は半数体(精液もしくは精巣から採取した精子、精子細胞、精母細胞)と二倍体(精祖細胞、体細胞)の両方、またはいずれかを預けなければならない。女性の場合も同様に、卵子、卵巣組織、体細胞などを預ける。いったん預けてしまえば、あとは生殖のことは忘れてセックスを楽しめばよい。いよいよそのときが来れば、レストランを訪れて貯金を下ろし、メニューを調べて赤ちゃんを注文するのだ。

レストランの利用者の大半は、異性愛のカップルだろう。預けてあったお互いの配偶子を、そのままもしくはなんらかの処置を加えて、結び合わせるのである。男性が子ども税の支払いに同意した上で、女性が注文主となる。しばらくの間もしくは一生、核家族として暮らすのである。同性愛のカップルも訪れるだろう。お互いのクローンをつくることも可能だが、大半の同性愛カップルは、同性間の生殖を選ぶだろう。

この他にも、同棲するつもりはないが、一緒に子づくりはしたいカップルも利用客となるだろう。女性が注文主となって単親家庭をつくり、男性も子ども税を分担する。もしくはその逆のケースもある。

一番お金がかかるのは、子ども税をすべて負担し、独力で親になる道だ。政府から支給される養育費は、当然ながら支払った税額には満たない(大蔵省がこんなおいしい財源を見逃すはずがない!)。注文主は自分の、あるいは他人のクローンをつくるか、もしくは他人の配偶子を利用する。配偶子の主と面識があるかないかは関係ない。有名無名、同性異性、生きているか死んでいるか、近所の人か地球の裏側に住んでる人か、選択の幅は限りない。注文主はその好みや偏見に基づいて、遺伝子の特徴、遺伝病の有無をチェックし、性別を選択できる。注文主が男性の場合は代理母に依頼するしかないが、女性の場合は自分で出産することもできる。どこまで望みを実現できるかは、金次第だ。

注文することは、しかし、始まりに過ぎない。赤ちゃん、親、財政当局の三者の権利を保護するための措置を取らなければならない。まず、配偶子を提供した側は、基本的には養育を拒否できる。また、養子縁組の場合と同様に、子どもを注文した側の親はカウンセラーの面接を受けて、地位、経済力、精神面すべてにおいて養育者にふさわしいか、判断を仰がねばならない。ただし、カウンセリングを含め、決定の手続をいたずらに遅らせてはならない。カウンセラーは当局への報告と、子ども税の登録を行う義務を負う。

物語のジョーンのように子どもの誕生以前に親が死去したケースも含め、親の死亡に伴う子どもの権利保護も必要だが、その規定は現代とは少し異なる。配偶子を提供した側の親が存命し、子ども税を負担することを承諾した場合は、子どもの養育権を引き継ぐことができる。もしくは、注文主である親の遺伝上の親族が責任を負うか、親族が拒否した場合は国家が責任を負う（これは現代と同じである）。出産は計画的に行われ、不妊が存在しない世の中になっても、養護施設や里親制度、養子縁組が廃れることはないだろう。少数かもしれないが、不幸な子どもたちを受け入れる人々は存在するに違いない。願わくば、親の死以外の原因で、子どもたちが不幸に見舞われることのない未来社会であってほしいものだ。

生殖レストランには隠れた危険性はない。社会が崩壊する危険もない。人類の行動は一見すると奇抜だが、伝統を逸脱したものではない。産まれてくる赤ちゃんは、これまでと変わらず愛すべき存在である。家族計画を予定通りに実行できるようになれば、「望まれて」産まれてくる子どもたちの数は今まで以上に増えるだろう。現代世界では、WHOの調査によれば、無計画な出産で誕生する子どもの割合は五〇％、「全く望まれずに産まれてきた」子どもは二五％に達するというが、生殖レストランを正しく運営し、正しく利用すれば、二一世紀後半ははるかに素晴らしい時代になるだろう。

しかし、これは自然《ナチュラル》な状態と言えるだろうか。

第15章

自然の尊厳

▼第15話　バック・トゥー・ネイチャー

目を覚ますと、黒々とした大きなハエが顔に止まっていた。ほんの一〇分間、目を閉じていただけだったが、眠りは深かった。

ハエを追うと、男は起きあがり、手をかざして陽光を遮った。眠気が去って、鋭敏な感覚が戻ってきたとき、背中にちくりと痛みを感じた。細いひも状の黒いベルト以外、男は何も身につけていなかった。必要なものはすべて、このベルトにつり下げてある。平らな岩の上に寝ていたので、細かい泥や砂利が背中に食い込んでいたのだ。男は手で払い落とした。

男はしばらく、じりじり照りつける熱い日差しを楽しんだ。崖の上からは、砂浜と海を見渡すことができる。海原はきらきらと輝き、水平線まで広がっていた。空腹を感じたが、魔法のようなパノラマから目をそらせなかった。ようやく立ち上がったが、汗ばんだ体に吹きつける暖かいそよ風の感触を、名残惜しげに味わった。それからようやく、内陸に向かって、裸足のままで百メートルほど歩いた。

男が目指したオレンジの木は、先週以来たわわに実をつけている。ベルトからナイフを抜いて、よく熟れた実を二個切り取った。汁気を確かめるようにぎゅっと握ると、崖の上に戻った。オレンジにかぶりつくと、果汁があごひげを伝って、胸や股間に滴った。そのとき、下の砂浜に男の家族が到着した。三人の「妻」たちが、男の五人の子どもたちを連れている。黒いベルトは別にして、全員が裸だった。

一番年上の「妻」は、男と同じ五〇代だ。こちらを見上げて手を振っている。あとの二人――一人は三〇代、もう一人は二〇代前半――も、続いて手を振り出した。遠くから見ても、二〇代の女性のお腹に男の次の子どもがいることは一目瞭然だ。男は手を振り返した。子どもたちも手を振っている。叫び声も聞こえたが、遠すぎて何を言っているかは分からない。

若い方の二人の女性はベルトを取ると、年長の子ども二人を連れて泳ぎだした。男も降りていって合流したいと思ったが、時間がないので諦めた。

二つの物音が同時に聞こえてきた。一つは遠くのエンジン音、もう一つは男のモバイルの呼び出し音だ。男はその小さな装置をベルトから外した。

「もしもし」

「五分後に着くよ」。電波障害のせいで、応答はひどく聞き取りにくい。

「分かった。発着場に行く。お前のヘリか?」

「もちろん」

「じゃあ、あとで」

男は回線を切ると、ちょっと考えてから、内部通話に切り替えて、海岸の女性を呼び出した。

「ジャックがもうすぐ着くよ」

「時間があるなら、こっちに来るように言って」

男がヘリコプターの発着場に向かっている間にも、遠くの振動音がしだいに近づいてきた。空き地の隅の物置小屋で服を着るつもりだったが、遅すぎた。男はちょっとためらったが、このままの姿でパイロットに会うことにした。

二〇代半ばの若い男性が、コックピットから降りてきた。何ともちぐはぐな光景だった。若い方はパイロットの制服に身を固め、年取った方はベルト一本なのだから。

「フライトはどうだった?」

「やあ父さん、上々だよ。まだ支度できてないの? ジェーンが連絡しただろ、会議が繰り上がったんだ」

男は首を横に振った。「繰り上がったって、どれくらい?」

「一時間」

男は毒づいた。「それじゃお前、母さんに会う時間もないじゃないか。お前と一緒に泳ぐのを楽しみにしていたんだぞ」

「無理だよ」と、ジャックは言った。「モバイルを貸して。父さんが服を着てかばんを取ってくる間、母さんと話してる」

男はベルトからモバイルを外して息子に渡した。その様子を息子はじろじろ見ながら、肩をすくめた。

「そのうち、どこかの命知らずのパパラッチに撮られちまうよ。どのタブロイドもトップ記事で書き立てるだろうさ。『精子卵子取引所会頭、裸のセックス・ホリデイ』。ついでに『こんな男にあなたの卵子や精子を任せられるか?』ってね。株価は大暴落さ」

「かまうもんか」と、男は言い返した。「ときどきこうして自然に戻らなきゃ、気が狂っちまうよ。母さんと話しててくれ。服を着てくる」

▼自然とは？

二一世紀に向けて、生殖テクノロジーが急速に進歩するにつれて、「自然の摂理に反した未来」という非難が繰り返されてきた。種としての人類は、ますます生物学的ルーツから遠ざかろうとしている、というわけだ。

しかし、政府や宗教界、倫理学者、そして大衆も含め、彼らの求める「自然」は生物学的な視点を欠いた非論理的なものであり、矛盾だらけである。彼らの主張はこうだ。クローンも、体外受精も、代理出産も、すべて反自然的であり、厳しく管理するか、いっそのこと禁止すべきである。そうしなければ、人間性が蝕《むしば》まれてしまう。

こうした「自然の摂理に反する」という非難は、昔から繰り返されてきた。しかも、かつて非難の対象となっていた多くの事柄が、今では当然のこととして受け入れられている。むしろ、我々にとっては現代こそが「自然」であって、太古の昔を「自然」として受け入れることは困難であり、少なくとも望ましいことではない。かつて人間は狩猟や略奪で食糧を得ていたが、これを「自然」とするならば、スーパーマーケットで買い物をすることは、人間性を侵害する「反自然的」な行為として禁止されるべきだろう。

むしろ、環境ホルモンなどが人間の生殖に及ぼした影響こそ、反自然的な攻撃である。精子の生成を阻害し、性感染症の危険を高め、月経時の出血量を増やし、女性の乳首をもろくして、授乳の際に激しい痛みを引き起こす。間接的にではあるが、皮膚ガンの危険性も高める。また人間はあらゆる場所で、新しいテクノロジーを利用することを勧められ、強制される。先進国では、法と世論の圧力が人々に「反自然的」な状態を強いている。「自然」に固執することは、少なくとも公共の場においては違法だとされる。

テクノロジーの発展とは、いわば衣服のようなものである。第15話の男性は、自然な状態でいるところを撮影されたら、非難を浴びるだろう。気温が二五度を越えたら、衣服を着ることは反自然的で人間の尊厳を損なう——そう主張する神学者や倫理学者がいるだろうか。

性的な成熟度や性的な気分を自然に示すことは、多くの文化で激しく非難されてきた。その一方で、男性はひげをそり、女性はうぶ毛を処理し、ビキニラインを整える。かみそり、デオドラント、香水——いずれも不自然な行為ではないか。ときとして、かみそり負けやアレルギーを引き起こすこともある。脇の下の分泌物は、本来は望ましい生殖相手を嗅ぎ分けるためのものだった。だからといって、こうした行為や製品を反自然的だと言って禁止できるものではない。

人工的な手段による避妊も、人間の生殖に対する反自然的な攻撃だ。「自然な」避妊があるとすれば、それはストレス反応という先祖伝来のメカニズムであろう。このメカニズムは無意識に働き、成功率も比較的高い。しかし、現代人が意識的に立てた人生設計など、ストレスのメカニズムにとっては与り知らぬことだ。試験もキャリアも関係ない。ストレスのメカニズムとは本来、元気と生殖能力の回復を図るためのものなのだ。

避妊手段は過去数世紀にわたって開発され、普及してきたが、しだいに利用者の肉体にかかる負担も増している。避妊手段は、忙しい現代の家族計画に適応してきた。コンドーム、ペッサリー、避妊リング、ピル、ホルモン注射、ワクチンなどが開発された。いずれの手段も感情や肉体に影響を及ぼし、ときに病気に至ることもある。どれ一つとして、自然なものはない。しかし社会は、なしくずし的にその利用を認めてきた。

もちろん、避妊そのものに反対するローマカトリック教会や、経口避妊薬の使用を認めていない日本のような例外もある。しかし、時間はかかるかもしれないが、いずれローマカトリック教会も避妊を認めるだろう。そのとき、「バック・トゥー・ネイチャー」を押しつけようする人はいなくなる。

自然か反自然かの議論の対象になるのが、マスターベーションと同性愛である。両方とも太古の昔から、霊長類のあらゆる種と人類のあらゆる文化で行われている行為であり、遺伝的な形質であり、生殖にとっても有益である。男性にとってマスターベーションは、古い精子を排出する行為であり、女性にとっては子宮頸部の維持管理に役立つ行為である。同性愛は性的なスキルやコミュニケーション・スキルの修得に役立ち、異性愛にその経験を生かすこともできる。

どう定義しようが、マスターベーションも同性愛も自然な行為である。多くの人々はマスターベーションへの欲求を普通のことだと感じている。しかし、これらの行為をいまだに罪だとする宗教もあるし、古代はさておき、同性愛反対派の方が優位を占める歴史が続き、最近になってやっと同性愛の合法性が認められた国も多い。マン島のような辺境の地では、同性愛はいまだに非合法である。

母乳保育も自然な行為であり、母子の健康や精神にとっても良い。一七世紀には教会や国家も母乳保育を推奨し、乳母を雇う女性を非難した。しかし、人工乳と哺乳びんが開発されると、多くの女性が慣習よりも利便性を優先して、反自然的な手段を受け入れた。今や、公衆の面前で授乳することや、母乳保育を数カ月以上続けることは、世間の非難を浴びる。そのうち、公共の場で乳房から授乳する行為は非合法化され、五歳に満たない幼児に乳首を含ませることが、児童虐待と判断される日が来るかもしれない。自然なものは望ましく、不自然なものは望ましくないなどと、とても言えた義理ではない。

自然淘汰は一卵性双生児をつくり、科学とテクノロジーはクローンをつくった。だから、クローンは反対される。しかし、同様にテクノロジーの産物である飛行機や心臓移植は歓迎されている。自然淘汰は、人間を体内受精する生き物として創造したが、科学技術のおかげで、人間はペトリ皿の上でも受精できるようになった。体外受精を実行した人々は、すでに一〇万人を越える。

何が自然で、何が自然でないか――つまりは何に賛成して、何に反対すべきか。法制度や宗教界の対応、そして世論は矛盾に満ちている。自然という概念は、進むべき未来を決める判断基準にはならない。裸で生活し、ひげもそらなければデオドラントも使わない、避妊もしない、女性なら子どもは全員母乳で育てる――そんな人間だけが偽善のそしりを受けることなく、未来の生殖技術を反自然的であると非難できるだろう。未来の生殖テクノロジーを反自然的であるとして非難するのは偽善だ。

自然崇拝の立場から、未来の生殖に反対することはできないのである。

▼舵を取るより波まかせ

突然、人類の遺伝子プールの危機が叫ばれるようになった。目下の不安は優生学の復活である。将来的には、遺伝子プールが多様性を失って画一化することが心配されている。このままテクノロジーが進歩すれば、いつの日か、こうした危機が訪れるのだろうか。

遺伝子プールに悪影響を及ぼすものがあるとしたら、それはクローニングや遺伝子治療ではなく、従来の非優生学的な医学だろう。従来の医学は遺伝子プールを豊かにするどころか、弱体化させかねない。

現代医学はさまざまな治療手段を駆使して、多くの人々の命を救ってきた。ワクチンや抗生物質のおかげで、ポリオ、猩紅熱《しょうこうねつ》、破傷風、百日咳などを予防できるようになった。先天的な奇形は外科手術で治療できる。糖尿病や血友病の患者には、体内で生成できない成分を注射すればよい。小児ガンや白血病には、化学療法、放射線治療、骨髄移植などの治療法がある。

病気や遺伝的欠陥という自然淘汰の力に抵抗したために、伝染病や後天的な疾病に対する遺伝子プールの抵抗力は弱体化してしまった。公衆衛生を徹底し、予防薬を使用しなければ、多くの人々が伝染病にかかってしまうだろう。現代人はますます医療への依存度を深めている。もちろん、文句を言えた義理ではない。病気になった人には最善の治療を求める権利がある。しかし第4話のマリリンが指摘したように、医学は遺伝子プールの中に、人々に苦痛をもたらす遺伝子を増やしている。少なくとも、遺伝子治療という優生学的な医療を取り入れることで、非優生学的な医療の凋落《ちょうらく》に歯止めをかけることができるだろう。

優生学という言葉が気になるのなら、人々は遺伝子プールに変化を望んでいない、とだけ言っておこう。唯一無害だと思えるのは、プールをかき回すことである。そうすれば同系交配を防いで異系交配を促進し、地域的な遺伝病を粉砕できる。最も効率よくプールをかき混ぜる方法は、皮肉なことに、優生学的な人種差別主義者がもっとも恐れる、移民という手段だ。米国の人種差別主義者は、移民は米国人の遺伝子に悪影響を及ぼすと主張している。

しかし実際には、世界中どこでも、同系交配は行われなくなってきている。地域集団の外に結婚相手を求めることは、遺伝子を健全に保つのに役立つ。世界規模で移民を行っても、遺伝子プールの構成は変化しないし、遺伝子が劣化することもない。むしろ、同じ遺伝病の遺伝子を持つ者同士の結婚を回避し、遺伝病に苦しむ人の数を減らすことができる。

もし、政治的あるいは宗教的な勢力が彼らの偏見に基づいて生殖テクノロジーや遺伝子治療、ヒトゲノム・プロジェクトを悪用したら、遺伝子プールは脅威にさらされるだろう。たとえば、同性愛の遺伝子を排除するような事態も起こり得る（第11章参照）。しかし、人々の選択の自由が保障されているかぎり、どれほど先端的な遺伝子治療でも、危険を及ぼす心配はない。人々が遺伝子のことを正確に理解していなくても、多様な嗜好を持つかぎりは、遺伝病の遺伝子を取り除く以外の変化が、遺伝子プールに起きることはないだろう。

矛盾に満ちた言い方かもしれないが、しっかり舵取りしすぎることが、人類の遺伝子プールを座礁させるのである。

▼「人間の尊厳と神の意志」のナンセンス

著者は生物学者として、生殖テクノロジーに対する哲学や神学の見解には賛同しかねる。個人や遺伝子が悪影響を被ったり、搾取されたりすることを心配する議論なら、大いに分かる。未知の伝染病や人口爆発への懸念も理解できる。動物実験が済むまでは臨床試験は控えるべきだという考えも受け入れる（実際には、人間に応用した場合のメリットや危険性は、動物実験ではほとんど分からないのだが）。しかし、人間の尊厳や神の意志という議論には興ざめだ。だいたいにおいて、世界中にさまざまな神々がいるわけだし、預言者の教えも、神学者の解釈も互いに異なっている。古代の預言者が精子や遺伝子の存在を知っていたわけではない。預言者の言葉を解釈した人たちは、おしなべて禁欲主義者である。

生殖テクノロジーに関する哲学的、神学的考察を期待していた読者は、がっかりしたことだろう。神を定義することが不可能であり、神様に直通電話をかけられる神学者がいない以上、著者は自分自身の偏見に基づいて言いたい。意味深な哲学用語や宗教用語は、本質的な偏見を正当化する手段に過ぎないのだ。

生殖テクノロジーの進歩をめぐる問題の焦点は人々の「権利」、それも環境のいかんにかかわらず生殖を行う権利である。しかし本来、生殖は権利ではなく、否応なく行うものだった。できるかできないかの問題であり、権利は関係なかった。しかし、現代科学が生殖に選択肢を与えた結果、社会が権利という考えを持ち出したのである。二〇一〇年頃には、生殖テクノロジーを利用できる人間なら誰でも、子どもをつくることができるだろう。

その生殖の権利を否定する力を持つのが、政府である。代理出産などの生殖技術を禁止されてしまうと、一部の人々は一生子どもを持てないままで終わる。果たして、不妊に苦しむ人たちから親となる喜びを奪う権利が社会にあるのだろうか。その反対の根拠は、尊厳や自然といった薄っぺらな概念であったり、小説に登場するような得体の知れない人間が産まれることを恐れる気持ちだったりする。

頭の良い反対者は、なるほど人々には生殖の権利があるかもしれないが、社会にはその権利を実現する義務はない、という言い方をするかもしれない。そうした反対論は、問題の早急な解決にはつながらないだろうし、不妊に苦しむ人々には受け入れがたいだろう。

初期のクローン反対論は、自分の遺伝子を受け継ぐ子どもを渇望することへの批判というかたちでＳＦ小説に登場した。子どもをその子自身のために育てることで満足すべきだ、子どもの人格をつくるのは社会的、精神的環境であって遺伝子ではない、というのがその論旨である。

これは人間の本質を無視した、不毛な主張である。人間はもとより、すべての種は実子を育てることを重視する。そのことは、継子よりも実子が大切にされる混合家族の例を見れば分かるだろう。

自然淘汰は人間の精神を、自分の遺伝子を受け継いだ子どもを育てたいと願うように形づくった。本当は自分の子どもが欲しいのに、医学的な理由や金銭的な理由から、養子を迎えたり、里親になる人もいるだろう。面倒で困った願望であろうと、それが現実なのだ。親子の血のつながりは重要ではないなどと言い放つ権利が、一体誰にあるだろうか。

生殖テクノロジーに対する哲学的、倫理的批判の典型が、クローンヒツジ、ドリーに対する反響だ。以下、『ネイチャー』誌から抜粋する。

「人間の尊厳を守るための、道徳的対応が急務である」

「人格と尊厳を守るためにも、人はこの世に二つとない存在として成長しなければならない」「地球上のいかなる人間も、他者の願望通りに創造されるようなことがあってはならない。クローン人間の誕生は、身体組成や遺伝子を他者によって決められた、新しいカテゴリーの人間の登場を意味する。『創った者』と『創られた者』という全く新しい人間関係が出現することは、明らかに人間の尊厳を侵害するものである」

こうした議論は、手遅れになる前に子どもが欲しいと願っている人々とっては、何の意味も持たない。また、現実の子どもの姿も反映していない。教室を見渡して、どの子が体外受精で産まれたか、どの子が人工授精で産まれたか、見分けがつくだろうか。あくまで、どの子も一人一人の人間である。クローンとて同じことだ。

人間の尊厳の信奉者は、遺伝学的決定論を否定して、人間の尊厳は遺伝学を越えた存在であると主張する。一卵性双生児も、それぞれ独立した一個の人格であると認めている。ところがクローンについては、創った側が創られた側を支配し、遺伝子をコントロールすることは人間の尊厳への侮辱だと主張する。これは矛盾ではないか。

真実は、この矛盾した二つの主張の中間で見つかるだろう。クローンの子どもとその親は、非常によく似てはいるが、全く同じではない（第10章参照）。クローンが登場した暁には、心配性の哲学者たちは、クローンの性格を予言することで自らを慰めることになるだろう。もちろん、クローンの親のことを知っていれば、目や髪の色や、性的嗜好は予測がつく。しかし、それはセックスで産まれた子どもに言えることではないか。もしも体重や身長まで正確に言い当て、犬が好きか嫌いかといった経験に基づく好みまで予測できたとしたら、それこそ仰天ものだ（第6章参照）。

クローンヒツジ、ドリーは、今や象徴的存在である。ドリーの存在が予感させる何か——その何かのために、ドリーは憐れまれ、憎まれ、恐れられている。しかしドリーは一個の存在であり、個性であり、スターである。我々はドリーのクローンマザー（六歳のフィン・ドーセット種）のことは何も知らない。一方、産まれたときからカメラに囲まれてきたドリーは、今でもカメラを向けられると、カンヌ映画祭のスターさながらポーズをとる。飼育小屋の前にとことこ出てくると、後ろ足で立ち上がって、前脚を柵にかけたまま、騒ぎが収まるまでポーズをとり続けるのである。

ドリーは今や、母親である。クローンは人間の尊厳や神の意志に反する、と主張する人たちは、ドリーの姿を見てみるがいい。ドリーの尊厳を冒すものがあるとしたら、それはドリーの生まれではなく、ドリーを攻撃する主張であることが分かるだろう。

同じことは人間のクローンにも言える。第6話に登場したフェニックスの例が示すとおり、人間のクローンは独自の人格を備え、その両親や家族に愛される。クローン技術で産まれようが、ICSIで産まれようが、核移植や凍結胚から産まれようが、そんなことは関係ない。他の子どもたちと同じように、望まれて産まれてくるのだ。

歴史の前例が示すとおり、宗教的、倫理的概念は、現実の人々の要求の前に崩れ去るだろう。大衆の支持がなくても、断固とした決意をもって要求する少数派さえいれば大丈夫だ。その少数派とは、血のつながった子どもを欲しながら、不運や病気や貧困——そして官僚的な形式主義のせいで、その望みを達成できない人たちである。

生殖活動は、権利や妥当性の問題とは切り離されることになるだろう。できる人間はする、できない人間はしない、ただそれだけのことだ。ただし、生殖可能な人間が生殖テクノロジーを利用するようになる点が、過去との違いである。生物学上の生殖能力よりも、むしろ重要なのは資金力である。生殖レストランの時代では、ただで済むのは性交による妊娠だけで、あとのメニューはすべて有料である。よりオーガニックなメニュー、より健康にいいメニューなどの違いはあるかもしれない。しかし、人間の尊厳を欠いたメニューは一つもないだろう。

▼喜びはどこに?

避妊カフェテリア、生殖レストラン、精子卵子取引所、ブロックバンク――二〇世紀の視点から見ると、寒々とした印象を受けるものばかりだ。男女が手に手を取って子づくりする、伝統的な喜びや情熱はどこに行ってしまったのか。

しかし、当事者はそうは思わないだろう。人間の性的行動や性の喜びが減退することはない。むしろ、ブロックバンクが全盛を迎え、これに子ども税や父子鑑定テストの制度が連動すれば、今まで以上に性的に解放されるのではないか。実質的に、そして精神的に、セックスと生殖は分離されるのだ。

未来の人々は、現代人に比べると、はるかに多くの相手と性交渉を持つようになるだろう。こうした傾向を生み出す最大の要因は、性感染症の予防と治療の発達である。もちろん、たとえエイズが撲滅されたとしても、新しい性感染症は次々に現れるだろう。しかし、医学がそうした病気をくい止めてくれるかぎり、人間の性生活の背後に潜む太古以来の衝動は、最大限に解放されることになる。六〇年代が再来するのだ。ただし、危険や反抗とは無縁である。未来を嫌悪したり、批判する必要はない。我々の子孫は彼らなりのやり方で、自分たちの感情を解放するだろう。身のうちに潜む野獣には、ちゃんと引き綱が付けられている。過去に比べると、綱の長さが多少長めなだけだ。

もちろん、精子卵子取引所の存在など忘れ去って、太古以来の衝動をそのまま実行できる環境を求める人々も存在するだろう。第15話の男性のように、自分のエデンの園でエキゾチックな休日を過ごす人々もいるだろう。もしかしたら六〇年代風のコミューンが出現して、テクノロジーを否定し、太古に帰ろうとするかもしれない。

一つだけ確かなことがある。どれほど反自然的であろうと、どれほど非難を浴びようと、テクノロジーは現実のものであり、発展し続けている。それは生殖にかぎらず、人間の生命に関わるあらゆる分野に及んでいる。

自然に帰りたい——そう願う人々も、携帯電話は手放さないに違いない。

訳者あとがき

あなた自身の「セックス・イン・ザ・フューチャー」

この本を読んで下さった皆さん、ひょっとして「物語」だけ先に拾い読みしませんでしたか？　科学的な背景説明は後回しにするか、ざっと目を通すだけで済ませて、次の「物語」に飛びつきませんでしたか？

実は訳者自身、思わず「物語」だけ先に読みふけってしまったくちです。古代ギリシアのアリストファネスの喜劇『女の平和』以来、セックスを題材にしたストーリーは、いつの時代も人間を惹きつけてきました。しかし、本書の「物語」は、古典的な艶笑小話の系譜に連なるものではありません。こすっ辛くてグロテスクで、これが未来のセックスかと思うと気が滅入る――そう感じた読者も少なくないでしょう。家庭とモラルの崩壊、拝金主義、貧富の格差、むき出しの欲望、身も蓋もない合理主義など、およそバラ色の未来とは無縁のモチーフばかりです。

ところが、著者ベイカーの結論は驚くほど楽天的です。「未来を嫌悪したり、批判したりする必要はない。我々の子孫は彼らなりのやり方で、自分たちの感情を解放するだろう。身のうちに潜む野獣には、ちゃんと引き綱が付けられている。過去に比べると、綱の長さが多少長めなだけだ」（第15章）。人間性に対する揺るぎない信頼を前提にしているからこそ、汚濁に満ちた「物語」も、著者の過激な意見も共感を得ることができるのです。

今日、生命倫理の問題は常にマスコミをにぎわせていますが、先端技術の分かりにくさもあって、我々一般人の頭の中はフランケンシュタイン的な妄想でいっぱいになり、「何やら恐ろしげで理解できないことは取りあえず反対」となりがちです。ベイカーは、人間の生と性に関わる先端技術を分かりやすく解説し、世論の誤解と非論理性を鋭く指摘します。ベイカーが特に批判するのは、「自然」や「人間の尊厳」といった曖昧な概念に依拠した保守論者や倫理主義者です。最先端技術の擁護者が、実は超保守主義者も顔負けの（というより、顔を赤らめる?）「自然主義者」だったという最終章は、いかにもこの著者らしい痛烈なブラック・ユーモアです。クローンを肯定し、ビジネスとしての代理出産を容認し、同性間の生殖や精子卵子取引所まで予想する著者に反発を感じた方も、著者の楽天性と論理性を踏まえた上で、今一度「物語」を読み返して、その議論に耳を傾けてみて下さい。別の未来が見えてくるかもしれません。

実際、本書の「物語」は読む人の想像力を刺激し、その続きを夢想させてくれます。作家夫婦の陰謀は成就するのか？　フェニックスと母親のその後の人生は？　ナサニアルが生殖相手に選ぶのは誰？　メリッサはどんな風に子育てするのだろうか？　著者自身が第1章で示したように、バージョンは無限です。

やがて読者の皆さんは、自分だけの「セックス・イン・ザ・フューチャー」を創作し始めることでしょう。専門用語や横文字は大嫌い、IT革命なんて興味ないという人でも、本書に登場した先端技術の解説はすらすら読めたはずです。何しろ、テーマはセックス――辟易するほど日常的なのに、隠微で秘密めいて、これほど人間の好奇心をつかんで離さないテーマはありませんから。機会があれば、ぜひ、皆さんのオリジナル版「セックス・イン・ザ・フューチャー」をお聞かせ下さい。著者ベイカー自身が脱帽するような、示唆に富んだストーリーが次々に登場することでしょう。

二〇〇〇年六月

村上　彩

Justice, B. and R. Justice, *The Broken Taboo : Sex in the Family*, Human Sciences Press, 1979 [B.ジャスティス他『ブロークン・タブー――親子相愛の家族病理』山田和夫他訳，新泉社，1980]

Kevles, D. J., *In the Name of Eugenics*, Harvard University Press, 1995

Kolata, G., *Clone : The Road to Dolly and the Path Ahead*. Allen Lane, The Penguin Press, 1997 [G.コラータ『クローン羊　ドリー』中俣真知子訳，アスキー，1998]

Krebs, J. R. and N. B. Davies, *An Introduction to Behavioural Ecology*, *3rd Edn*, Blackwell Scientific Publications, 1993 [J.R.クレブス他『行動生態学〔原書第2版〕』山岸哲訳，蒼樹書房，1991]

Lyon, J. and P. Gorner, *Altered Fates : Gene Therapy and the Retooling of Human Life*, Norton, 1997

McLanahan, S. and G. Sandefur, *Growing Up with a Single Parent : What Hurts, What Helps*, Harvard University Press, 1994

Pence, G., *Who's Afraid of Human Cloning?*, Rowman & Littlefield, 1997

Riddle, J. M., *Contraception and Abortion from the Ancient World to the Renaissance*, Harvard University Press, 1994

Robertson, J., A. M. Ross, et al., Eds., *DNA in forensic science*, Ellis Horwood, 1990

Rogers, A. R., 'Why menopause?', *Evolutionary Ecology*, 1993, 7:406-420.

Russell, D. E. H., 'The prevalence and seriousness of incestuous abuse: Stepfathers vs. biological fathers', *Child Abuse and Neglect*, 1984, 8:15-22.

Silver, L., *Remaking Eden : Cloning and Beyond in a Brave New World*, Avon Books, 1997 [L.シルバー『複製されるヒト』渡会圭子訳，翔泳社，1998]

Smuts, B. B., D. L. Cheney, et al., *Primate Societies*, University of Chicago Press, 1987

Van Dyck, J., *Manufacturing Babies and Public Consent : Debating the New Reproductive Technologies*, Macmillan, 1994

Wilkie, T., *Perilous Knowledge*, Faber & Faber, 1994

Winston, R., *Getting Pregnant*, Anaya, 1991

Winston, R., *Making Babies*, BBC Books, 1996

参考文献

Adler, N. A. and J. Schuts, *'Sibling incest offenders'*, *Child Abuse and Neglect*, 1995, 19:811-819

Baker, R. R., *Sperm Wars : Infidelity, Sexual Conflict and other Bedroom Battles* , Fourth Estate, 1996［R.ベイカー『精子戦争——性行動の謎を解く』秋川百合訳，河出書房新社，1997］

Baker, R. R. and E. R. Oram, *Baby Wars : Parenthood and Family Strife*, Fourth Estate, 1998

Bodmer, W. and R. McKie, *The Book of Man : The Quest to Discover Our Genetic Heritage*, Little, Brown, 1994

Bortolaia Silva, E., Ed., *Good Enough Mothering? Feminist Perspectives on Lone Motherhood*, Routledge, 1996

Buss, D. M., *The Evolution of Desire : Strategies of Human Mating*, Basic Books, 1994

Colborn, T., J. Peterson Myers, et al., *Our Stolen Future*, Dutton, 1996［T.コルボーン他『奪われし未来』長尾力訳，翔泳社，1997］

Daly, M. and M. I. Wilson, 'Child abuse and other risks of not living with both parents', *Ethology and Sociobiology*, 1985, 6:197-210.

de Waal, F. and F. Lanting, *Bonobo : The Forgotten Ape*, University of California Press, 1997

Ford, C. S. and F. A. Beach, *Patterns of Sexual Behaviour*, Eyre & Spottiswoode, 1952

Gostin, L., Ed., *Surrogate Motherhood : Politics and Privacy*, Indiana University Press, 1990

Hartmann, P. E., S. Rattingan, et al., 'Human lactation : back to nature', *Symposium of the Zoological Society of London*, 1984, 51:337-368.

Hill, K. and A. Magdalena Hurtado, *Ache Life History : the Ecology and Demography of a Foraging People*, Aldine de Gruyter, 1996

Jones, S., *In the Blood : God, Genes and Destiny*, Flamingo, 1996

Jones, S., R. Martin, et al., Eds., *The Cambridge Encyclopedia of Human Evolution*, Cambridge University Press, 1992

著　者

Robin Baker

1980年から96年まで英国マンチェスター大学で動物学の上級講師を務めた後に学界を離れ、現在は著述・講演・放送などで幅広く活躍している。数多くの学術書・論文のほか、一般読者向けに書かれた著書に*Sperm Wars*(1996年、邦訳：『精子戦争——性行動の謎を解く』河出書房新社、1997年)、*Baby Wars*(1999年)、そして本書がある。５人の子どもを持ち、1974年以来マンチェスターに在住している。

訳　者

村上《むらかみ》　彩《あや》

1960年生まれ。翻訳家。訳書：ラング『カラヤン調書』(アルファベータ)、マコーワー『社会貢献型経営ノすすめ』(シュプリンガー・フェアラーク東京)、モリス『サヴァイヴァー』(共訳、紀伊國屋書店)ほか。

セックス・イン・ザ・フューチャー
——生殖技術と家族の行方

2000年７月19日　第１刷発行©

発行所　株式会社　紀伊國屋書店

東京都新宿区新宿３－17－７
電話 03（3354）0131（代表）

出版部（編集）電話03(3439)0172
ホールセール部（営業）電話03(3439)0128
東京都世田谷区桜丘５－38－１
郵便番号　156-8691

編集協力　株式会社アイディ

ISBN4-314-00875-X C0036
Printed in Japan
定価は外装に表示してあります

印刷・製本　図書印刷